“这应该是孩子确诊之后每个家庭买的第一本书……对众多的孤独症谱系障碍儿童和他们的家庭来说，这本书是无价的。”

——克莱尔·拉泽布尼克，《克服孤独症和在“谱系”中成长》一书的合著者

“坦诚，对孩子友善……带着一种永远不会让人觉得虚伪或自命不凡的乐观‘作为’的精神。正是这种持续的正能量，使得这本书与其他关于孤独症谱系障碍儿童的书与众不同。”

——韦罗妮卡·齐斯克，《关于教育和抚养孤独症或阿斯伯格综合征儿童的1001个好点子》一书的合著者

“这本书将给孩子和父母带来希望。”

——金伯利·克莱恩，弗雷泽儿童与家庭中心的儿童神经心理学家

“这是一个很好的资源，也是一本送给父母的指导手册！”

——玛丽·斯特凡斯基，一个患孤独症谱系障碍儿童的母亲

孤独症谱系障碍儿童

生活指导手册

［美］伊莉莎白·威尔迪克　伊莉莎白·里夫　著

［美］尼克·科比卢克　插图

主　译　孙　新

副主译　汪　萍　杨欣伟　樊　蕊

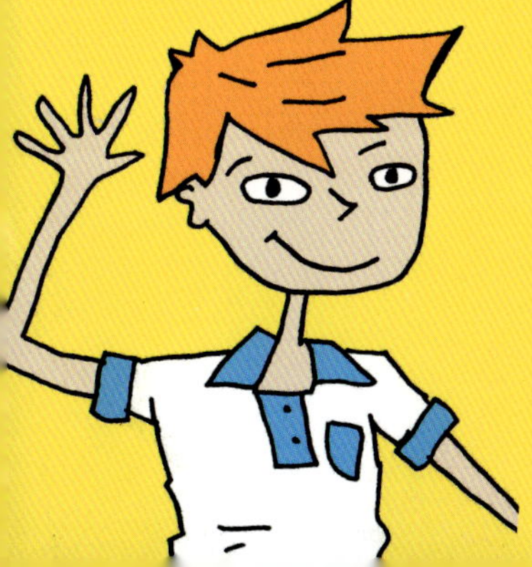

陕西新华出版传媒集团

陕西科学技术出版社

Shaanxi Science and Technology Press

图书在版编目（CIP）数据

孤独症谱系障碍儿童生活指导手册 /（美）伊莉莎白·威尔迪克，（美）伊莉莎白·里夫著；孙新等主译．—西安：陕西科学技术出版社，2020.4

ISBN 978-7-5369-7728-0

Ⅰ．①孤… Ⅱ．①伊… ②伊… ③孙… Ⅲ．①孤独症—儿童教育—特殊教育—手册 Ⅳ．① G766-62

中国版本图书馆 CIP 数据核字（2019）第 283101 号

孤独症谱系障碍儿童生活指导手册

［美］伊莉莎白·威尔迪克　伊莉莎白·里夫　著

主　译　孙　新

副主译　汪　萍　杨欣伟　樊　蕊

出 版 人　崔　斌
责任编辑　李　珑　周晞雯
封面设计　曾　珂
监　　制　张一骏

出 版 者　陕西新华出版传媒集团　陕西科学技术出版社
西安市曲江新区登高路 1388 号陕西新华出版传媒产业大厦 B 座
电话（029）81205187　传真（029）81205155　邮编 710061
http://www.snstp.com
发 行 者　陕西新华出版传媒集团　陕西科学技术出版社
电话（029）81205180　81206809
印　　刷　陕西金和印务有限公司
规　　格　889mm × 1194mm　16 开本
印　　张　14.75
字　　数　220 千字
版　　次　2020 年 4 月第 1 版
2020 年 4 月第 1 次印刷
书　　号　ISBN 978-7-5369-7728-0
定　　价　58.00 元

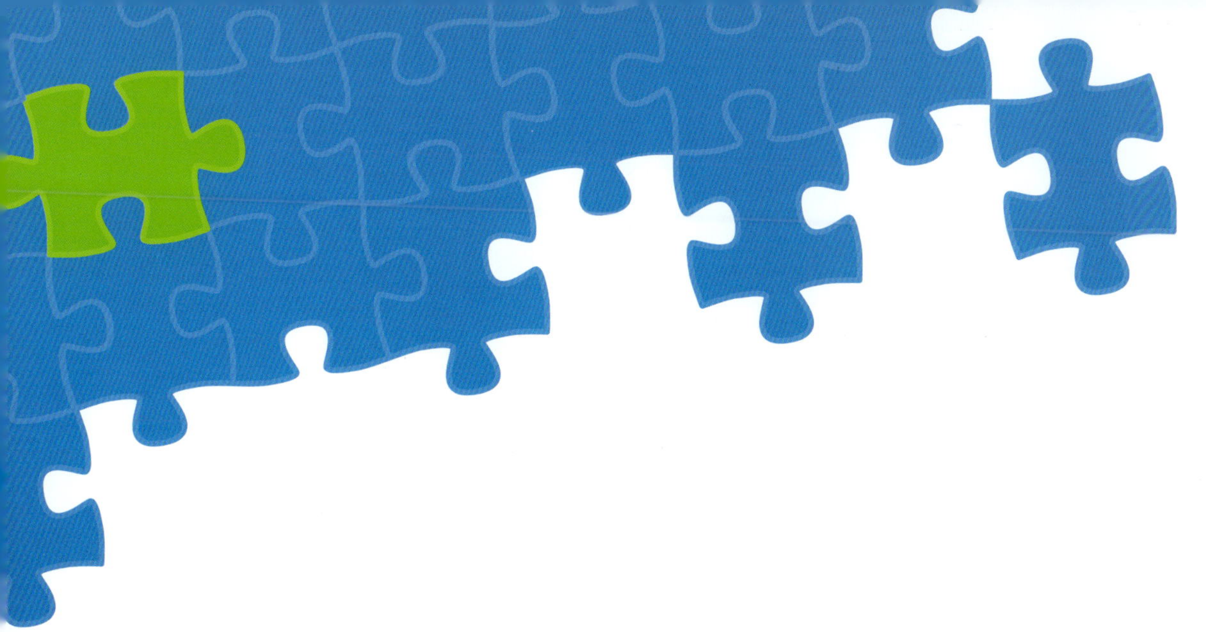

《孤独症谱系障碍儿童生活指导手册》
翻译人员名单

主　　译　孙　新

副 主 译　汪　萍　杨欣伟　樊　蕊

译　　者　（以姓氏笔画排序）

卢星辰　田　梅　石璺玲　乔红玉　孙海婷

孙　新　吴世瑜　吴华杰　汪　萍　李敬娴

杨欣伟　张　娟　樊　蕊

译者单位　空军军医大学西京医院儿科

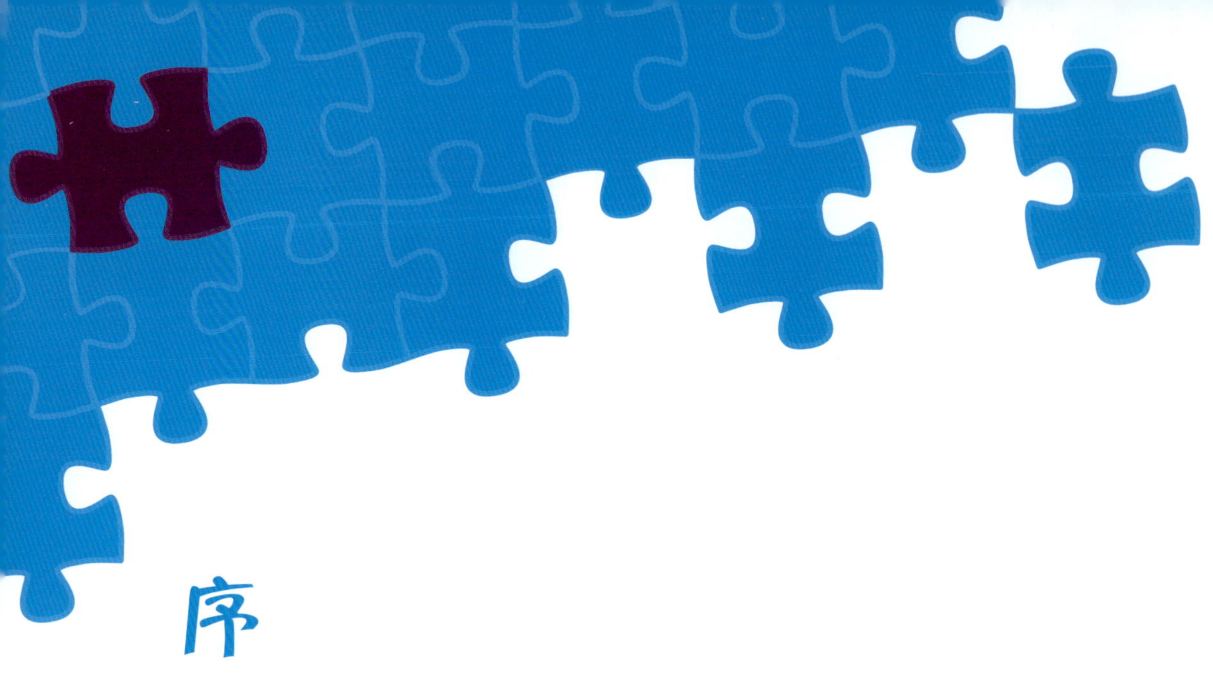

序

孤独症谱系障碍（ASD），是广泛性发育障碍（PDD）的代表性疾病。该病主要表现为社会交往障碍、交流障碍、兴趣狭窄和刻板重复的行为方式。1943年，美国医生康纳首次描述ASD，直到20世纪80年代，雷特等指出ASD的行为是从出生到童年早期的发育障碍所致。但直至目前，仍没有任何一种假说能从根本上完美地解释ASD的病因。ASD并不完全是一个医学问题，父母、家庭或社会的支持均可对孩子的预后产生影响。如能早期进行有计划的医疗和矫治教育训练，并能长期坚持，将有助于改善疾病的预后。训练应该以家庭为中心，同时注意充分利用社会资源，在对患儿训练的同时，也要向家长传播有关知识，使父母积极投入到孩子的教育、训练和治疗活动中，并和医生建立长期的咨询合作关系。

本书的两位原作者，伊丽莎白·威尔迪克是一位儿童读物作家，伊丽莎白·里夫则是一名儿童精神病医生，她们同时又都是有着ASD儿子的母亲。她们从ASD儿童及其父母的热情支持者的角度写作。本书表达了ASD儿童的心声——这些孩子中有一些很有天赋，有一些则在学习上很吃力；有些人比较内向，而另一些人则渴望尝试社交；有些人在某些事情上兴趣有限，或者有重复某些小动作的习惯——但是所有ASD儿童都会成长和改变。他们只是需要一些指引，可以让他们了解ASD，并帮助他们靠自己的力量战胜ASD，变成最好的自己。同时，ASD儿童的父母也是本书的读者，本书将帮助父母了解“什么是ASD”“为什么我的孩子会得ASD？”，并为如何有效与人沟通、交朋友和适应学校生活提供应对策略。书中有大量来自真实患儿的想法和故事。

作为一名多年从事儿童保健专业的临床工作者，我很高兴在此向大家推荐这本书，这是写给ASD家庭的一本书，是家长可以和ASD孩子一起阅读的书，是一本可以随时提供帮助的ASD生存指南和指导手册，本书将给ASD儿童及其父母带来希望。同时也可以作为研究孤独症谱系障碍的医生、科研工作者、教育工作者的优秀参考书。

中华医学会儿科学分会前任主任委员

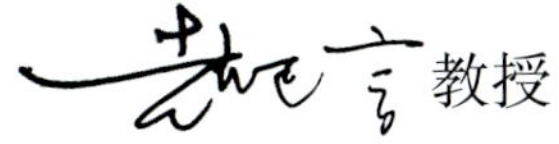
教授

译者序

从事儿科临床工作20多年来，诊治过各种各样的儿童疾病，但却从没有一种疾病像孤独症谱系障碍那样带给我这种深深的、特殊的无力感。这些孩子被称为“星星的孩子”，他们犹如天上的星星，一人一世界，独自闪烁。不盲却视而不见，不聋却充耳不闻，有语言却很难交流，有行为却总是与你的愿望相违。为他们做尽各种检查，对于病因却总是难以得出一个确切的结论。直至目前，仍没有任何一种假说能从根本上完美地解释孤独症谱系障碍的病因。找不到病因，就意味着很难根治此病。目前针对该病，最有效的办法就是特殊教育训练。

作为一名医生，面对这些孩子们纯真的眼神，面对焦虑和无助的家长，深深地感觉到一种无奈，不知道该如何才能更好地帮助他们。直至看到《孤独症谱系障碍儿童生活指导手册》这本书，我眼前一亮，这正是给孩子们和家长最好的答案。这本书的两位原作者，伊丽莎白·威尔迪克是一位儿童读物作家，伊丽莎白·里夫则是一名儿童精神病医生，她们同时又都是孤独症谱系障碍孩子的母亲。她们从孤独症谱系障碍儿童及其父母的角度写作，从医学和教育两方面出发，带领我们更好地了解和帮助这些“星星的孩子”。

这本书最大的特色是什么呢？是关注“儿童”胜于关注“障

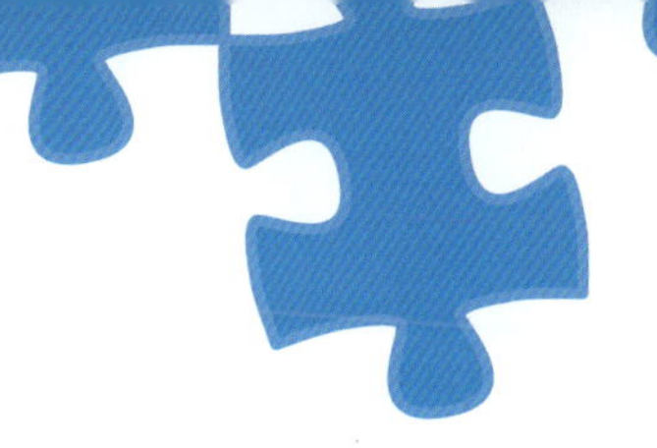

碍”。所以在您阅读本书的每一章节的时候，可能都会禁不住产生这样的感受：一方面钦佩作者的专业素养，使您能清晰地了解孩子的病情；另一方面，她们用饱含深情而又科学客观的细腻笔调描述每一个案例，使您在学习“障碍”的时候，自然萌发出对孤独症谱系障碍儿童生活的关注与关怀，无时无刻不提醒自己——学习“障碍”是为更好地理解孩子、协助孩子。

书中的每一章节都犹如一扇窗，透漏出这些“星星的孩子”内心世界的秘密与玄机。这本书不但是孤独症谱系儿童及其家长的指导书，而且可以作为研究孤独症谱系障碍的医生、科研工作者以及教育工作者的优秀参考书。

本书的翻译出版离不开所有译者的共同努力，感谢空军军医大学西京医院儿科尤其是儿童保健专业的各位临床工作者，他们怀着对孤独症谱系障碍儿童及其家庭的关怀和对本职工作的热忱，结合自己的临床经验及专业知识，在繁忙的工作之余认真完成本书的翻译工作。各位专家、教授在后期的校对工作中也给予了极大的支持。翻译的过程是艰辛的，也是快乐的。正是大家的团结协作才使本书得以顺利出版。希望我们的付出能给这些“星星的孩子”及其家长们带来希望和帮助。如有疏漏之处，敬请批评指正。

空军军医大学西京医院儿科主任

孙　新

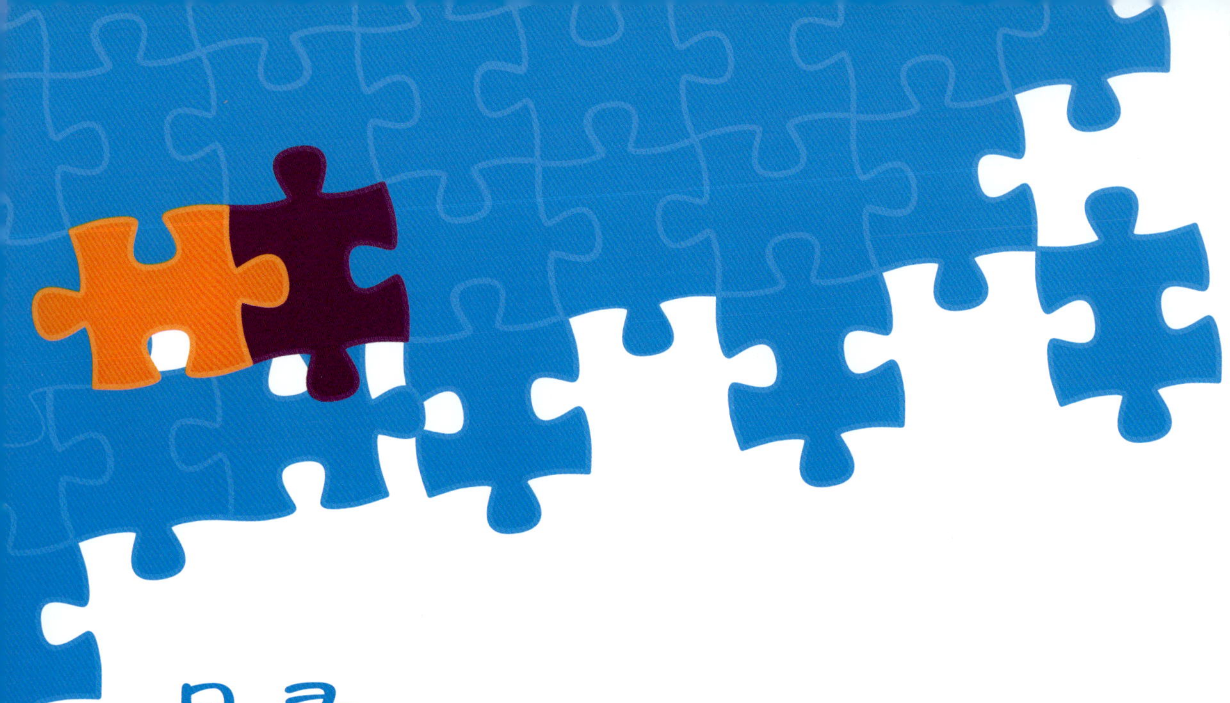

目录

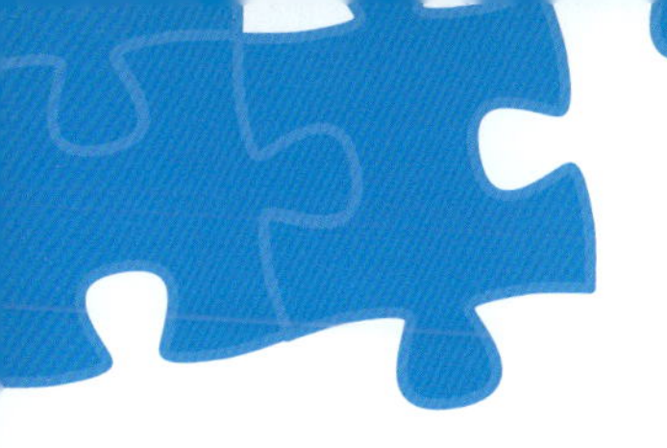

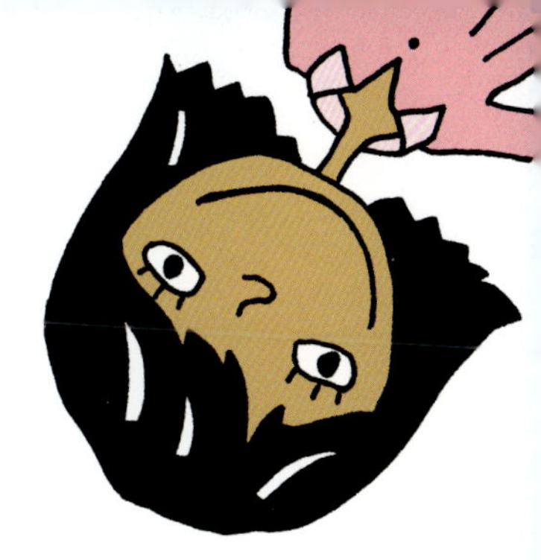

第三部分　身体和大脑

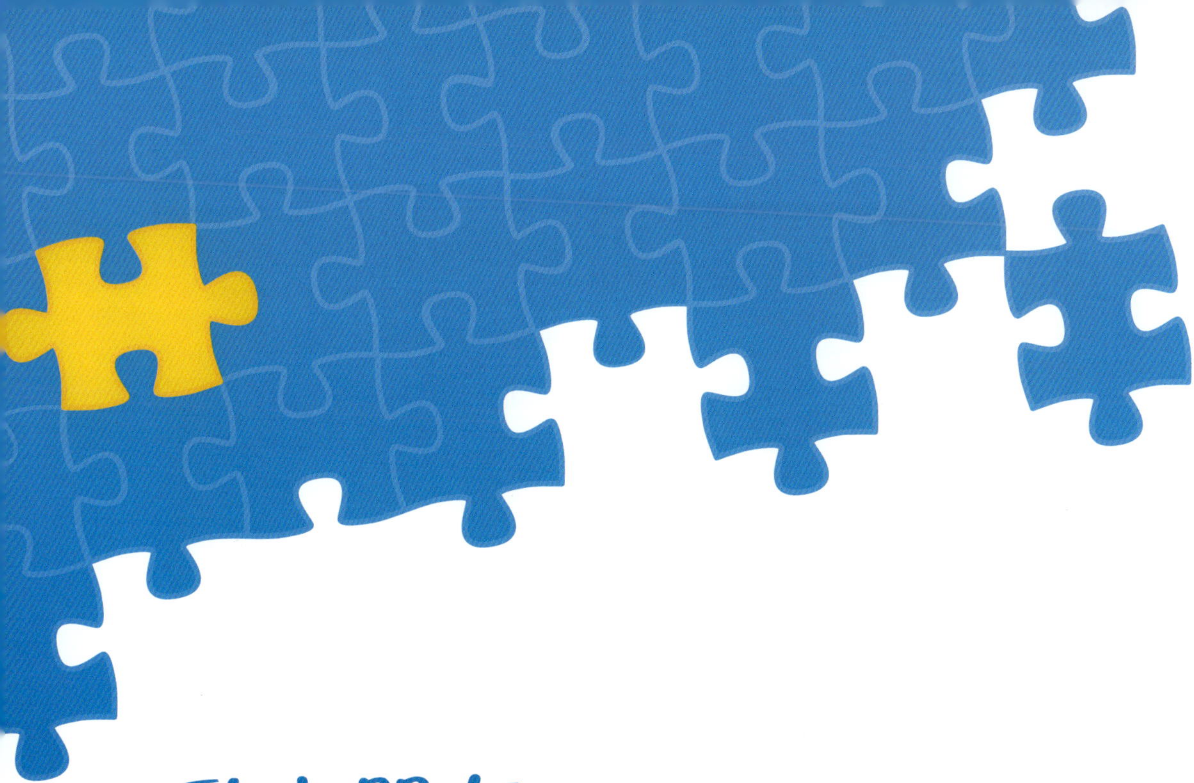

致小朋友

你有没有感觉到自己总是与众不同？也许你看起来和学校里或邻居家的孩子不太合群。你环顾四周，看到他们在说话，大笑，发短信，以不同于自己的节奏生活。而你可能甚至在自己的家里也感到不自在。

或者，也许你感觉并没有那么与众不同，但其他的孩子却不那么认为。他们可能会取笑你，盯着你，回避你，或者谈论你的一些行为举止，你甚至都不知道那些行为是“错误的”。

到底是怎么回事呢？因为你在某些方面很特别，但是怎么个特别法呢？

这本书会告诉你为什么你与众不同。和许多人一样，你有一些特殊的技能和天赋。但你也有一些特殊的需要。更具体地说，你患了一种叫做孤独症谱系障碍的病症，或者叫ASD。下一页的定义将会解释得更加详细一些。

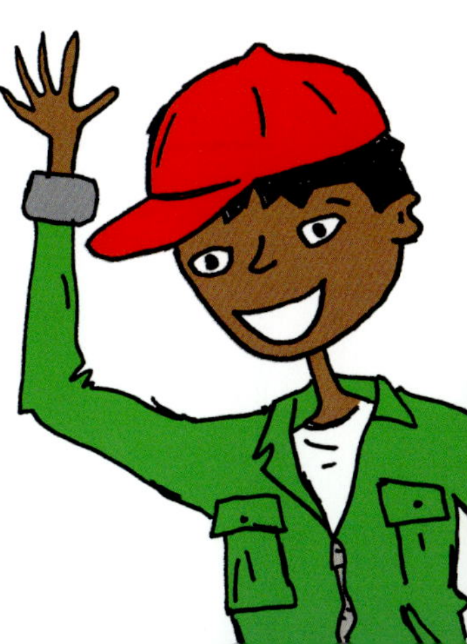

ASD——这个缩写是什么意思?

ASD是孤独症谱系障碍的简称。但ASD远非那么简单。

你可能注意到孤独症这个词是ASD的一部分。那么，什么是孤独症？医生和其他专业人士用这句话来描述:影响你思维、学习、社交和行为的大脑障碍。

孤独症是被称为PDD诊断的一部分。PDD是广泛性发育障碍的意思。这种情况下，“广泛”意味着你的身体、思想和整体健康都受到了影响；“发育”一词描述的是你如何随着时间成长；“障碍”意味着功能上的有所不同。

患有PDD（广泛性发育障碍）或PDD-NOS（非典型孤独症）意味着你与其他许多孩子的发育都不同。阿斯伯格综合征也是一种孤独症谱系障碍。无论你的病历和学校记录显示的是孤独症，广泛性发育障碍，非典型孤独症，还是孤独谱系障碍，这本书都可以帮助到你。

一些专家也会使用**高功能孤独症(HFA)**这个术语。患有HFA的人比**低功能孤独症（LFA）**的人在学习和交流方面的能力更强。

在整本书中，我们主要使用的术语是孤独症谱系障碍。（希望你能接受。）

认识到你患有孤独症谱系障碍可能是一种令人困惑的体验——我们会让你更容易地理解它。我们想告诉你“一切都会好起来的”，

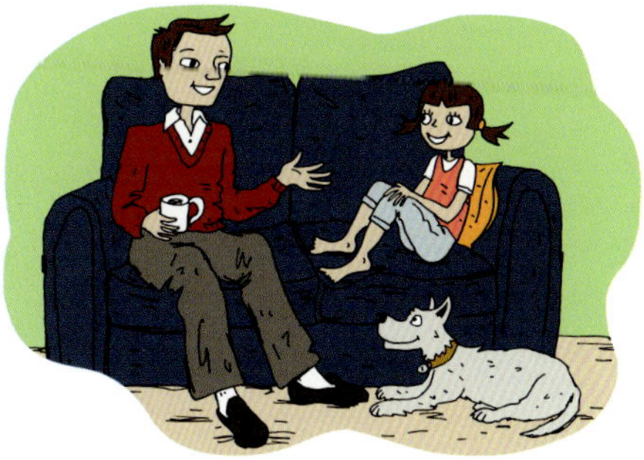

确实也是这样的。但这并不意味着它会“超级简单”或“没有问题”。我们希望它是简单的，但是生活从来都不是超级简单和没有问题的。

我们写这本书的目的是为了能更好地帮助你理解你的需求和差异。我们希望它能帮助你处理日常生活，比如你的情感、行为和与他人的沟通等。即使你已经是一个强大的读者，我们依然建议你和一个成年人一起读这本书。为什么呢？因为与父母或其他关心你的成年人一起阅读是获得支持的重要方式。成年人可以回答你的问题，并帮助你尝试这些想法和建议。

我们写这本书的另一个原因是因为我们在孤独症谱系障碍的孩子们的心中占有特殊位置。我们两个人都是母亲，我们的儿子都“在谱上”，这是另一种说他们患有孤独症谱系障碍的方式。在抚养我们的儿子的同时，我们听到了如下评论：

“孤独症儿童不能生活在‘真实’的世界里——他们生活在自己的小世界里。”

还有：

“患有阿斯伯格综合征的儿童永远不会有很多朋友，他们也不想去交朋友。”

我们不相信“不能”或“永远不会”。如果你患有孤独症谱系障碍，你和其他人之间虽然有一些区别，但是你是可以拥有正常的生活的。你可以：

- 交朋友
- 在学校里尽最大努力获得成功
- 做一个很棒的儿子、女儿、姐妹、兄弟或朋友
- 学习、成长、与他人交流

永不言败。人生就是要全力以赴，从每一次新的经历中学习。我们相信你！作为这本生活指导手册的作者，我们的愿望是让你成长为一个健康、强壮和自信的人。我们认为在你的家庭、学校和为你治疗的专家们的帮助下，你可以做到这一点。

让这本书帮助你前行。我们知道这是一本很厚的书。但我们也知道，了解孤独症谱系障碍并面对挑战是一个漫长的过程，需要时间和精力。这本书不需要你一口气读完。你可以以任何方式使用它，也可以专注于在特定时间内有用的某个段落或章节。把它当做一本手册，当你在某个问题上需要帮助或者对孤独症谱系障碍有疑问的时候，你可以去翻看它。在以后很多时间里，你和你的父母可以一次又一次地求助于它。

“目录”可以引导你选择感兴趣的章节来阅读和学习。看看其他孤独症儿童和阿斯伯格综合征儿童的故事吧——你可能会从中找到灵感或分享他们的经历。还可以关注一下这本书的一些提示，看看什么对你有帮助，但不要尝试一下子就做到所有的事情。学习新技能需要时间、耐心和多练习。给自己一些时间。

附：下一页是写给成年人的，是专门为那些和你一起阅读这本书的成年人写的。所以，你也可以直接跳到第1章（第10页），继续了解更多关于“什么是孤独症谱系障碍”的问题。

致父母

“每一个孤独症谱系障碍患者
都是独一无二的。”

多么棒的一段引文。它经常被提及，并且有充分的理由——患有孤独症谱系障碍的人是复杂而独特的。他们与众不同。他们不能全部集中在一起，因为他们在思考、学习、感受、行为和交流方式上存在巨大差异。这就是为什么这句广为流传的引文对父母、教育者、医生和专家来说都是很重要的原因。

有时，孤独症谱系障碍被称为看不见的残疾。换句话说，这些人不是坐在轮椅上，也可能没有明显的身体缺陷——所以人们可能会认为他们没有什么不同，没有什么是“错误的”。但孤独症谱系障碍确实影响着他们如何沟通、社交和学习。孤独症谱系障碍患者的行为表现不同于普通人或“神经标准人”（孤独症普系障碍社群更喜欢用这个词，意思是“神经发育正常的人”）。正因为如此，所以不能仅仅依靠诊断标准来定义孤独症谱系障碍患者。

您可能正在读这本书，因为您爱的（或教的）人患有孤独症谱系障碍。您想帮助他们。很有可能，您生命中的这个年轻人已经到了可以开始学习自我诊断的年龄了。《孤独症谱系障碍儿童生活指导手册》是一本帮助这些孩子们解决问题，指导他们如何面对挑战、挫折、流泪、迷惑直至成功的手册。我们推荐这本书主要面向8~13岁的孩子，当然年龄较大的孩子也会觉得它有用。根据年龄和能力的不同，一些孩子或许可以独立阅读这本书，但是，我们建议您和孩子一起分享和讨论。即使是一个可以熟练阅读的孩子，也可以从与成年人共同阅读中获益：获得支持、同情以及对所讨论的问题有进一步的理解。作为家长，您也可能会发现，一起阅读是一个加强您与孩子之间关系的机会，并能让您对孩子出现的问题保持积极的态度。

本书旨在帮助孤独症谱系障碍儿童度过不同的年龄和生命阶段，从学习诊断到面对身体和情感上的挑战，提高其在家庭、学校和更广阔的社会中的沟通能力和社交技能。您可以将本书当作日常工具或指南，或作为引入新话题或技巧的途径。在孩子提问，面对家庭或学校里的变化，在某个重要节点或困惑迷茫的时候，您可能会发现本书很有帮助。因为孩子们在成长和变化，他们的孤独症谱系障碍病情也在变化，他们需要一本能够让他们了解情况并帮助他们按照自己的步伐达到最佳状态的图书。

正如您可能知道的那样，孤独症谱系障碍群体在日益增长。更多的孩子正在被确诊，更多的父母正在成为倡导者，更多的教育者正在接受培训从而深入了解孤独症谱系障碍。有许多声音、许多观点——如此多的充满艰辛和希望的故事，我们自己也是故事的一部分。我们两个（本书作者）都是患有孤独症谱系障碍孩子的母亲，其中一个还是治疗孤独症谱系障碍的医生。有时，我们两个都想知道这本书如何才能够满足众多的充满激情的读者的需求。

最后，我们又回到了这些问题：孩子们需要什么？他们的问题、困惑和经历是什么？我们写这本书是为了帮助患有孤独症谱系障碍的孩子们找到对他们来说很重要的问题的答案，了解他们为之困惑的问题所在，并分享其他患有孤独症谱系障碍的孩子们的经历。

本书分为三个部分:

- **第一部分：浅淡孤独症谱系障碍：**关于患有孤独症谱系障碍儿童的症状以及出现的问题，患有孤独症谱系障碍名人的故事，以及如何组建一个帮助者团队。
- **第二部分:家庭、学校、社会：**关于如何在家庭、学校以及更大的范围内改善孩子的日常生活。我们希望孩子和家庭知道，您做的每一件事都能带来改变。有些时候，您可能想要放弃，或者您会认为“这太难了”“为什么要尝试”，孤独症谱系障碍儿童的日常生活可能会令人沮丧，但它也可以充满幽默，让您学会接纳和感恩。第二部分提供了一些小贴士，让他们的日常生活变得更轻松，同时也为他们制订了短期和长期的目标来提高社会技能或在学校里有更好的表现。您为孩子做的事很重要。我们的第二部分旨在帮助您的孩子和您继续前进，即使这做起来很艰辛。
- **第三部分:身体和大脑：**对身体和情感问题的研究，这些问题是孤独症谱系障碍儿童生活的重要组成部分。读者将了解运动、营养、睡眠、放松、处理强烈的情绪等。在这里，我们强调良好的自我保健的重要性，因为这是迈向健康和自信的重要一步。

本书的三个部分中都包含了一些孤独症谱系障碍儿童的真实故事（名称和细节已经作了处理以保护他们的隐私）。这些故事让我们得以了解孩子们每天面对的挑战。这本书还引述了一些孩子自己说的话，他们分享了自己的想法和见解，这些可以帮助孤独症谱系障碍儿童认识到他们并不孤单。

在第三部分之后，您可以为您和您的孩子找到额外的信息，包括为父母和看护人员提供的名为“和孩子交流诊断结果”的部分。我们希望它能帮助您更有信心，并为这次“特殊的对话”做好准备。

您作为父母的角色是独特而复杂的，就像您的孩子是独特而复杂的一样。您需要从亲属、朋友、邻居、老师、治疗师、医生、专家和专注于孤独症谱系障碍的组织那里得到更多的支持。如果您正在努力寻找您所需要的一切，请寻求帮助。即使您没有困惑，也可以寻求帮助。求助可能会得到富有启发和有价值的体验。您很可能会找到一个拥有精彩的故事、无价的知识、强大的纽带和非凡的开放性及宽容性的团体。

作为一个有特殊需求的孩子的父母，您需要特有的知识、勇气和奉献精神。没有地图可以指明方向，没有哪位专家能够告诉您现在或未来对您的孩子最好的是什么。您将通过尝试新事物，了解什么有效，什么不可行，并收集所有可能的支持和资源来学习。孤独症谱系障碍是您的老师，您的孩子是您的老师，与孤独症谱系障碍儿童一起生活的其他家庭也是您的老师。伴随着您面临的每一个新挑战，您和您的孩子将一起变得更加强大。

我们写这本书是因为我们关心那些属于孤独症谱系障碍范畴的儿童。我们相信他们可以在家庭、学校和社会中取得成功。我们希望他们能够享受生活，在他们能力所能达到的范围内设定目标、交朋友、学习、成长、实现自我、了解自我，并找到自己在这个世界上的归属感。我们希望给这些读者（不论年轻还是不那么年轻）指明乐观和积极的方向。然而，我们并不是说您应该对孩子的状况持不切实际的乐观态度，或者期望有奇迹发生，毕竟孤独症谱系障碍是一种非常现实和具有挑战性的疾病。让我们这样说吧：不要把孤独症谱系障碍当成终身监禁…… 它只是一种不同的生活而已，患有孤独症谱系障碍的人也可以拥有丰富而充实的生活。

您教他们如何做，您带他们前行，让本书成为您在路途中寻求帮助的众多工具之一。

第一部分 浅谈孤独症谱系障碍

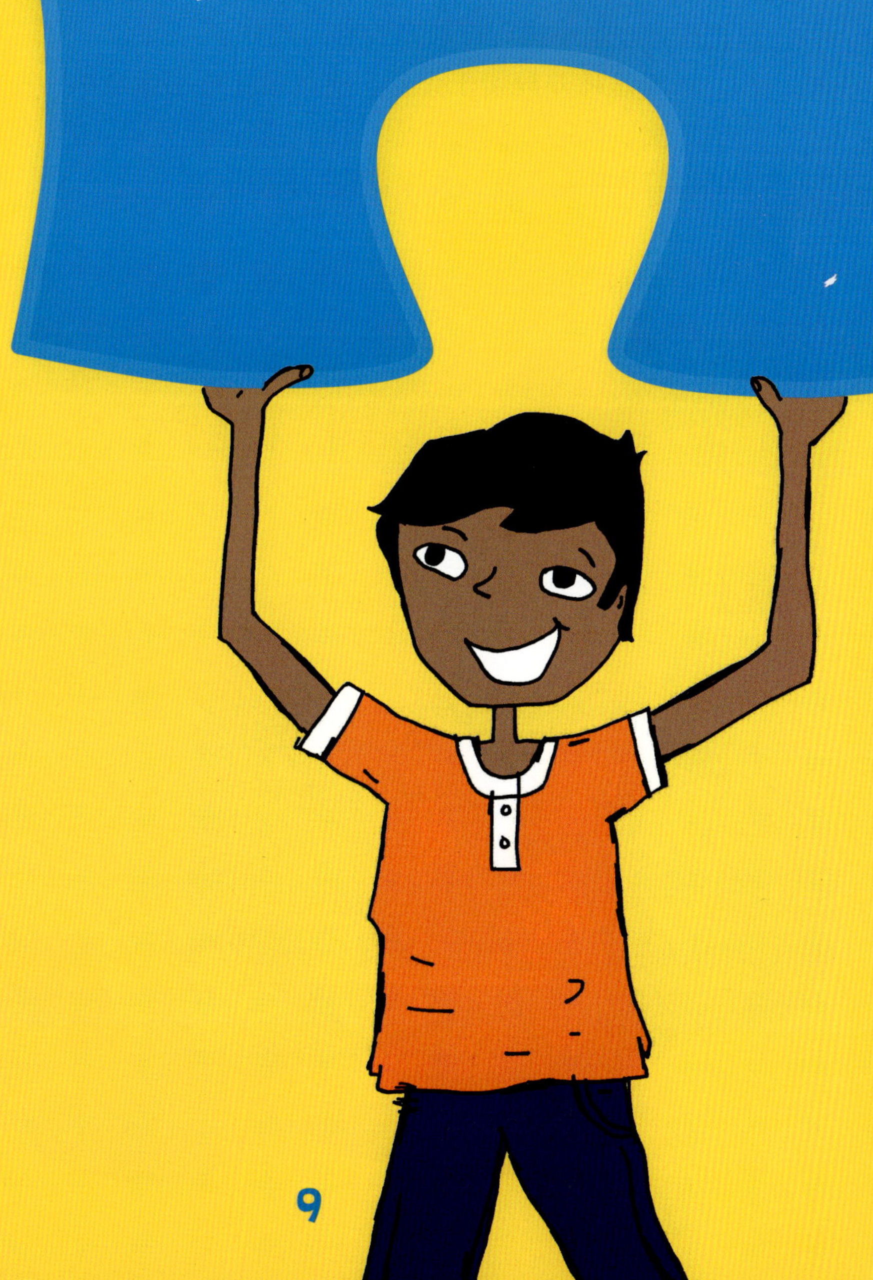

第1章

什么是孤独症谱系障碍？

孤独症谱系障碍的英文是Autism Spectrum Disorder（ASD）。当然，“障碍”并不是一个让人很容易接受的词。如果你愿意，你可以把孤独症谱系障碍看成是大脑的差异。

因为这种差异始于大脑，所以孤独症谱系障碍也会对你的身体产生影响。你的大脑就像你身体的指挥中心，它每天24小时发送数十亿条信息到你身体的各个部位。比如：

“腿，快跑！” “嘿，那是什么声音？”

“哎哟，那耀眼的阳光刺痛了我的眼睛。”

“嗯，我闻到了午餐的香味。该吃饭了。”

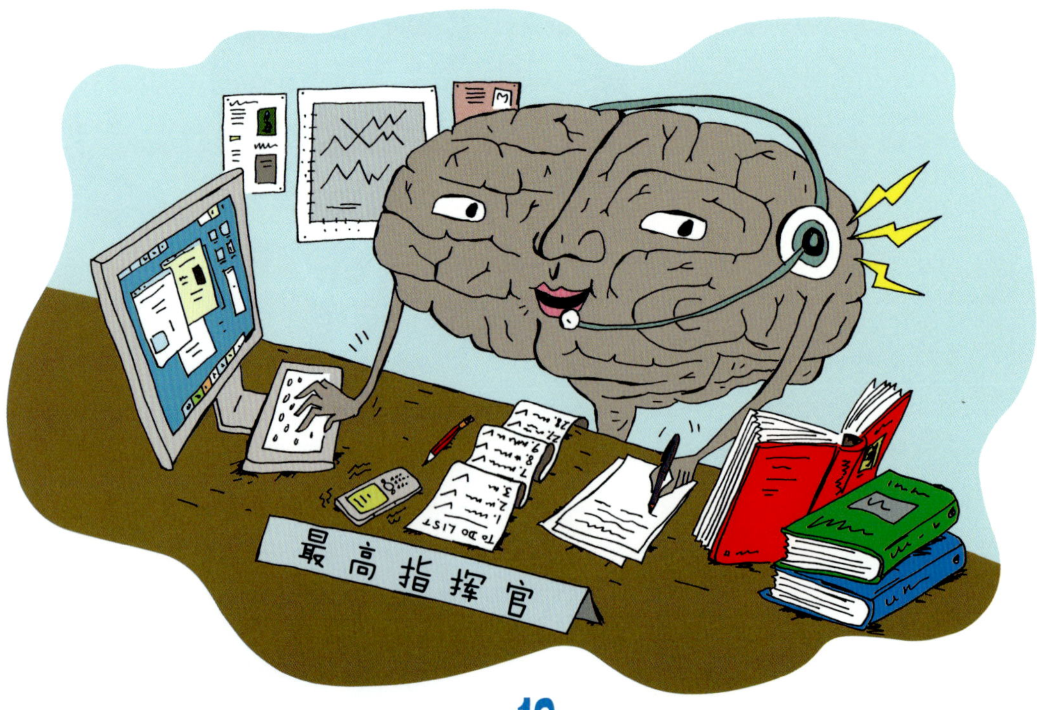

你的大脑在与孤独症谱系障碍有关的以下三个领域中发挥着重要的作用：

1. **沟通：** 就是关于你如何聆听、说话、写信或者将消息传递给他人。
2. **社交：** 就是与其他人一起做事。你的大脑会决定和影响你与他人交往的方式，以及你想与他们交往的程度。它会影响你如何融入一个群体，比如你的家人、朋友或社区。
3. **兴趣和行为：** 兴趣是你思考的事情和你喜欢的活动。行为就是你所做的事情以及你的行为方式。你的大脑会决定你思考或者做事的频率以及你喜欢一件事物的程度。

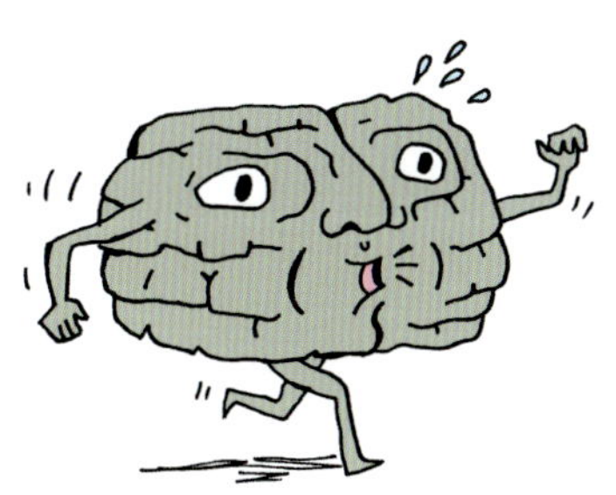

如果你患有孤独症谱系障碍，在沟通和交流时你的大脑就必须更加努力。所有这些艰苦的工作可能会让你感到疲惫或者无助，但你可以做到！这本书会告诉你如何做。

在第15~24页上，你将详细了解上述三个关键领域中的每一个。但首先，我们来谈谈“彩虹”……

ASD的多种“色彩”

彩虹？彩虹与孤独症谱系障碍有什么关系？如果你读过关于彩虹的书，你可能已经了解光谱这个词的含义。光谱是指彩虹中光线的颜色（红色，橙色，黄色，绿色，蓝色，靛色和紫色）。就像彩虹一样，孤独症谱系障碍有很多种颜色，包括你的独有颜色！ASD的“光谱”意味着每个患有这种疾病的儿童都是不同的和独特的。

ASD和你

尽管本书使用的术语是孤独症谱系障碍（ASD），

但医生和其他人可能也会使用孤独症、自闭症或阿斯伯格综合征这几个词。这些词看起来和听起来都不一样，但它们的意思是相似的。

也许你的医生和家长（或看护人）已经向你解释了你的病情，也许他们仍在研究你病情的过程中。孤独症谱系障碍的诊断需要一些时间。

为了做到这一点，你的医生会了解和分析你的病史、你的习惯和行为，以及从学校得到的有关你的信息。会询问很多关于你的问题，比如:

- 你如何与别人沟通？
- 你的兴趣是什么？
- 你怎么玩？
- 你有朋友吗？和他们相处得怎样？
- 你在学校表现如何？
- 你喜欢吃什么？
- 你的睡眠习惯是什么？
- 你在处理情感方面有困难吗？

为了更好地了解你，医生会把你的答案与你的问题进行对比，并将它们与孤独症谱系障碍的症状（问题）进行比较。这可能很棘手，因为每个孤独症谱系障碍患者都是如此独特。医生寻找的症状的“神奇数字”是“6”。患有ASD的人必须至少有6种典型症状，包括:

- 沟通困难
- 社交困难
- 强烈的兴趣和（或）重复性的行为
- ……

患有ASD的人必须至少有6种典型症状，可能你的问题比6个多，但没关系的。

医生还会了解你小时候的经历，特别是你在什么年龄学会说话。大多数患有孤独症谱系障碍的孩子小时候学说话都很困难。他们可能迟迟不会开口说话，并且可能需要通过言语治疗才能学会表达。还有些孤独症谱系障碍儿童从来没有学会过说话，他们日后可能会使用到特殊的交流工具。

山姆的故事

山姆今年10岁，患有独孤症。他看上去和其他10岁的孩子没什么两样——除非发生什么令他兴奋的事情时。那个时候山姆就会开始在椅子上前后摇晃，像一只准备好了首次飞翔的小鸟一样拍打自己的手臂。这是山姆不喜欢他的孤独症的一个原因，当他高兴或兴奋的时候，他就会不受控制地“拍手”。

当山姆还小的时候，学校里的孩子们似乎并不介意他的“拍手”。但现在他长大了，孩子们似乎开始不能接受他的这种行为了。这些天来，他感到非常尴尬。

山姆在学校的另一个问题是他的声音。同学们说他说话的声音太大。他的老师提醒他要用“室内声音”。山姆试图轻声细语，但这只会持续很短的时间。很快，他又开始说话大声了，就又会收到老师同样的提醒。

有时，山姆对自己的这些问题感到难过和沮丧。然后他会试着停下来想想他生活中美好的事物。山姆的拼写是班上最好的，他有充沛的精力和热情。他喜欢学习新的东西，他比全校的任何孩子知道的笑话都多。学校和山姆家附近的许多孩子都认识他，他们总是和他打招呼。所有这些都让山姆对自己感觉良好。

就目前而言，他认为，也许拍手和说话声音大并不是那么糟糕，尤其是当他想到他生活中所有美好事物的时候。

阿斯伯格综合征与孤独症相似，这可能会让医生、老师、家长、孩子和其他任何学习“谱系”的人感到困惑。它们关键的不同在于你开始说话和学习的时间。如果你3岁时就开始说话，而且你没有学习语言的困难，你的医生可能会建议诊断为阿斯伯格综合征。患有阿斯伯格综合征，你可能只有4种典型症状（而不是6种）。

有些人认为阿斯伯格综合征是一种较温和的孤独症谱系障碍，或者说是一种“比较好”的诊断结果，但这只会增加混乱。孤独症和阿斯伯格综合征的不同之处在于你何时学会说话并开始发展你的其他学习技能。尽管阿斯伯格综合征的症状更少，但这些症状仍然是ASD的一部分，而且可能并不轻。

ASD不是

- 你的错误
- 类似细菌的东西
- 你可以“给予他人”的东西（孤独症谱系障碍是不会传染的）
- 你笨、坏、生病、疯狂、懒惰、有缺陷或行为怪异的标志

ASD是

一种医学上的异常。你有症状，但在专家、家庭成员和老师的帮助下，你可以努力改善这些症状。ASD也是一种存在方式——你体验这个世界的方式。

你可能患有ASD，但你仍然是你。你是一个完整的人，从头到脚，从内到外。你仍然有可能过上健康、独特而卓越的生活。

“我有一些人们所说的残疾，但我把它称为‘礼物’——阿斯伯格综合征……我不是你们那样的普通孩子。我喜欢把自己看做是‘新的、改进过的类型’。”

——卢克·杰克逊，摘自他的书《怪胎、怪物与阿斯伯格综合征》

第2章

孤独症谱系障碍的症状

在许多方面，孤独症谱系障碍的患病原因仍然是一个谜。无法用简单的检测方法（比如验血）来确诊一个人是否患有孤独症或阿斯伯格综合征。相反，这是一个寻找症状的过程，看它们是否与孤独症谱系障碍的症状相符。

这一章是关于了解你可能有的症状方面的内容。你可以想象你是一名侦探，寻找着神秘的线索。侦探当然要有搭档，你可以询问父母或其他成年人，你可以和他们一起研究这些线索，这样你就能把事情搞清楚。

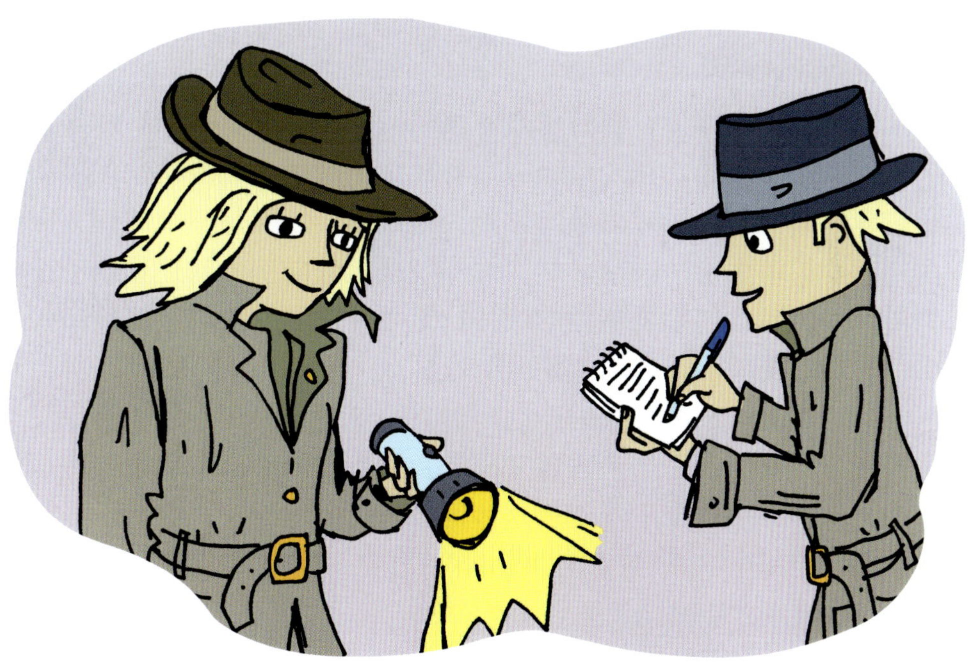

侦探需要做好笔记，准备一支签字笔或铅笔和一些纸。每当你读到一些听起来很熟悉的症状时，就把它写下来。这些笔记是关于你可能需要帮助的地方的线索。

症状1：
沟通困难

尽管用恰当的词语来表达他们想说的话相对比较困难，但是大多数患有孤独症谱系障碍的人都能说话。你是否曾经感受到别人正在密切地注视着你，或者在催促你说些什么？或者你有时会用一些对你的朋友来说听起来没错但很奇怪的词语？有时候，你可能很难理解别人在说什么。也许他们说得太快了，也许他们讲的笑话对你来说并不好笑，或者是他们使用了你以前没有听过的俚语。

有些孤独症谱系障碍儿童可能会误解常见的表达语句。例如，你可能会听到妈妈说她“受够了”，于是你会认为她是吃得太饱了。但“受够了”的真正含义是沮丧。或者，有人可能会说：“走得远远地吧。”你可能会认为这个人的意思是“穿上登山鞋，沿着最近的路线去远行”。其实，“走得远远地吧”这句话用恼怒的语气说时，通常意味着“走开!”

即使你喜欢阅读，但是你理解读过的词语可能也很难！有些患孤独症谱系障碍的儿童是超级拼写者和快速阅读者，但是他们可能很难理解其中的意思或信息。你是否有时即使能够完整地阅读完一个充满了长篇大论的段落，然而你却发现无法向别人叙述你刚刚读到的这些内容？如果是这样的话，这是因为你的大脑善于解码（找出）词语的发音，而不是它们的含义。

当你大脑的某些部分彼此之间没有交流时，无法理解语言意义的问题就会发生。用这种方式来思考：你大脑的一部分负责组织词语的工作，另一部分干着理解这些词语意思的工作。这两个部分都在做它们的工作 ——但它们并没有在交谈！信息会遗失在路上或需要一段时间后才能到达彼此。

因为你患有孤独症谱系障碍，你的大脑倾向于一次只关注一件事情。比如，想象有个人在对你生气，那个人可能看起来会是这样：

你踩了我的脚！
你为什么
要这么做？
真的很疼！

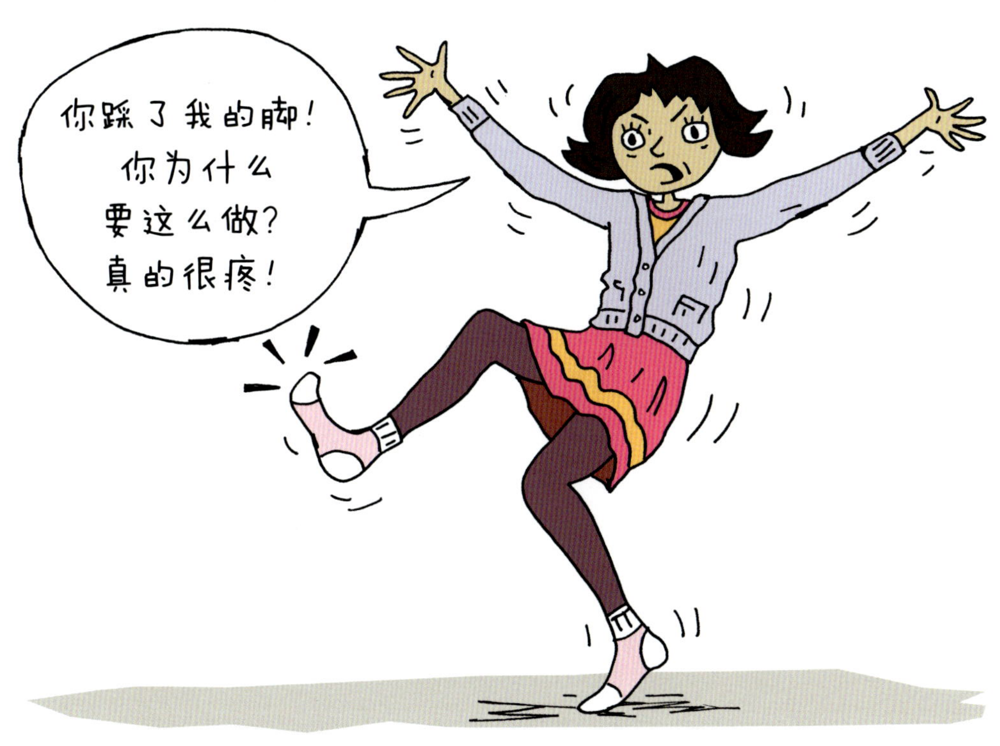

你的大脑可能看不到一个未患有孤独症谱系障碍的人看到的“全貌”。你看到了什么？图片的某些部分。你可能会听到一个愤怒的声音，却无法专注于这些声音中语句要表达的意思；你可能看到一张生气的脸，但没有注意到这个人在晃动她的脚；你可能会专注于听她说的话，却错过了这个人的面部表情。

人们使用语言、动作和面部表情的组合，让别人知道他们的想法和感受。而对你而言，可能很难看到、听到并理解这种组合。

我的脚很疼！

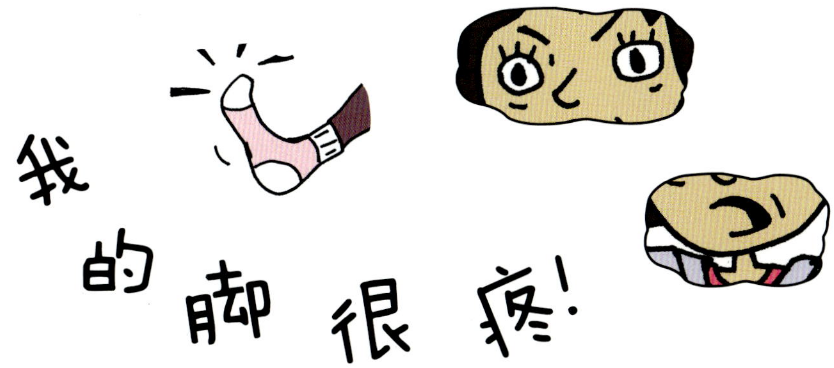

当你的大脑不能马上看到整个画面的时候，你必须一点一点地把这些碎片拼在一起。一开始你可能没有意识到这个人在生你的气，或者你注意到这个人生气了，但不明白是为了什么。就像有人用另一种语言和你说话一样。你能听到他和你说的话，你能看到那个人的嘴在动，但你需要花更长的时间来弄清楚他在说什么。

然后是没有肢体语言的交流，你可能不会注意到人们的肢体语言：比如当他们挥手、眨眼、转动眼睛或跺脚的时候。或者你可能会误解别人的肢体语言。例如，如果有人用胳膊肘碰你，你可能会想："嘿，他在烦我!"但也许那个人根本就不是在打扰你，而是试图不使用语言，让你注意到一些有趣或搞笑的事情。

患有孤独症谱系障碍可能意味着你的大脑"处理信息的速度"较慢。因此，当你想到一些有趣的事情时，可能很难把它们说出来。你可能无法像你想的那样快速回答一个问题。或者，当你不得不写的时候，你可能很难整理出你的想法。这些沟通的问题让你会慢下来，但这并不意味着你不聪明!

有时你可能会卡在词语上，也许某些词语对你来说是特别的，你会一次又一次地重复它们。其他时候，你可能会觉得有必要一遍又一遍地问同样的问题。即使你知道答案，而且对方已经回答你很多次了，你可能还会继续问这个问题。这就好像你的大脑在"打嗝"，但你又不能控制它，就像你无法控制常规的打嗝一样。

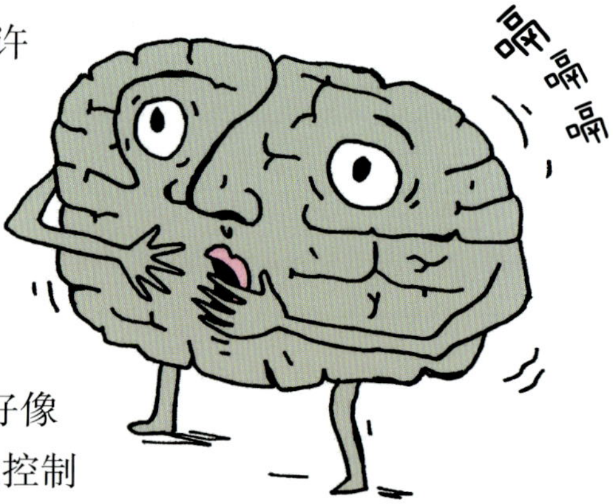

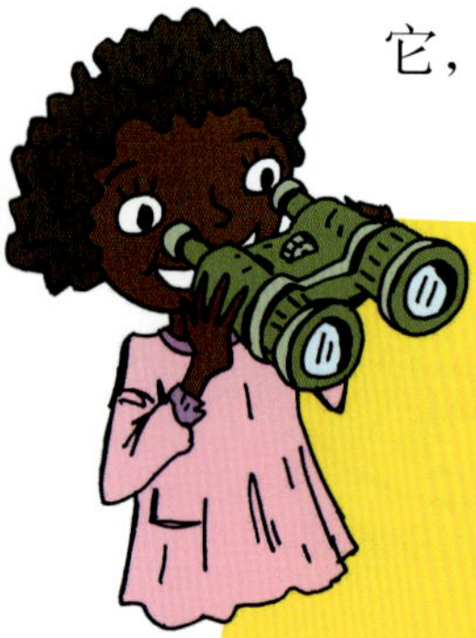

请注意!

本章主要介绍孤独症谱系障碍的3种主要症状。在本书后面的部分，特别是在第10章至第12章，你会找到应对这些症状的方法。

很有可能，你的家人和朋友会因为你重复的话语或提问而生气——即便你无法控制自己。这种重复自己的冲动就像挠痒痒一样，让你觉得很舒服。然后，这种冲动就像突然开始一样，又会突然停止。当你终于不再重复你自己的时候，你会感到如释重负。

各种沟通问题都与孤独症谱系障碍有关。你的问题一部分可能会在这里讨论到，也许还有其他一些是你所独有的（这里没有提及）。

症状2:
社交技能问题

社交技能是每个人都必须在自己的家庭、学校和社会中学习的东西。我们不是天生就懂得如何社交，但大多数人天生就有观察和模仿周围人的能力。

也许你已经看到了婴儿是如何近距离地观察他们的父母，模仿他们的动作的，比如挥手或者拍手。蹒跚学步的孩子学会点头表示同意，摇头表示不。随着年龄增长，他们也学会了其他的社交技能。他们学会做诸如“请”和“谢谢”之类的事情，或者如果他们伤害了别人，他们会道歉。

如果你患有孤独症谱系障碍就会让学习这些日常技能变得相对困难。模仿对你来说不会是那么容易。因为你的大脑一次只能专注于一件事情，这就影响到了你的社交能力，因为你并不总是一眼就能看到事物的“全貌”。

专家们发现孤独症谱系障碍患儿的大脑镜像神经元可能存在问题（它们之所以被称为镜像神经元，是因为它们的工作就像是一面镜子一样将它们的观察“反射”给大脑。然后，大脑将这些反射存储到内存中，以便以后使用）。当你还是个婴儿的时候，你的镜像神经元可能没有正常工作，使你学习如何与人交流变得更加困难。你的大脑必须想出其他的方法来获取信息、存储信息，并每天使用它。

因为患有孤独症谱系障碍，当你说话的时候，你可能很难直视别人的眼睛或者看着他们的脸。有时，可能你试着看他们的眼睛时，却忘记了自己想要说什么。

对你来说，正常的交谈可能也很困难。例如，你会发现与别人谈论你感兴趣的东西时相当容易，但是你可能会忘记给对方一个说话的机会。也许你忘了问问题，或者很难开口问。也许你在和别人的谈话过程中跟不上他们的节奏。或者人们告诉你不要插嘴。因为这些问题，社交活动对你来说更加困难。你可能会感到害羞或被误解。

对于每个人来说，社交中的很大一部分就是用他们的面部表情、手势或肢体来表达自己。孤独症谱系障碍使得这些事情很难做到。你可能无法很容易地理解某人脸上的表情，尤其是如果它看起来并不符合对方话语的意思时。

例如，在你把牛奶洒到桌子上之后，有人可能会对你说："干得好!"这句话可能有两种截然不同的意思。这取决于这个人是怎么说的，以及这个人脸上的表情。如果用一种委婉的方式说出来，这个人可能会微笑，拿起餐巾，用友好的语气说话。这些都会让你知道"干得好!"其实意思是"我们都会犯错，我是来帮你的。"另一种情况，如果这个人用粗鲁的眼神和刻薄的语气对你说："干得好!"这时他就是取笑你的一种表述方式。

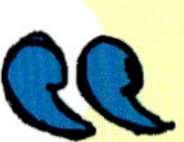

有时候眼神交流很难。当我看着别人的眼睛时，很容易失去焦点。

——一个12岁的患阿斯伯格综合征的儿童

使用手势和面部表情来表达感情有困难，可能意味着你也不会使用太多的肢体语言。有没有人告诉过你，你看起来"像个机器人"，或者其他类似奇怪的比喻？当你说话的时候，也许你的手臂和手都不怎么用，而是保持静止。或者你脸上的表情保持不变，不会有微笑、皱眉或者愤怒的表情。你可能会用单调的语调说话，这意味着你不会通过改变你的语气来表达你说话时的感受。当你在听别人说话时，你可能不会点头（点头是一个线索，它会告诉别人"我听到并理解你"）。

这些与其他人交流时的差异可能会让他们感到困惑。好消息是，如果你愿意，你可以学会并使用到更多的手势和表情。你练习得越多，你就能做得越好。

症状3:
强烈的兴趣和重复的行为

如果你患有孤独症谱系障碍，你可能也有一些很酷的爱好和兴趣。患有孤独症谱系障碍的孩子往往有强烈的兴趣从而迷恋和痴迷某些事物。

也许你几乎知道关于恐龙、总统或者太阳系行星的所有知识。当你对某件事感兴趣时，你总是想要尽可能多地了解它。这有什么问题吗？没有！爱好和兴趣可以帮助你通过做一些事情来更多地了解这个世界。

如果你的这些兴趣与你的朋友和同龄人的兴趣相符，这是个好事。也许你喜欢其他孩子喜欢的电子游戏，或者你喜欢看电影、收集卡片、下棋或者计算。这些兴趣让你有机会和志同道合的人交朋友。但有时，孤独症谱系障碍会导致你有一些不寻常的兴趣，让你很难与他人相处。

例如，你可能对公交车时刻表或电话号码着迷，或者，你对体育统计有一种痴迷，即使你实际上并不太在意体育运动本身。像这样的兴趣并不是坏事——但你只能一个人去做。这类兴趣经常需要大量的记忆，你可能很擅长，但是它们不会让你和其他人有交流。

也许家人和朋友经常要求你停止谈论某个话题或者开展一项新的活动，但这并不容易被你听进去。你可能还是会开心地谈论同样的事情，或者几个小时玩同一个游戏。但没有患孤独症谱系障碍的孩子通常没有你这样的精力，他们喜欢谈论很多不同的事情。有时候他们喜欢说话而不是玩游戏。这是孤独症谱系障碍儿童与正常人之间的差异。

很有可能，当你生活中的事情（你穿的衣服、你吃的食物、你做的活动）都是一样的时候，你会觉得更舒服。如果事情发生了变化，你可能会感到不安。即使是所谓的简单的变化，比如穿不同的裤子或者换新的床单，也会让你紧张。你可能喜欢更容易预测的日常生活。

德肖恩的故事

12岁的德肖恩喜欢拆卸任何电子产品。他最喜欢的活动是去旧货商店买废旧电子产品然后拆散，只是为了好玩，他的朋友们给他起了个绰号叫“垃圾工”。德肖恩每天花几个小时浏览销售电子产品的网站。他列出了他要买的所有东西的清单。他甚至在自己的房间里放了一个特别的箱子（他用废弃品做的）来存放他最喜欢的东西。他在箱子上加了一把锁，这样弟弟就不能打开，也不会把里面的东西弄乱了。

有时候德肖恩在家里会有麻烦，因为他不做作业。当他忙于做电子产品拆卸时，他会忘记了所有的家庭作业。他也不喜欢做作业。对他来说，这些“垃圾”更有趣。德肖恩的妈妈说家里负担不起他想买的所有废品。有时，她抱怨德肖恩的孤独症“让她发疯”。

但是德肖恩喜欢他的孤独症，他认为这使他在科学方面很擅长。另外，附近的其他孩子认为德肖恩制作的东西真的很酷。德肖恩长大后想成为一名发明家。他有宏伟的计划，他不希望功课或其他人妨碍他。

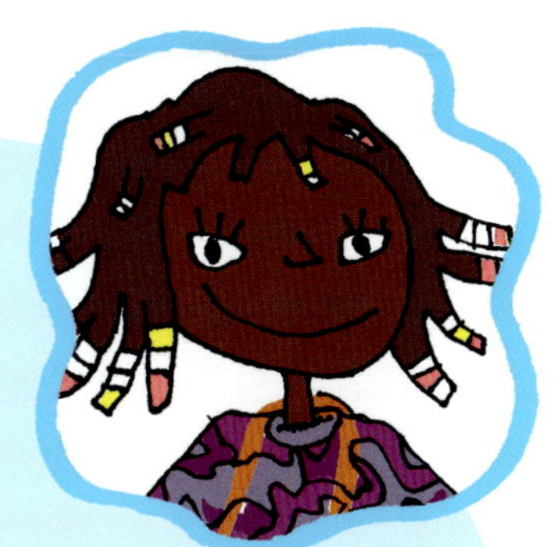

塔利亚的故事

塔利亚是一个阿斯伯格综合征儿童，上小学五年级。直到今年，她才真正意识到自己有“问题”。在学校，她开始每周去一次特殊教室学习社交技能。塔利亚不明白为什么她必须离开她最喜欢的语言艺术课堂而去其他教室。她认为这不公平。

在社交技能教室里，她与一名社会工作者和另外三名学生会面，练习看对方的脸，互相提问，和他们谈论如何交朋友。但是塔利亚认为她不需要交朋友。毕竟，她对每个人都很友好。有时人们认为她太友好了。

她会和任何听众谈论她最喜欢的事情。她喜欢介绍她所有的毛绒动物——它们的名字，它们的样子，以及她为它们创造的神奇世界。最近，一些成年人告诉塔利亚，像她这个年龄的其他孩子们已不再喜欢毛绒玩具了。这些成年人希望塔利亚学会谈论其他事情。塔利亚不解地问道：“怎么会有人不喜欢毛绒玩具呢？”

晚上，当塔利亚睡觉的时候，她会把所有的毛绒动物玩具都放在她的书架上。它们都必须在各自正确的位置，这样才能让塔利亚感到快乐，并准备好入睡。有一天晚上，她无法找到列侬（她的毛绒乌龟），这让她无法入睡。塔利亚的妈妈和爸爸都很沮丧。她的父母爱她，但是他们不喜欢她的阿斯伯格综合征，因为这让她过于“沉浸在”一些东西上了。

现在塔利亚想知道阿斯伯格综合征到底是什么，自己真的那么与众不同吗？人们总是对她感到失望吗？交朋友很难吗？塔利亚知道她有很多事情要考虑。在某些方面，她也很高兴能去社工那里问她心里所有的问题。塔利亚的父母说，他们也会一直和她沟通。

有时，一些重复的行为能够让孤独症谱系障碍儿童的心情得到平静或缓和。也许你会来回摇摆、踱步、绕圈、哼哼或者挥动双手，也许你有一些你几乎注意不到的习惯，就像有些人在无聊时摆弄钢笔或紧张时咬指甲一样。当别人指出你在做什么并要求你停止时，你可能会感到惊讶（顺便说一下，这些动作被称为兴奋行为，在第16章中会有更多关于它们的内容）。

关于“差异”

患有孤独症谱系障碍意味着你在沟通、社交和行为方面与其他人会存在一些差异，这确实是一个挑战。但这并不意味着你不能沟通、不会交朋友或者和家人不能和睦相处。你只是在这些领域有自己独特的风格。

当你读到关于塔利亚和德肖恩的故事时，你有没有注意到其他人有时会对这些孩子的行为和兴趣感到沮丧呢？家庭成员和朋友们并不总是理解孤独症谱系障碍儿童。这些人也需要学习一些东西!

你可以对生活中帮助你的人们这样说:

“患有孤独症谱系障碍意味着我有时表现得会和别人不一样。”

“每个人都有挑战——这是我的挑战之一。”

“我正在尽我所能。”

“有时候我需要额外的帮助。”

“我只是我自己!”

或者:

“我患有孤独症谱系障碍，但我还能学习和成长。”这也意味着你也可以。

第3章

孤独症谱系障碍的感知觉特点

第2章阐述了孤独症谱系障碍的3个主要症状：沟通、社交技能以及行为方面的困难。很多孤独症谱系障碍儿童在感知（如听觉和味觉）方式上与常人有差异（第29页的图表描述了具体的感知觉）。这种差异被称为感知觉问题，是孤独症谱系障碍的另一个症状。

一旦你来到这个世界，你的感知就开始塑造你的经验。你开始理解你自己、周围的人以及周围的环境。当你的感知方式异常时，你体验到世界的方式也就会非常独特。

这是有利也有弊的。从好的方面来说，你有专注度。当你喜欢某个东西时，你真的真的非常喜欢它。你可能有如激光一般的聚焦力，你可能会注意到家里其他人或者班上同学都没有注意到的细节。孤独症谱系障碍感知世界和生活的方式是与众不同的。这种方式可能不常见，但是它就是你的。

从不好的方面来说，这个世界经常是充满噪声的、刺眼的、忙碌的、世俗的和混乱的。各种感知信息一起来到你面前：声音、动作、面孔、线条。这是一个很大的困扰，尤其是当你的“加工”速度很慢，你的感知与很多人不同时。

一些孤独症谱系障碍患者对感知觉的描述

天宝·葛兰汀是一位著名的动物学博士、教授和作家，同时她也患有孤独症谱系障碍。尽管她现在很成功，但患有孤独症谱系障碍的她在成长过程中面对过很多挑战。多亏有了她的书和课程，让世界对孤独症谱系障碍儿童的感受以及该病如何影响他们的生活有了更多的了解。

天宝说，当她还是一个孩子时，她被自己的感知折磨坏了。响亮的噪声让她的耳朵很难受；她的内衣就像砂纸挨着皮肤一样让她难受；如果老师碰到她，她就会退缩。她说，当胖胖的、深情的阿姨拥抱她时，“（她觉得）就像被一个棉花山压得要窒息了”。

因此天宝成天想着她的“舒服机器”。其中一个想法是衣服像塑料沙滩玩具那样是充气的。这个套装能够让她的身体有一个舒适的压力。另一个想法是建造一个特殊的保暖容器：“约3英尺宽（1英尺=30.48厘米，全书同），3英尺高，大小恰好够我进去，能关上门。”在里面她会觉得很安全、很安静。

你是否有时会被周围的光线、气味、声音这些东西弄得自己快被淹没了似的？或许你有时渴望有一个黑暗的、安静的地方，在那里你可以远离这个世界，感受到平静。

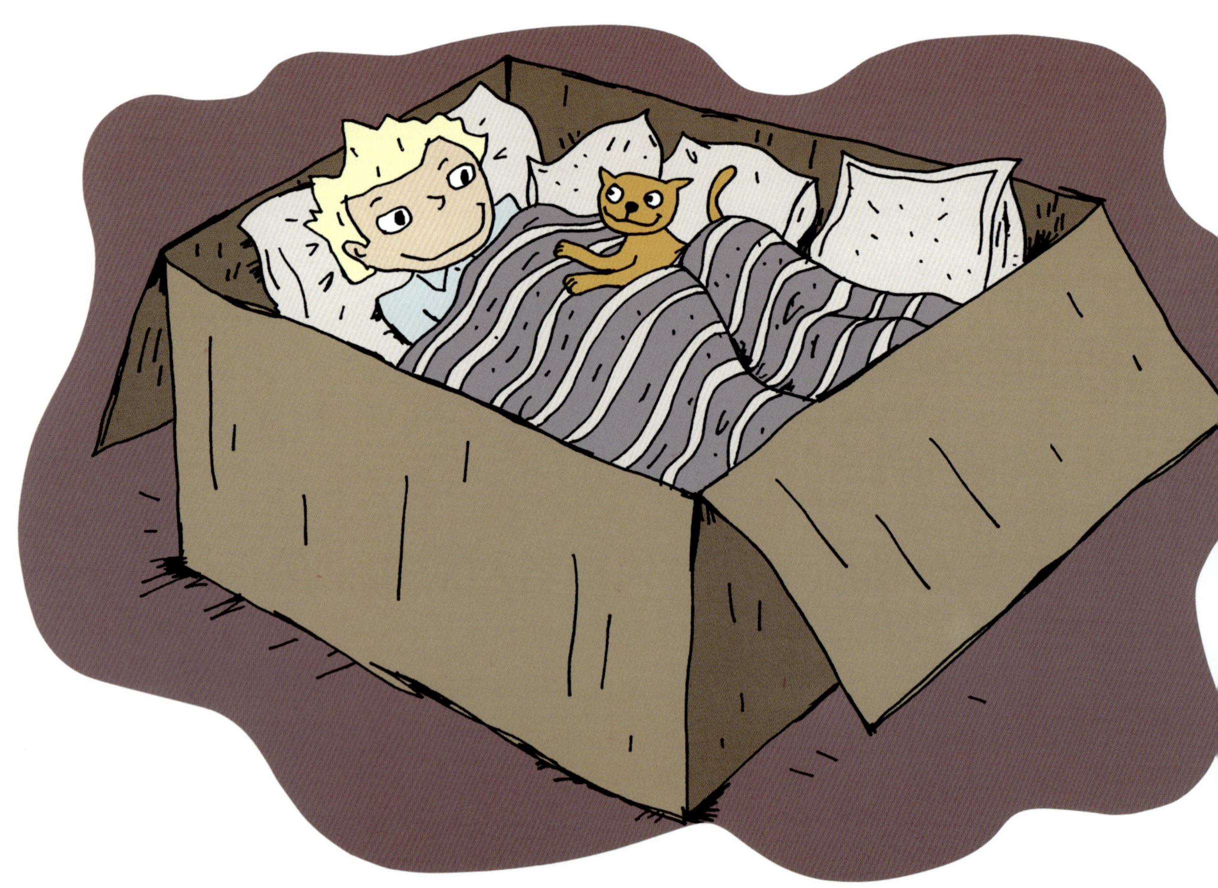

或者你有截然相反的想法：你需要通过眼睛、耳朵和身体得到更多的信息，以使你的感知觉更好地运作。这是孤独症谱系障碍儿童的另一种常见的感受。

唐娜·威廉姆斯是一个患有孤独症的艺术家、作家。她描述她的感知觉经验是“像一个没有筛选功能的大脑”。筛子是用来过滤液体或者筛选合适的沙子的，上面有很多小孔。你可以这样认为：筛子能够把倒进它里面的液体和固体分开。当你的大脑在信息分类上有问题时，这个世界将会因为很多干扰物而变得非常混乱。

例如，当你坐在教室里尝试认真听老师讲课时，你就会很容易因为以下这些而分心：

- 明亮的日光灯的“嗡嗡”声。
- 其他学生的动作、交谈和低语。
- 来自教室外走廊的噪声或者时钟的滴答声。
- 老师说的与他在黑板上写的。
- 你的椅子的软硬，你的桌子与其他同学桌子的远近。

当以上所有的一切同时发生时，在课堂上保持注意力毋庸置疑是一件很有挑战性的事情。

然后，还有你自身发生的变化。肚子饿了，紧张不安，写字手疼，餐厅飘来的奇怪味道而产生一种作呕的感觉，分心啊!

那么你的大脑（另一个内在部分）正在干什么？

这时，你的大脑可能自动被一个你特别感兴趣或者着迷的东西吸引走了。比如，突然你想到了自己最喜欢的电子游戏……

或者汽车模型

或者卡片集

或者宫廷剧的剧情

或者天气变化

卢克·杰克逊是一个写过自己的阿斯伯格综合征经历的年轻作家。他说他的强迫念头就像黑夜里的小偷在他身上蔓延。“前一分钟我对这个话题感兴趣，下一分钟似乎我的思想被一个军队渗透，这个军队镇压和清除我每天的想法，用计算机的想法代替我本来的。”

你有过这样的经历吗？你的大脑一整天都被你最喜欢的东西吸引着。这可能对应着“感官超载”—— 一种被内外感觉信息淹没的感觉。你的大脑和身体以意想不到的方式被干扰，这是坏事情吗？不，这只是孤独症谱系障碍的一部分，也是你独特的部分。

当你患有孤独症谱系障碍时，你需要找到一种帮助你的感知觉变得更好的方法。就拿天宝·葛兰汀的例子来说，当她年轻时，在一个养牛场工作，在那里她看到紧张、不安的小牛被放进一个叫做“挤压槽”的装置里，这个槽可以提供适宜的压力，从而让不安的小牛平静下来。她开始对这个装置有点着迷了。

那么，她做了什么？她给自己建立了一个挤压槽。在这个设备里，她感觉更平静。她能控制身体上的大部分压力，让自己放松下来。这仅仅是她理解自己和她的孤独症谱系障碍的漫长旅程中的一小步。

对于唐娜·威廉姆斯来说，艺术变成了她表达自己对颜色、结构和图案的感知觉经验的方式。她称自己的工作是“艺术型孤独症”。或许你也可以通过画布和黏土找到一种新的能表达自己的方式。

这两位女士都成长在人们对孤独症谱系障碍了解很少的年代。但是如今，很多专家在关注孤独症谱系障碍儿童的感知觉需求。这意味着你就不必独自去想出什么能够帮助自己的感知觉变得更好的法子了。这是一个好消息。

你或许想仔细看一下第29页的图表，想想你自己的感知觉。其中一些列出的感知觉问题对你来说是不是很熟悉？其他的一些经历你是否也曾经有过？如果你愿意请写出来。你写出的清单可以帮助你身边的成年人更加准确地找到某种对你有帮助的治疗方案或者活动。

理解感知觉

这张表列出了7 种在你的感觉中发挥作用的感知觉：

感知觉	来自哪里	发生了什么
视觉	眼睛	光线也许太亮，令人心烦。或许你的眼睛在追踪移动的物体时有困难。
听觉	耳朵	响亮的噪声让人很痛苦，或者你不能忽略掉背景噪音。或者你对突然的、高调的声音反应强烈。
嗅觉	鼻子	一些味道使你作呕或者感到恶心。或者你可能倾向于嗅物体来让大脑收集信息。
味觉	嘴巴	你可能喜欢一些味道（如咸的）但是讨厌其他的，并且回避某些食物状态（如脆的和糊状的）。或者，你可能喜欢通过舔物体来了解它的味道以及它在口中的感觉。
触觉	皮肤	某种纤维使你异常刺痒。有时别人轻轻的碰触就像是他在用力推你。或者你抗拒接触，或者你渴望接触。或者你喜欢穿紧身衣服或被紧紧拥抱时的压迫感。
平衡觉（亦称前庭）	内耳	你可能在保持平衡、骑自行车、走不平坦的路、爬楼梯上有困难。当你的双脚离开地面时你会觉得很紧张。你可能厌恶或者喜欢旋转。
身体意识（亦称本体感受）	肌肉和关节	理解身体在空间的位置对你可能很难。你更喜欢碰见人还是物体？你更喜欢躺在柔软的沙发上还是裹在厚重的被子里？协调好你的身体很困难。因此，在具体任务中你得计算好步骤。

我有‘秘密武器’！耳塞是必备品——当我散步时，
当我逛商店时，当我在车里时……
我经常用太阳镜和手套来解决触觉问题。

——鲁迪·西蒙，一位患阿斯伯格综合征的作家

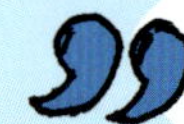

想要用一种有趣的方式来维持你的感知觉活跃吗？或者想把你的注意力从那些让你倍感压力的事情上移开吗？你可以请你的父母为你准备一些感知觉传递物件，如各种各样你可以挤压或者有弹力的压力球。也可以尝试准备一些色彩丰富的物件，例如纸风车，气球，悠悠球，甚至一个七彩灯。或准备一个口哨或口琴，咀嚼无糖泡泡糖。制作或者买一些橡皮泥来挤压，买一些泡泡玩具来吹。或者准备一个小型的蹦蹦床用来弹跳怎么样？这些东西都有助于使你的嘴巴、身体、眼睛、耳朵和手的感知觉保持活跃。

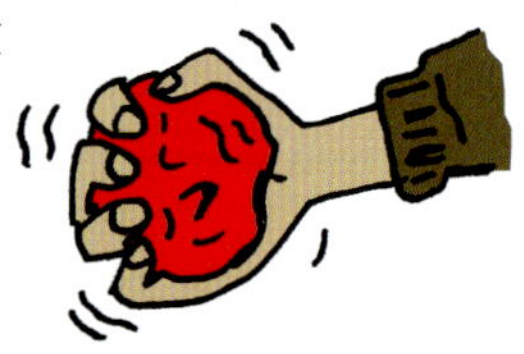

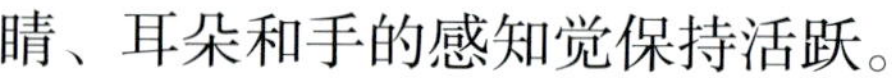

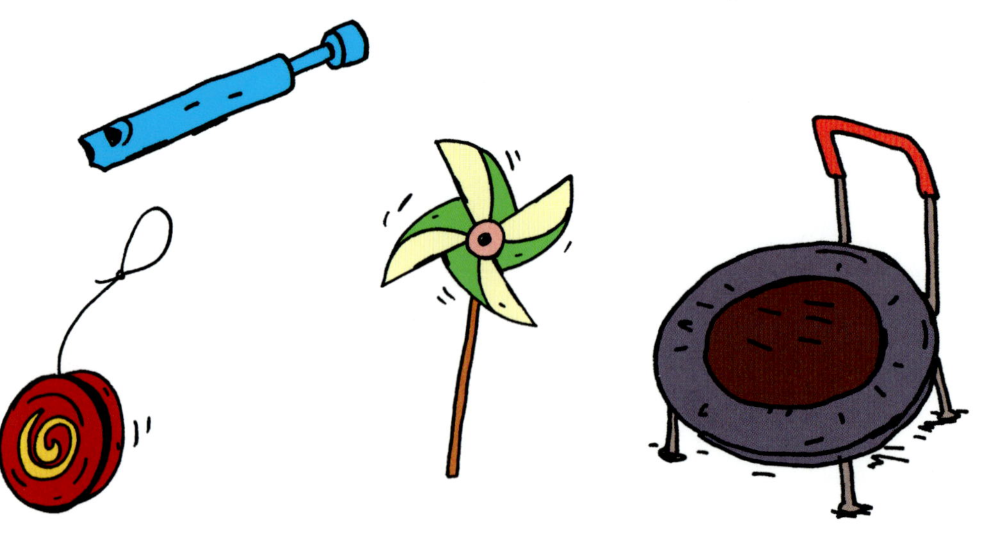

第4章

患有孤独症谱系障碍的名人

多年以来，人们对孤独症谱系障碍知之甚少。如今，各种各样的书籍、杂志和网站已经开始讨论着这个问题。在新闻或者电视访谈节目中听到孤独症谱系障碍也已很常见。电视里也有了以孤独症谱系障碍人物为主角的节目。

回顾历史，回想是否某些名人也患有孤独症谱系障碍。英国剑桥大学和牛津大学的研究者称，以下这两位世界上著名的科学家可能就患有孤独症谱系障碍。

杰出的爱因斯坦提出了相对论。但是当他还是个孩子时，他也是一个孤独的人。直到7岁之前，他都有一种强迫重复句子的习惯。这是孤独症谱系障碍的症状吗？也许是吧。

牛顿提出了万有引力（根据一个长久以来被人们熟知的故事，即当苹果落到他的头上时）。他经常痴迷于他的工作，

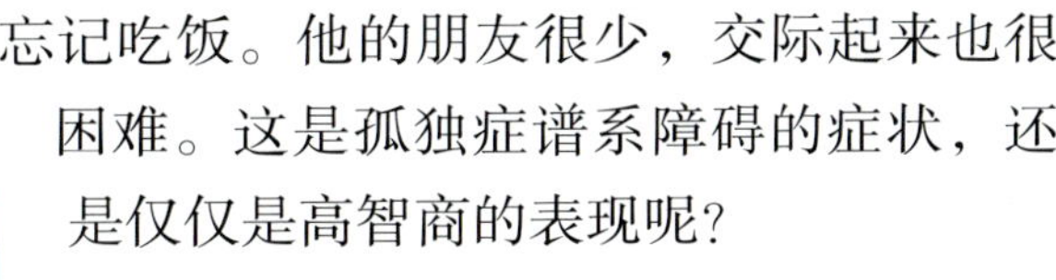

忘记吃饭。他的朋友很少，交际起来也很困难。这是孤独症谱系障碍的症状，还是仅仅是高智商的表现呢？

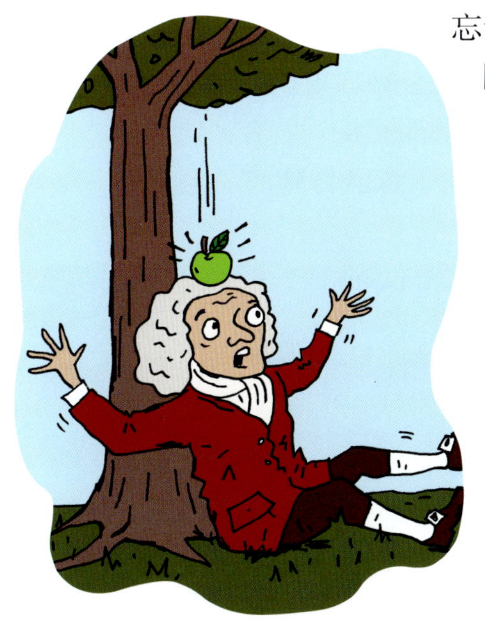

还有些人认为音乐天才莫扎特也有孤独症谱系障碍的症状。但因为这些人已经不在人世了，所以无从得知真相。

孤独症谱系障碍和天才

当认为历史上的名人可能患有孤独症谱系障碍时，这是好事也是坏事。好事是人们开始谈论孤独症谱系障

碍，他们开始关注和好奇。人们意识到孤独症谱系障碍是很多人一生中的重要部分。同时，作为一个患有孤独症谱系障碍的人，当他意识到地球上的很多天才也有该病时，这对他自己也是一种激励。

讨论天才和孤独症谱系障碍有什么不好呢？它会让人们觉得：孤独症谱系障碍=天才。人们发现你患有孤独症谱系障碍后，会期待你是一个“移动的计算器”，或者有能力很容易地把1000块拼图拼起来就像“数一、二、三”一样简单。事实是，成为天才对普通人而言是不常见的，不管他是否患有孤独症谱系障碍。拥有非凡的天赋然后就能有名声和财富，这也是不常见的。

你可能听说过或者看过1988年的电影《雨人》，主人公是一个在计数方面是天才但是无法照顾自己的男人。这部电影是根据真实人物吉姆·皮克的故事改编的。吉姆有先天的脑损伤，但是他依然有罕见的、难以置信的记忆能力。这使得他看起来像一个“孤独型天才”。由于这部电影的影响，以至于无论何时人们听到孤独症谱系障碍或者孤独症时总会想起“雨人”。但是天才毕竟是少数的，不管他是否患有孤独症。

另一位著名的学者是斯蒂芬·威尔特希尔，一位孤独症艺术家。由于他可以通过仔细观察一个建筑物几分钟后根据记忆在办公桌上把它完整地画出来，人们称他为“人体照相机”。有一次他乘坐直升机飞过伦敦的一个区域后，他画出了自己看到的。他创作了一个这个城市4平方英里（1平方英里=2.590平方千米）的完美缩略图，包括12个历史地标和200个其他的建筑物。这太神奇了！

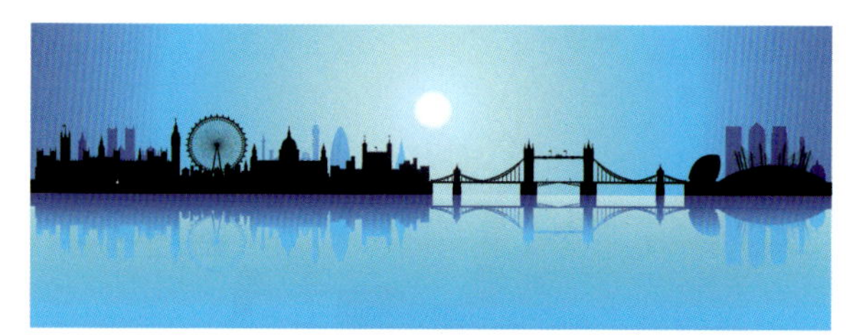

很多人喜欢听这样的故事。我们乐于发现人类的潜能，发现不寻常的天才。然而，大部分患有孤独症或者阿斯伯格综

合征的人并没有特别的天赋。也许你有，也许你没有。

和普通人一样，你也有优点和缺点。比如，你可能在学校的某门课程上学得很好，你可以像任何人一样沉浸在运动、音乐或者戏剧上，你可能擅长像收集交换卡或者读漫画这种“常规事物”，跟这个年龄的其他孩子一样。

另一方面，你可能有某种魅力或者特殊爱好，某一天会引领你发现自己的天赋或者找到自己的事业。

还记得第3章中的天宝·葛兰汀吗？（见第25~26页）她一生中都沉迷于用自己的大脑和双手创造事物。她与动物之间也有一种特殊的联系，她能比一般人更深入地理解它们。她目前的工作就结合了这两种爱好。今天，她是天宝·葛兰汀博士，因为在肉食加工厂中设计了更人性化的牲畜（像羊和猪）管理设施而出名。

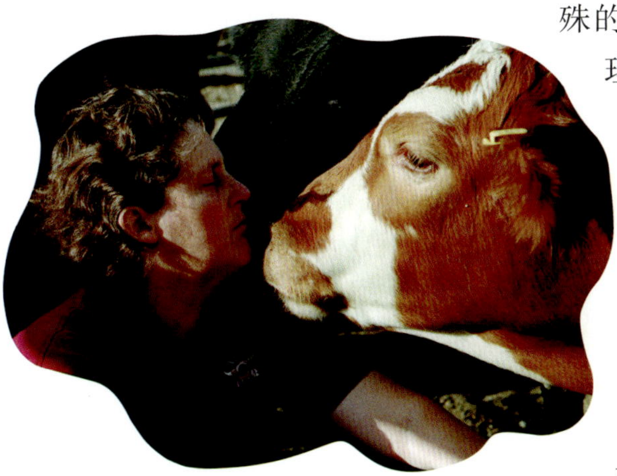

天赋固然重要，但是勤奋工作是她成功的重要因素。斯蒂芬·威尔特希尔的情况也是如此。他从7岁起就坚持画画。他的工作就是他的一部分，就像孤独症也是他的一部分一样。

今天的年轻孤独症谱系障碍患者

你听说过杰森·麦克维恩吗？——更广为人知的是他的绰号“杰–麦克”。2006年，他只是住在纽约罗切斯特的一个普通的年轻孤独症谱系障碍患者。杰森喜欢篮球，他在自己的高中篮球校队中得到了一份球队助理的工作。他不是球员，但是在每一场比赛中他的面孔都能被看到——他帮忙计时，给球员递水、递毛巾。

在那年冬天的那场“超级之夜”校际比赛中，他们学校的校队轻松领先。在比赛还剩4分多钟时，教练为了奖励他在校队的贡献让他上场了。人们都在等待这一时刻。为了在这个盛大的场合表达对杰森的支持，很多人举起了他的照片。人们欢呼着“杰–麦克”并使劲地鼓掌，他们的助威声在看台上如雷鸣一般。每个人都很兴奋，但是没有人会想到下一刻会发生什么。

在短短4分钟内，杰森投出了6个三分球和1个两分球。这创造了在学校历史上一节比赛中三分球得分最高的纪录。杰森被他的队友高高抛起。人群在欢呼。所有的一切都被学生所拍的视频记录了下来，然后这个视频被发送到了当地的新闻台。不久之后，所有的电视网络都报道了这个故事，杰–麦克成了英雄。

杰–麦克是怎么做到这样惊人的投球的？嗯，当他还是一个小男孩时，他就迷上了篮球。他在电视上看，他在报纸上和体育杂志上追随他的NBA英雄们。他跟自己的弟弟乔希每次花好几个小时练习投篮。杰森·麦克维恩可能没有足够的实力和技巧去打篮球比赛，但是他全身心投入到校队和他自己热爱的运动中。当轮到他表现时，他已经准备好了——这或许对他来说是种幸运。

成为篮球英雄之后，杰–麦克与人合著了一本关于他的书，也卖了他的故事的电影版权。他成为学校第二队的教练助理，并在一家杂货店工作。今天，他仍然是一个喜欢篮球的人。

由于他的名气，杰森使得人们开始关注到孤独症。他的书给了他讲述自己故事的机会。在这本书里，他说：“仅仅因为你有孤独症，不意味着你不能做某些事情，或者你不能在某件事上尝试，或者做得更好。这也不意味着你的余生要在一种方式中度过……永不放弃，永不放弃。”

詹姆斯·杜宾是另一个你可能听说过的名人。他是《美国偶像》第10季排名前4名的选手。粉丝们喜欢他独特的声音以及对摇滚的挚爱。

但是詹姆斯也有另一面，这使得他在加州圣克鲁斯的成长过程中充满艰难。在中学时，他被诊断患有阿斯伯格综合征和抽动秽语综合征。抽动秽语综合征使得他面部不停抽动且不受控制。当他在《美国偶像》的拍摄现场试镜时，他对制片人说“当我在学校中长大时，人们告诉我‘割掉它，让它停下来’，我说‘我不能’。我经常被取笑和殴打。我只是迷路了。”詹姆斯也谈到10岁时被欺辱的经历，他当时觉得很生气，也很受伤。

他说，是音乐拯救了他。他参加了社区剧院，并主演了《油脂》《西部故事》《美女与野兽》。后来，他在一支重金属乐队中成为主唱。在《美国偶像》中的表演让他赢得了全世界的粉丝。

尽管阿斯伯格综合征会存在社交困难，但是詹姆斯·杜宾还是站在人群中展示了他的才华。他与尖叫的粉丝互动，并接受记者的采访。在被选为美国偶像后，詹姆斯回到圣克鲁斯，参加了“杜宾日”。他跟杰·雷诺一起在《今夜秀》和《艾伦秀》节目中亮相。他说他现在很忙，以至于没有时间考虑他的阿斯伯格综合征和抽动秽语综合征。

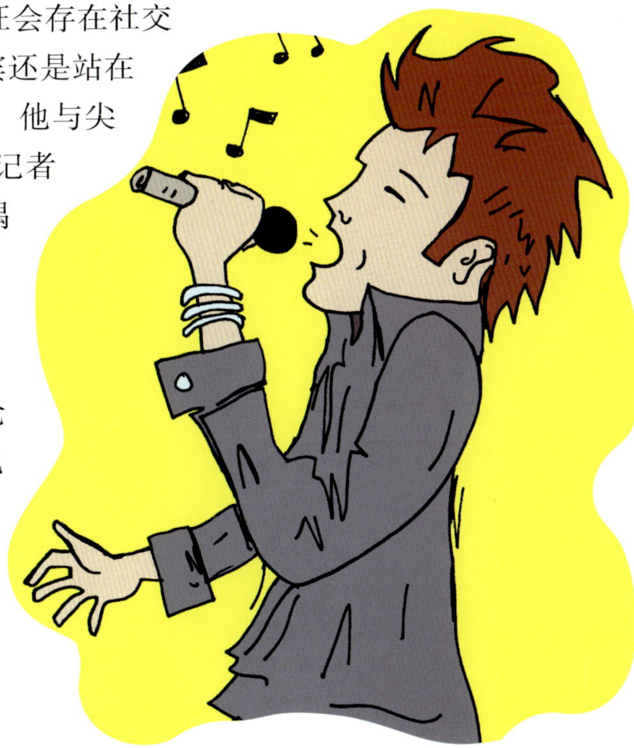

好莱坞女演员霍利·罗宾逊·皮特的丈夫罗德尼·皮特是美国前橄榄球联盟的四分卫，他们有一个患孤独症的儿子。他的名字叫做查理，他有一个双胞胎妹妹，叫瑞安，她协助他们的妈妈写了一本关于孤独症的儿童读物《我的哥哥查理》。这本书的目的是让“孩子和他们的父母知道一个秘密：孤独症的孩子是有自我价值、有真实情感的人，尽管他们通常不能表达出来”。这是瑞安和她的妈妈根据发生在他们家的真实事件写的。

这些患有孤独症谱系障碍的年轻人已经成为社会关注的焦点。这意味着他们的故事和声音都被听到了。他们是孤独症谱系障碍群体的一部分，就像你一样。每天，这个群体都会变得更大、更强。

你的声音——你的语言和思想——也很重要。如果你愿意的话，可以把这些想法写在你的日记里或者纸上。下面有一些让你开始记录的开头模板：

现在我知道我患有了孤独症谱系障碍，我感觉……

我的“ASD英雄”可能是……

我真正喜欢的活动是……

当我做这个活动时，我感觉……

第5章

“大”问题

认识孤独症谱系障碍不是一下子能够完成的，需要时间去理解诊断的含义。你可能对自己以及自己的生活跟之前相比已经有了不同的看法。也许，你还有很多问题等待回答。

这一章给出一些有关孤独症谱系障碍最难回答的问题和答案。当然这不是所有的答案，但它是一个起点。如果你有其他的问题，可以写下来。你可以向你的父母、老师或者其他值得你信赖的成年人咨询并寻求答案。

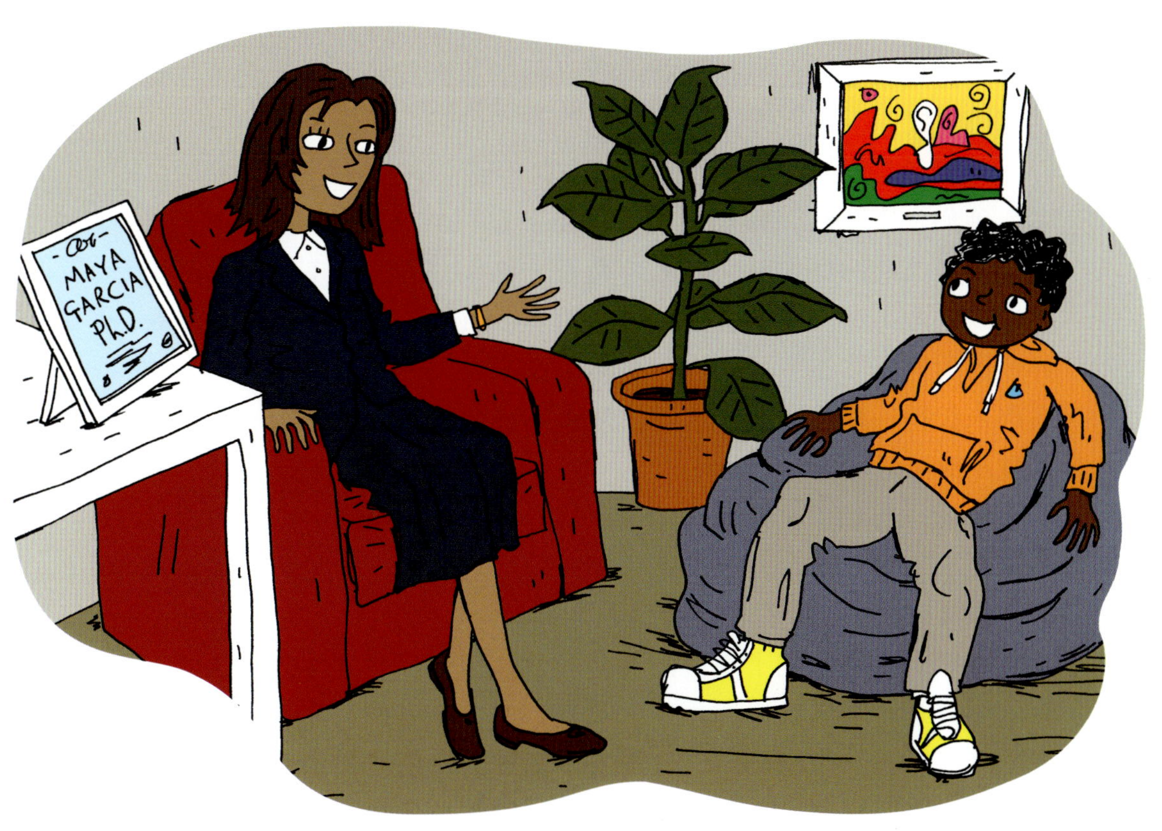

为什么有些人会患有孤独症？

(这是个价值百万美元的问题！)

回答：医生想知道是什么导致了孤独症。受孤独症影响的家庭也想知道这个问题的答案。研究者一直尝试去找到答案，但是到目前为止，答案还是不清楚。专家们目前可以确认孤独症是部分遗传的——这意味着孤独症跟基因有关。

什么是基因？每个生命体都有基因，就像一系列指令，告诉我们生命如何形成，如何存活，如何在其自身环境中工作。可以把基因比作计算机程序，这种程序使得我们每个人成为我们自己。

许多基因在孤独症中有着重要的作用。其中一些基因使得一个孩子更有可能患有孤独症，另外一些基因影响婴儿的大脑发育，还有一些基因决定大脑细胞相互间的沟通方式。

基因也可能会影响孤独症症状的严重程度。这些基因一部分可能来自父母的遗传，但是也有一些其他的基因问题会自主发生（自主随机方式）。

专家们是如何发现孤独症是部分遗传的？他们研究了双胞胎。

他们发现：在同卵双胞胎中，如果有一个患有孤独症，那么另一个患有该症的概率就会很大。然而，如果双胞胎是不同的（称为异卵双胞胎），同患孤独症的概率就不到10%。为什么会有这种差异？因为同卵双胞胎通常拥有更多的共同基因——这就是使得他们看起来长得一样的原因！因此，双胞胎的共同基因越多，他们同患孤独症的可能性越大。

环境也起到了重要的作用（这也是从双胞胎研究中得知的）。专家们想知道：病毒会引发孤独症吗？跟空气污染有关吗？跟环境中的毒素有关吗？究竟什么是孤独症的外部病因？

专家们已经研究了疫苗是否会导致孤独症，对某种食物或者饮料的反应是否跟孤独症有关。事实上，人们对疫苗和饮食可能导致孤独症通常有强烈的认同。这本书不着重讨论疫苗和饮食问题，因为医学人士、科学家和孤独症孩子家长的观点可能有很大分歧（有其他图书专门写这些问题！）。

这里的关注点是你，以及你对孤独症谱系障碍的疑问。现在，全世界的科学家都还没有弄明白是什么导致了孤独症。或许当你长大后会知道更多，因为每天都有新的研究在进行。

为什么是我？

回答： 接受你的诊断以及明确孤独症谱系障碍将对你的生活产生巨大影响并不容易。第一个跳入大脑的问题可能是：“为什么是我？为什么是我有孤独症谱系障碍而其他人没有？”

这是个好问题，但是没有明确的答案。因为没有人能选择他们自己的基因。如果我们能选择基因，我们可能都会选择非常聪明、好看、健康的和富有才华的。我们在生活中将一帆风顺，如果这能够实现……

但现实是，我们都是由基因编码决定了长相和如何成长。你的所有特征使你成为你自己。例如，你眼睛的颜色、皮肤的颜色、头发的颜色，这些都在你出生之前就已经决定了。你的身高也是由你的基因决定的，尽管你还没有长大。同样的，你大脑中的某些东西也是基因编码预设的一部分。这使得你成为你自己。

我会一直有孤独症吗？

回答： 简单的回答是肯定的——但除此之外还有更多可能。有时人们因为感冒或者病毒感染生病了，几天或者几周后会痊愈。症状会随着时间不断减轻直到最后消失。当你感冒了，你需要躺在床上，多休息，多喝水。一旦你的身体有足够的时间来消灭细菌或者病毒，你就可以从床上爬起来，回到你的生活中。

其他更严重的疾病，就需要医生治疗。例如，当你患有链球菌咽炎，你的医生可能会给你做皮试，然后给予抗生素（一种有助于对抗细菌感染的药物）。这种情况下，“治疗”指的是抗感染药物和充分休息。

许多疾病需要持续治疗，比如哮喘。这种肺部疾病会导致病人咳嗽、气喘和呼吸困难。通常的治疗包括使用改善呼吸的药物，例如吸入剂或者药物。患有哮喘的人意味着他的生活需要做一些调整。例如，患有哮喘的人更容易生病，会比一般人更频繁地去看医生。但是哮喘患者仍然可以过正常的生活。

孤独症谱系障碍跟之前描述的疾病的情况不同。为什么呢？首先，你的身体不能像对抗细菌感染那样对抗孤独症谱系障碍。其次，孤独症谱系障碍的症状不会仅仅涉及身体的某一部分（例如

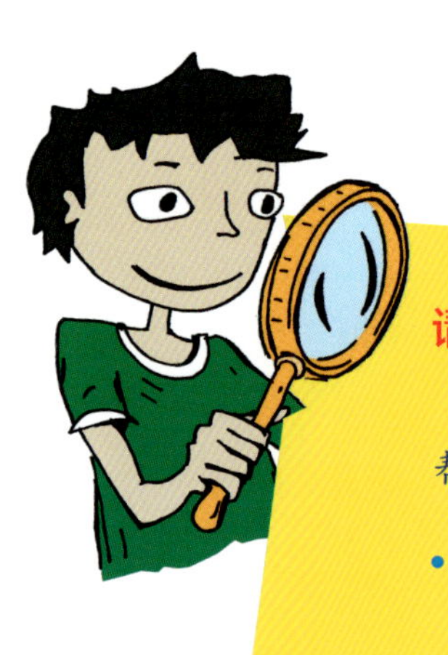

请注意！

知道有很多人患有孤独症谱系障碍可能会对你有所帮助：

- 根据疾控中心的数据，在美国，平均每68个儿童中就有1人患有孤独症谱系障碍。
- 孤独症谱系障碍比唐氏综合征、儿童糖尿病和儿童癌症患病人数之和还要多。
- 根据美国官方的说法：“孤独症已经成为一个对百万美国人有深远影响的紧迫的公共卫生问题。”2007年，联合国大会通过决议，将每年的4月2日定为“世界孤独症关注日”。以提高人们对孤独症和相关研究与诊断以及孤独症患者的关注。

所以你并不孤独！

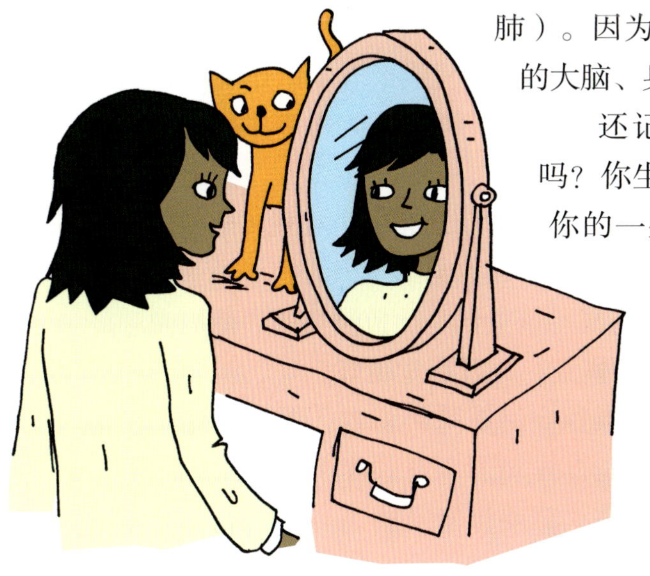

肺）。因为孤独症谱系障碍会影响你的大脑、身体以及发育。

还记得第38页讲的基因部分吗？你生来就有孤独症，它会伴随你的一生。你的症状并不是必须要被“治愈”的，它们是你生命的一部分。

当然，在你改变、学习和成长的过程中，你的症状也可能随之改变。很多孤独症患者随着自身成长都脱离了他们原来的行为模式。例如，当他们是一个孩子时“拍打”很多，但是当他们长大后这种行为就会减少。他们学着尝试接受新的食物，而不是每天吃同样的食物。他们可能会找到更好的睡眠方式，交更多的朋友。但这些改变不会自动发生——这需要一些努力。

只要知道这一点：随着你的成长和改变，你的孤独症谱系障碍症状也会随之改变！

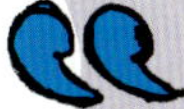

我的孤独症在这些年里变得越来越好，只有一些部分不那么好。当我感到沮丧时，我感觉自己再也不想患上孤独症了。当我做一些有天赋的事情，比如艺术，我又觉得孤独症在某些方面是一件好事。

——马克斯·拉兹尼克，来自他的文章《孤独症之旅》，发表在《孤独症视角（TAP）》杂志上

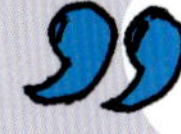

最早，医生们认为孤独症是一种终身残疾，使得患者无法学习和改变。那时，医生们对孤独症儿童的期望很低。但是现在，随着更多的家长、教育工作者和专家试图了解孤独症儿童并帮助这些孩子，关于孤独症的观点逐渐发生了改变。

尽管如此，很多孤独症谱系障碍专家还是会小心翼翼地使用“治愈”这个词。他们不想说孤独症是可以治愈的，因为它不是一种传染病或者疾病。一些人认为“恢复”这个词是比较恰当的。他们说，一个人可以从最具挑战的症状中恢复，并且感觉更好。

还有一些人，包括很多孤独症谱系障碍患者，他们不喜欢关于治愈和恢复的讨论。他们想让世界知道，孤独症不是负面的事情，不想被认为是“坏的”或者是“需要被修复的”。他们为自己的不同而自豪，他们因为自己的身份而自豪。他们的工作致力于让人们知道患有孤独症谱系障碍并不意味着是一种错误、是一个天才或者是一个可怜的人。

你是患有孤独症谱系障碍的个体。这意味着你有权用自己独特的方式来看待孤独症谱系障碍，不管这种方式是什么。

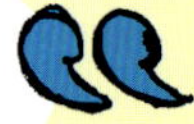

不要为我难过，我有孤独症，但是我认为自己很酷。
我喜欢我生活中的很多事情……我会一直有孤独症，
但是那不意味着我的未来会不好。

——丹尼尔·斯特凡斯基，来自他的书《如何与一个孤独症儿童交谈》

第6章

想一想，谈一谈

现在，你可能对你所患的孤独症谱系障碍这个疾病抱有很多疑问，包括这个疾病对你的未来到底意味着什么。这些想法都非常正常，给它一些时间。当你对自己和如何应对这个疾病有了更深入的了解之后，你的这些感受会发生改变。

对我来说，孤独症很平常。

—— 一个16岁的患孤独症的男孩

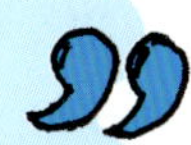

每个人都有需要自己去处理的事务，每个人也都有值得去庆贺的事情。在这些方面，我们都是一样的。

这个章节我们来慢慢思考和讨论你到目前为止所学到的东西。

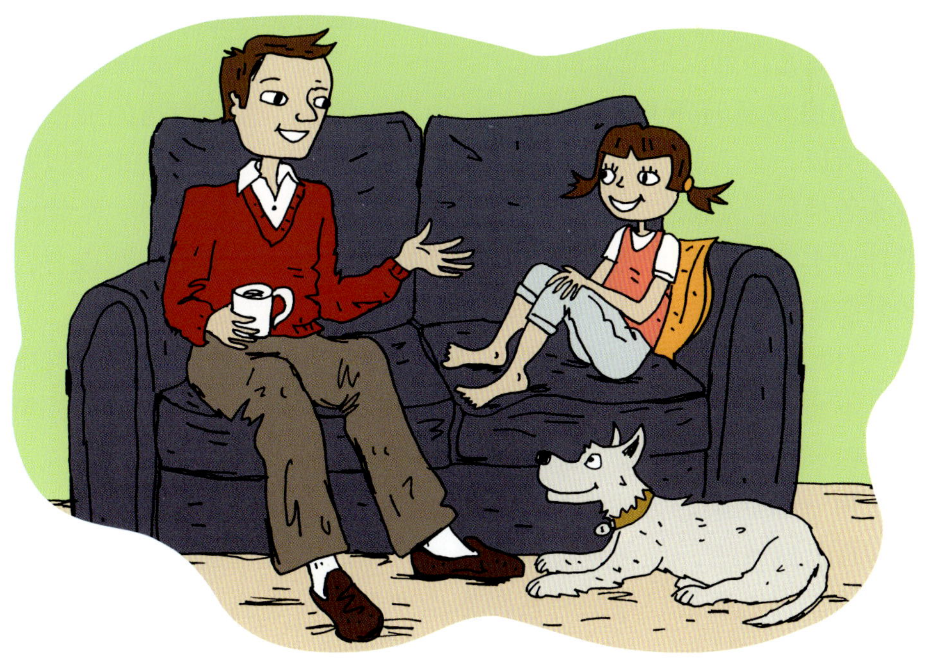

家长请注意

给家长们做的介绍（第5页）和如何告知你的孩子诊断（第224页）这两部分将有助于你们与孩子交流他们的疑问、担忧、感受以及应对策略。

提问。你肯定会有很多关于孤独症谱系障碍的问题，关心这个病将会给自己的生活带来怎样的影响。这些问题可以问谁呢？你可以问他们——家长、医生、治疗师或咨询师、社工、老师、学习辅导员等其他所有你认为可以信任的成年人（第7章中全是关于这些帮助者们的介绍）。或许你的爸爸妈妈能找到一个有关被孤独症谱系障碍困扰的孩子们或者家庭之间的交流群。这样的一个团体将帮助我们更好地分享疑问和相互学习。

谈谈你的感受。你也许对于你所学到的有关孤独症谱系障碍的一切感到五味杂陈，说出你的感受会有很多好处。你可以去向你的家长、亲人、哥哥、姐姐或者任何一个你信任的成年人寻求帮助。这些人也许无法解答你所有的问题，但是他们能够倾听，或许他们还能找到其他可以帮助你的人。

画出或者写下你的感受。每个人都有自己需要表达的强烈情感。所以，你为什么不拥有一本情感日记本呢？这个日记本可以是各式各样的。可以是拥有华丽封面的大日记本，可以是有一个锁的小日记本，可以是普通的带有传统环扣装订的活页笔记本。或者，如果你喜欢的话，也可以在家里的电脑上记日记。

日记是属于你自己私人的，所以你可以写下任何你想写的内容。不要去在意你的笔迹是否潦草或者你的语句是否通顺。你甚至可以在日记本里画素描、涂颜色、画有趣的漫画或者贴剪贴画。

用一种健康的方式表达情感。很多孤独症谱系障碍儿童很难管理好自己的情绪，也很难去控制诸如愤怒、恐惧和沮丧这一类的强烈情感。当生活很艰难的时候，你也许会经常崩溃。在通过本书学习之后，你将会学到如何更好地处理这些情绪（第15章中有很多关于这方面的内容）。事实上，有很多方法可以用来表达或舒缓这些强烈的情感，而且并不需要去伤害自己或者他人。比如，可以试着去跑步、游泳、跳舞或者在小型蹦床上跳跃。还可以乱涂乱画、打碎厚重的黏土或者敲鼓。

去找到你的孤独症谱系障碍群体。你的家人可以帮你寻找社会上专业的团体，或者可以找到你们城市里或者村镇上患有相同疾病的孩子。

给你个提示

电视和网络上有过这样一个广告：人们可以通过按压一个红色的按钮就能把事情变得更简单。这个按钮叫做“简化按钮”。灵感来自：当你一按它——噗——你就可以得到任何你想要的东西，然后生活就会一下子变得特别特别美好。

当然了，在面对孤独症谱系障碍时“简化按钮”是不存在的。但是有些事情还是可以使它变得简单些。

慢慢地，你将学会更好地处理你的症状、控制你的情绪。你的身体会变得更强壮，你也能更好地处理一些现在看来很难做到的事情。通过练习，与他人交流会变得更容易，你也能更好地融入社会。你会找到朋友，他们会使你的生活变得更加有趣。

未来你还会面临一些挑战，但是如今你已经具备了相应的处理技能。与其有一个“简化按钮”，何不用一个“我能做到”按钮？

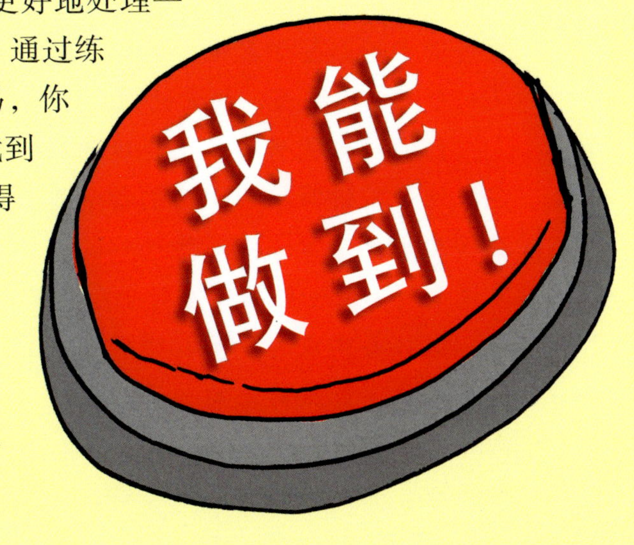

凯拉的故事

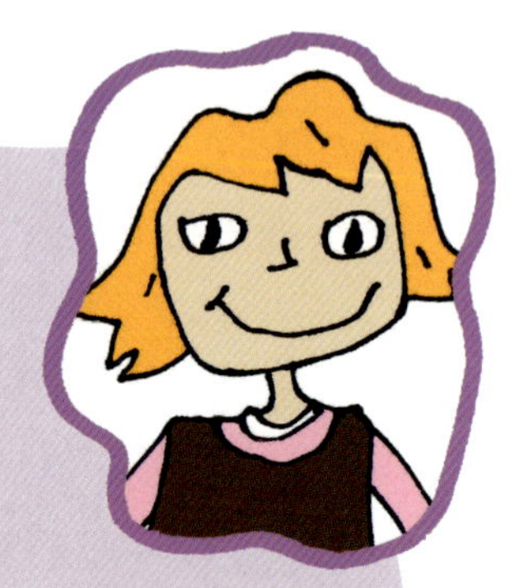

凯拉是个奇特的孩子——至少她的妈妈经常这么告诉她。她妈妈说到的“奇特”的意思是：特别、独一无二。凯拉之前已经在其他人身上看到每个人都是特别的和与众不同的，所以她也不太在意自己被这么称呼。但是现在她已经六年级了，她开始思索，或许她比自己原先意识到的更加特别。

在凯拉3岁的时候，她的家人有时会称呼她为“安静的那一个”。虽然她说话说得很好，但是在幼儿园里或者在一群人面前基本不说话。幼儿园的老师跟她的妈妈说：“没关系，凯拉只是比较害羞。”每天早上当妈妈送凯拉去幼儿园时，凯拉常常感到很难过，甚至会哭泣。幼儿园的老师说，凯拉有些焦虑。

三年级时，供应午餐的学校工作人员说凯拉吃饭很挑剔，她每天都在自助食堂里选择一模一样的食物。到了五年级，一些女生称呼凯拉为“假小子”，因为她总是穿长裤去学校（从来不穿裙子），而且她宁愿在课间休息的时候自己去跑步或者荡秋千，也不愿意和其他的女生说话。凯拉希望自己一整天都能荡秋千，她喜欢飞翔在空中的感觉，而且每次当她荡了几分钟的秋千后，内心就会变得很平静。鉴于其他人对自己的评价，凯拉自己也开始认为自己是一个安静、害羞、挑食的假小子。

凯拉是个优秀的学生，她的强项是拼写。学校里其他的孩子常常找她帮助拼写单词。他们都觉得凯拉就像马戏团里被训练表演的动物，因此经常会挑一些很难的单词去为难她，但是这些单词对她来说都是小菜一碟。拼写对于凯拉来说就是很简单的事。

凯拉喜欢成为一个聪明的人，她喜欢在学校学习。但是她常常感到孤独。虽然其他的孩子会和她讲话、聊天——但是他们不会邀请她去参加他们的生日聚会。凯拉有一些朋友，但是她没有像其他人那样有很多的朋友。每次当她告诉妈妈她的这些担忧时，妈妈总会说：“凯拉，别担心，你只是有一些奇特。”

到了六年级，凯拉在学校接到一项重要任务：帮助一年级的学生学习拼写。它本来很有趣，但是学校的社工在一开始告诉她这项特殊的任务时提到，这将有助于帮助她锻炼社交能力。但是她想：“为什么呢？为什么我需要锻炼社交能力呢？”她觉得她需要和妈妈谈谈。

凯拉鼓起勇气向她妈妈问出了这个重要的问题：“为什么我是奇特的？”

凯拉开始明白为什么每天她只想要吃一样的食物，为什么她只有穿固定款式的衣服才觉得舒服。在更加了解自己之后，凯拉内心也感到了一种解脱。接下来的几天，凯拉提出了很多问题，妈妈也都尽力去解答。妈妈和她一起去书店买了一本有关阿斯伯格综合征的书，这样她就能更了解这个疾病。

现在凯拉更加了解那些让她和别人不一样的事情的原因了，而这些事情会继续让她变得特别。虽然，她还不能完全了解自己和阿斯伯格综合征，但是无关紧要，凯拉现在知道，自己不仅仅是一个安静、害羞、挑食而且擅长拼写的假小子。

今晚，当妈妈坐在凯拉床边，凯拉说：“阿斯伯格，妈妈，我会拼它，晚安，奇-特！”

第7章

你的专属“帮手”团队

在确诊和治疗孤独症谱系障碍的过程中，你将遇到很多专家。他们都可以是你的私人帮手。孤独症谱系障碍对你的身体和心理都会造成多多少少的影响。正因为如此，你需要这两方面都擅长的专家。这个章节将告诉你“谁是谁”。

神经科医生：神经科医生主要研究大脑及脑功能异常相关的疾病。他们在给你做完体检后决定你是否需要做针对大脑的一些特殊检查——比如监测脑电波的脑电图（EEG）以及针对大脑形态学的MRI和CT检查等。一些孤独症谱系障碍儿童可能同时患有其他疾病，比如癫痫等，神经科医生会帮助治疗这些疾病。

儿科医生：儿科医生是专门给小孩子和青少年看病的。儿科医生可以为你做检查，如果你感染了细菌或者病毒，他们可以为你开药进行治疗。也许你从很小的时候就开始看儿科医生了，他（她）也许是最先发现你有孤独症谱系障碍迹象的。如果真是这样，他（她）会建议你去找**儿童发育专科医生**做进一步的治疗。

精神科医生：精神科医生主要处理行为和情感上的问题。他们会教给你和你的家人处理问题的方法。必要时会给你开药，以帮助你解决诸如注意力无法集中、喜怒无常、失眠、情绪控制或者崩溃等问题。

心理医生：心理医生帮助人们理解并处理情感问题。他们会对你进行一些特殊的测试，以帮助你了解自己的学习水平（了解这方面能更好地帮助你在学校学习）。心理医生能帮助家庭更好地处理孤独症或阿斯伯格综合征，也能帮助你锻炼交流和社交技能。

职业治疗师：职业治疗师会通过一些检查来衡量你的身体协调性是否与同龄孩子一致。根据检查结果，他们会帮助你制订相应的计划，以改善你身体的力量和协调性。他们也会观察你对于光线、声音、味道、气味和触感的反应，以此来帮助你处理感知觉问题（第3章中有更多关于这方面的内容）。当你在日常活动如：按钮、系鞋带或者写字等方面需要帮助时，你也同样可以去找职业治疗师。

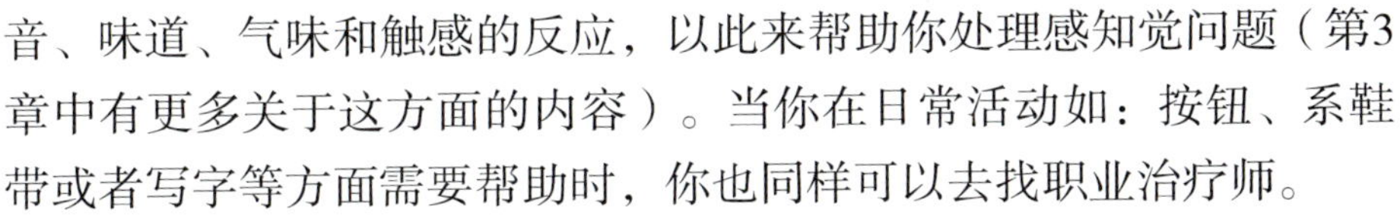

理疗师：理疗师是发育和肌肉力量训练方面的专家。他们可以测量你关节的运动程度，帮助你开展运动（怎样运动）。同时，他们指导你锻炼从而改善身体的功能。当你接受物理治疗后，你可以通过学骑自行车来锻炼你的力量和平衡。

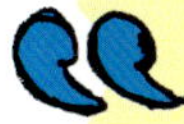

我的意见是……接受你的父母和医生给你的建议。

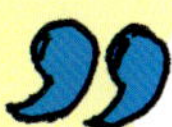

—— 一个14岁的患孤独症的男孩

言语治疗师： 言语治疗师会在与人交流方面给予你帮助，主要针对你的交谈和语言应用能力进行辅导。孤独症谱系障碍儿童通常伴有交流障碍，因此言语治疗师是非常有必要的。言语治疗会让你的发音更加清楚，通过锻炼提高你与他人交流的能力。甚至，会教你使用一种特殊的交流系统来取代说话。

特殊教育老师： 他们是学校里的专家，主要观察你在学校的学习情况和与他人交流的能力。他们会记录下你在课堂上是否专心，你在语文、数学等科目上学得好不好。他们也会观察你和同龄人相处得是否融洽。他们会指出你行为上存在的问题，从而帮助你找到新的处理办法。

你可以寻求帮助的专家远不止以上这些，还有包括帮助你更好地与家人相处的**行为矫正师**；帮助你吃得更健康和指导摄取维生素等营养的**营养师**。在学校，你还可以去找**社工**、**学校咨询师**或者**阅读专家**。甚至你可以拥有一个**课堂帮手**或者**辅助性的专业人员**。

有些孤独症谱系障碍儿童甚至配备有**服务犬**。这些接受过特殊训练的狗有很多作用，比如说能够帮助孩子在家里或是在公共场所更加平静。很多家长发现，这样的狗能够帮助孤独症谱系障碍儿童在社交场合中更加自然。

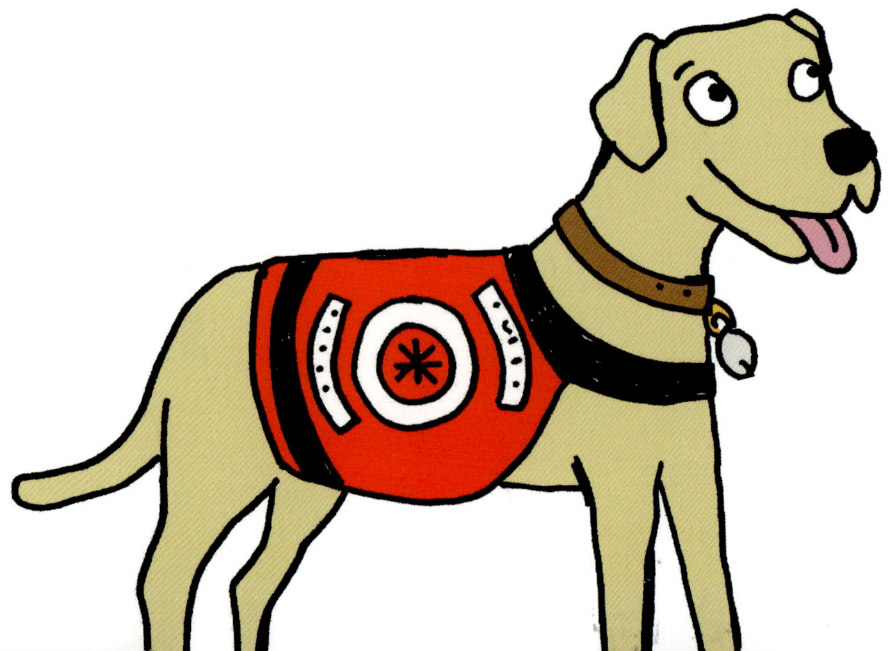

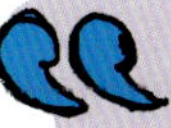

（我的狗）亨利真的很温柔、友好和善于社交。我很信任它，我非常喜欢它脸上充满智慧的表情，这使我和它在一起的时候总是感到很舒适……当其他人喜欢它并且和我谈论它的时候，我感觉非常好。

——丹尔，一个患孤独症的孩子。摘自其书籍《友如亨利》

（讲述一个患孤独症的男孩与帮助他敞开心扉的爱犬之间的真实故事）

当你读完这个关于“你的专属‘帮手’团队”的章节后，你也许会想“哇，一个人可以有这么多帮手啊！”这是真的，当你有这么多可以寻求帮助的人，也同时意味着你将面对很多新的面孔和环境。孤独症谱系障碍是复杂的，不管你有一些帮手还是有很多帮手，他们其中的每一个都是孤独症谱系障碍特定领域的专家。他们聚集在一起，可以给你更全面的建议，教会你新的技能，从而使你更加健康地成长。

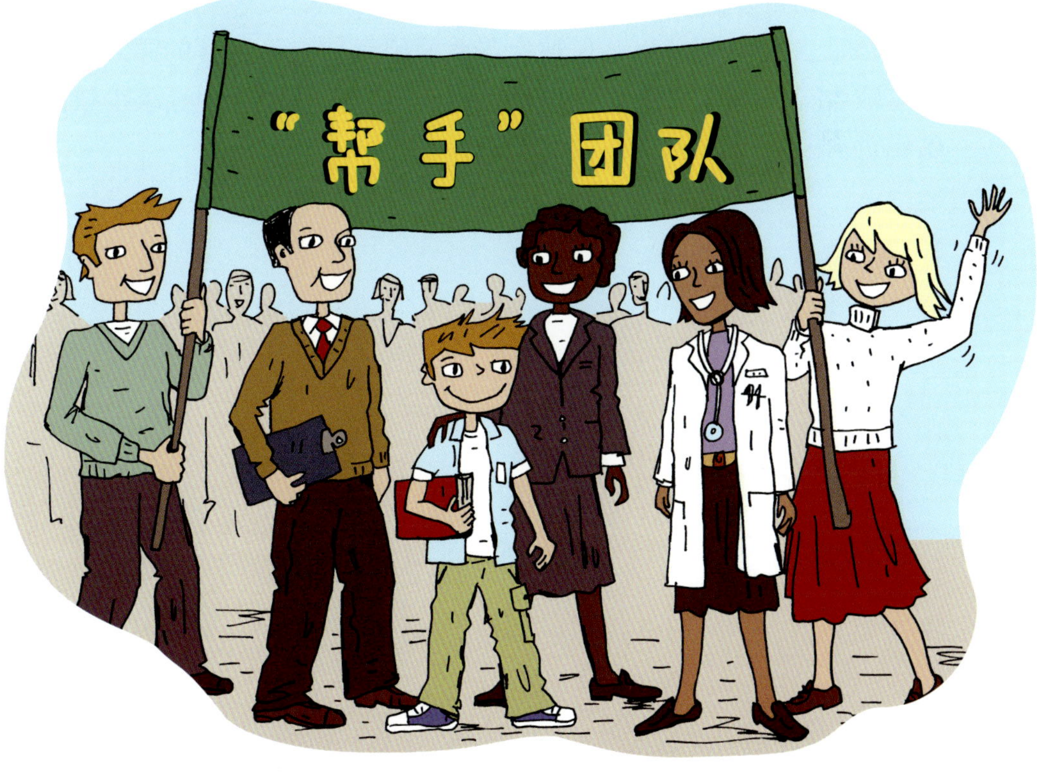

本书也可以称得上是你的专属“帮手”团队中的一员。如果你愿意，可以给这个团队取个名字。一个强大的团队可以做到：

- 倾听。
- 分享信息。
- 适应变化。
- 不断地尝试，不管有多艰难！

你是这个团队的核心。你会发现当你在帮助自己的过程中，你的孤独症谱系障碍生活也会变得容易很多。

虽然你有一个都是专家组成的团队，但他们仍然会告诉你：你和你的家人才是你真正的帮手。因为团队中没有任何一个人可以24小时都陪着你，他们无法观察到你每一个强项和所面临的挑战。这也是为什么对于你和你的家人来说，学会了解怎样对你最好和你需要如何去改变是如此的重要。你可以带着大量的信息、想法和问题去找你的帮手们（不光是某一次，而是每一次）。

久而久之，随着你对孤独症谱系障碍和你自己了解的深入，你会变成自己的专家——那时你就仅需要从家人和团队中寻求少量的帮助了。

第二部分

家庭，学校，社会

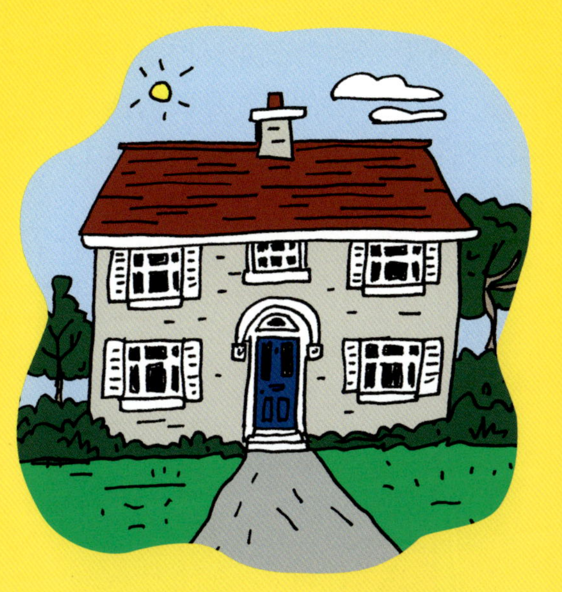

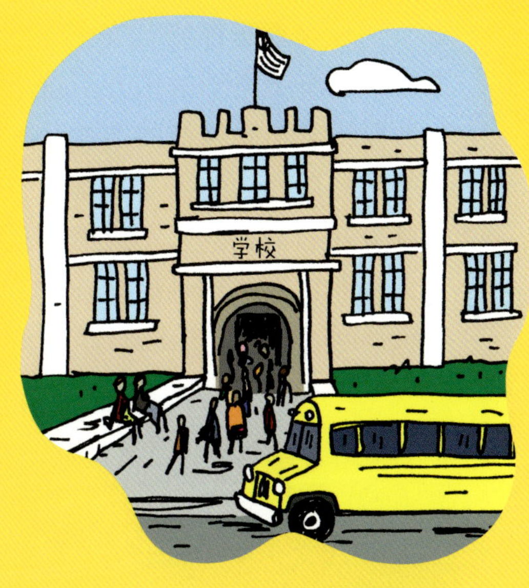

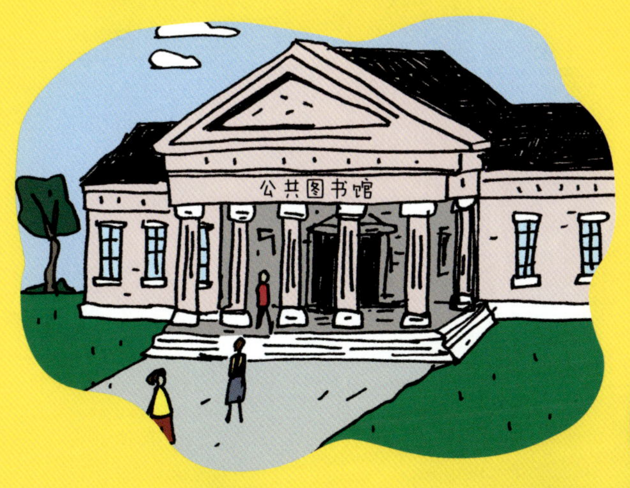

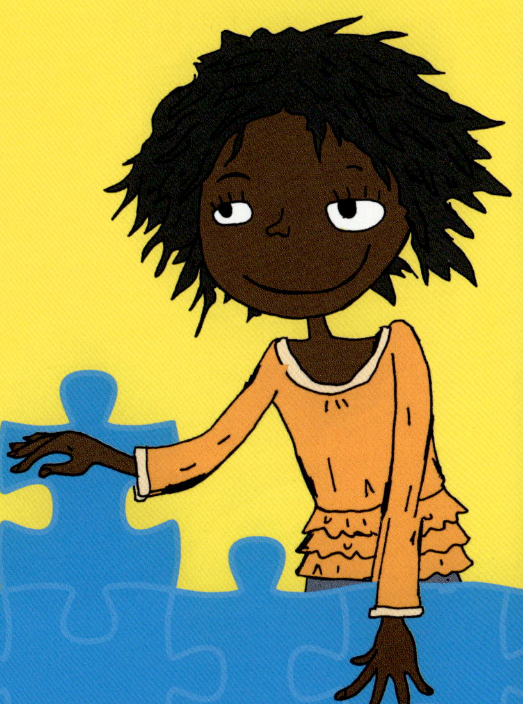

第8章

家庭因素

你是否听说过“安全港湾”？安全港湾就是船只从这里出发，然后从海上返回的地方。这个港湾里的水是平静的，船只停在这里被保护着不受风浪的袭扰。家，也是一个安全港湾。它是我们离开后又会返回的地方。在这里，我们能感到舒适和安全。家是世界上最美好的地方，它不仅能够提供遮风挡雨的地方，还能够提供爱、支持和包容。家是这样一个地方：这里的人们会理解你的特别和与众不同，不管怎样他们都会爱你。

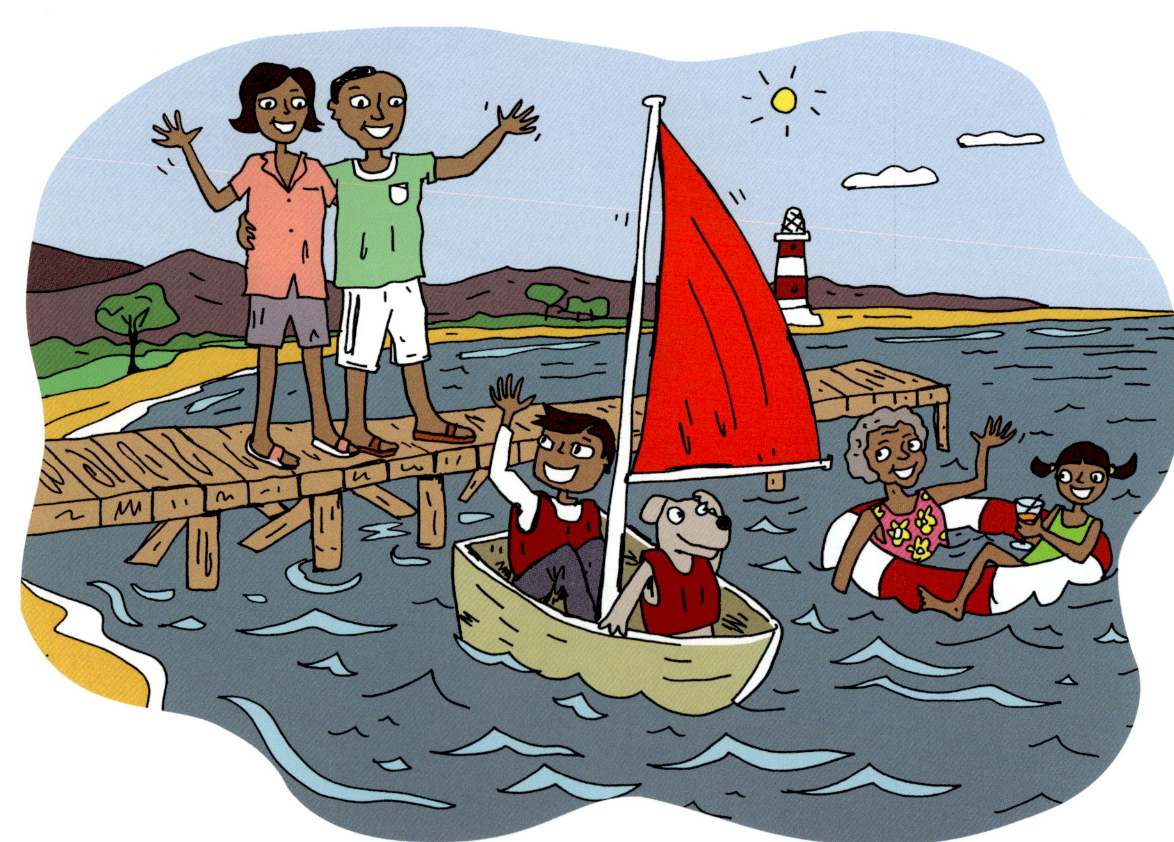

也许你的家就如同前面所描述的那样，也许不是。因为并不是所有的家庭都是如此。有些孩子感到自己并不被家人所关怀、所接纳。当这种情况发生时，其他人可以参与进来并提供帮助，比如：爷爷奶奶、姑姑姨姨、叔叔婶婶、表兄弟姐妹、年龄稍大的哥哥姐姐等其他亲人或者朋友。这些照顾你的人——给你提供“安全港湾”的人——可以算是真正意义上的“家人”。他们是帮助你了解孤独症谱系障碍这个疾病的人，是帮助你看清自己的优点、所面临的挑战以及人生之路的人。

在本章，我们将会讨论家庭成员如何帮助你提升社交能力。你将和同你一起阅读这本《生活指导手册》的人明白，社交技能源于家庭：

1. 懂礼貌。
2. 公平玩耍。
3. 处理冲突。
4. 履行你的责任（做你该做的事）。

这些技能不仅能提升你的交流能力，同时也能帮助你树立自信心，还可以增强家庭成员之间的凝聚力。

技能1：懂礼貌

礼节帮助人们明白在公共场合应该有怎样的言行举止。当你懂得礼貌，你就会更好地知道在他人面前如何行事。这将帮你树立自信心，提升社交能力。当你懂礼貌时，周围的人也会注意到你，他们会更加认为和你在一起很舒服，感觉很好。

有一些重要的日常“礼貌用语”可以提升你的交流能力。在家中和你的家人们尽可能多地练习使用它们。你在家里用得越多，离开家后你也就越能很自然地用到。

你可以在小本子上写好这些常用的“礼貌用语”，然后把它放在随手可及的位置。这些词你练习得越多，它们在你嘴里出现得就越自然——和别人交谈时就不需要再去刻意地想着该要说些什么。

常用礼貌用语：

说什么	什么时候说
你好（或者：嗨）	当你第一次遇到他人
再见	当你或者其他人离开时
请	当你想要什么的时候
谢谢你	当别人给你想要的东西的时候
不用谢	当别人说“谢谢你”的时候
不好意思	当你撞到别人，需要别人让路或者需要打断别人说话的时候
是的，请	当你想要别人提供给你东西的时候
不用了，谢谢	当你不想要别人提供给你东西的时候
对不起	当你伤害到别人或者犯错误的时候

有一个技能是你和你的家人能立刻去练习的：在吃饭期间用礼貌用语或者练习其他礼节。吃饭时间对于一个患孤独症谱系障碍的儿童来说是充满压力的，对整个家庭来说也是一样。比如说：

马丽讨厌吃饭时间，因为她不喜欢等：等所有人都上了桌；等吃的端上来；等所有人把饭吃完。她觉得，吃饭花费了太多时间。她更喜欢在一个单独的房间里自己吃饭，这样既安静又可以按照自己的节奏来（快！）。她也知道礼貌的做法应该是等待以及和家人一起度过吃饭时光。但是对于她来说，做这些有些太难了。

扎克明白和家人坐在餐桌前就意味着要交流。妈妈向他解释说，吃饭时间一起说话是一种礼貌。但是对于他来说，说些什么和什么时候说话是很困难的。有时妈妈会让他不要老是打断别人的说话，他的姐姐也会说他说话的声音太大了。对扎克来说，吃饭就是一件痛苦的事情。他其实并不想被迫成为话题的参与者。一些如“你今天过得怎样？”的问题会让他感到厌烦。周末大家围在电视前面吃饭的时候，他反而觉得更舒服。

吉吉不喜欢在吃饭的时候被别人盯着。家里人希望他能更懂礼节，吃饭的时候能用叉和勺，但是吉吉更喜欢用他的手。他的父母让他用餐巾去擦手，而不是用自己的衣服。不知为什么，他看上去似乎总是在捣乱，要么弄洒这个，要么弄倒那个。有时候，食物甚至让他觉得厌烦，特别是一种食物和盘子里的其他食物黏在一起时。

似乎坐在一起吃饭时所有的事情都会变得不对劲。本来应该是家人们在一起相聚、分享美食和聊天的美好时刻，但是有时到最后人们都忘记了餐桌礼仪，他们会抱怨食物不好，为一个话题争吵起来，甚至是生气之后跺脚离开饭桌。

为了使一起吃饭时的气氛更加和谐，每个家庭可以设置一些小的目标——告诉大家去做什么而不是什么不该做。这里是以上家庭成功的例子：

马丽的父母用一个计时器来让她尽可能长地待在餐桌前。第一天晚上，他们只要求她待了5分钟。后面每天晚上，他们都增加1分钟。没过多久，马丽就习惯了在吃饭期间都和大家待在一起。计时器帮助她体会到，等待并没有想象中那么艰难。

扎克家将吃饭时间变成了“游戏时间”。当家里人讨论一些扎克熟悉的事情的时候，他觉得和他们待在一起变得更容易了。他们设计了一个游戏，叫做“以它开头的动物”，某个人选择一个字母，然后其他人依次说出一种以该字母开头的哺乳类动物、两栖类动物、爬行类动物或者鱼等。这个游戏直到没有人能再说出符合要求的动物就算结束。提前思考动物的名字和别人会说什么使得扎克待在桌边的时间变得更长。在游戏间隙，全家人可以讨论一些其他的事情，如：吃饭的礼仪、尝试新的食物等。然而，并不是每天晚上都做游戏，有些时候大家会练习礼貌地交流。这对扎克来说也变得可以接受，毕竟现在吃饭时间变得比以前有趣得多。

吉吉的妈妈给他准备了一个特殊的有分区的桌子，这样每种食物都可以放在自己的区域内。她还带吉吉去商店挑选了他的专属餐具，吉吉选择了带有超级英雄主题的叉子、刀和勺子。他还找到了带有超级英雄主题的餐巾和一个带把手的杯子，有了把手，他就更容易拿稳（这样他也不会经常弄洒喝的）。吉吉很期待能在吃饭时间用到这些东西。虽然，他需要一些练习来习惯使用餐具和餐巾，但是他还是做到了！他的爸爸还答应他，每天晚上吃完饭，他们可以一起做一些特别的事情：扔皮球、玩活动人偶玩具或者操作工具等。这种饭后的奖励给了吉吉一些可以期待的事情。

你可以设定什么作为吃饭时间的小目标呢？以下有一些可供选择：

- 我将尝试一种新食物。
- 我将在桌边待到每个人都吃完。
- 我将问每个家庭成员一个问题。
- 我将提起一件今天发生的事情。
- 我将清空我的盘子。

家长请注意

吃饭时间的小目标并不仅仅针对患有孤独症谱系障碍的孩子，而是对家庭中的每个孩子都是适用的。通常患有孤独症或者阿斯伯格综合征的孩子会被单独提出来需要帮助——事实上，所有的孩子都能在学习礼仪和社交技能中获益匪浅。

另外，你们也可以尝试用一些奖励来增加孩子的动力。给孩子一些具体的东西，让他们可以去期待和努力。有时其实只需要一些简单的奖励，如：贴纸、硬币或者小玩具等都可以起到鼓励作用。

保持对你的目标的积极性，可以帮助提醒你自己知道你在做些什么。“行为表格”可以作为一个简单的工具来监测你每一天的进步。你可以复印第60页上的那张表。这个行为表格不仅仅适用于吃饭时间，同样适用于其他你想要提升的行为方面。

在你努力实现目标的过程中，每周复印一张新的行为表格，然后每天都填写。这个表格有足够的空格去每周填写至少3个目标，但是你也可以集中于填写1个或者2个。需要明确的是，你的目标应该是积极的——写下你将要做什么，而不是写你不能再做的。可以在表格的空格中画上一个星星、对勾、圆圈或者一个笑脸。

技能2：公平玩耍

许多患孤独症谱系障碍的孩子都喜欢玩游戏——电视游戏、电脑游戏、手机游戏等许多他能说出名字来的游戏。游戏很有趣，而且还有额外的好处——这也是一个和他人多接触的机会。家长们可以利用玩游戏来锻炼孩子的社交技能，比如说让大家轮流玩、去适应让别人去挑自己想玩的游戏等。反过来，这些孩子们可以帮助别人找到玩游戏的诀窍——因为这些孩子都或多或少地擅长于记住游戏的规则、场景、细节、策略、秘籍等很多方面。

行为表格：

我的第__________周行为目标

目标1：____________________

星期日	星期一	星期二	星期三	星期四	星期五	星期六

目标2：____________________

星期日	星期一	星期二	星期三	星期四	星期五	星期六

目标3：____________________

星期日	星期一	星期二	星期三	星期四	星期五	星期六

我将被奖励____________________

你的签名：

家长/监护人签名：

但是，会有这样一个问题：你是否有时候会特别沉迷于游戏以至于忘记了其他的玩伴？或许有时候当别人提出要换别的游戏或者想退出的时候，你也完全忽视了？有时候，因为你玩得正高兴，你甚至会要求他们继续陪你玩下去。要记住，其他孩子常常不能像你一样保持热情。或许你在你喜欢的游戏上能坚持好几个小时，并且很享受其中的循环。问题是："普通"的孩子并不会这么专注。你也许可以玩"大富翁"或"珠玑妙算"玩上一整天，但是你的朋友和家人很快就厌倦了。

你能通过游戏学到的很好的一种社交技能就是：成为一个好玩家。你不一定要真正去玩游戏，一种好的游戏精神更多的是体现在游戏中的友善行为方式上。也就是说，你按照规则来玩——公平地去玩。通过善待其他玩家来体现你是一个很好的玩家。不管你在一个团队还是玩"任天堂"系列或者其他电脑、手机游戏，你都可以成为一个好玩家。

成为一个好玩家意味着完成了一项对大部分普通孩子来说都是很困难的事：坦然接受失败。患孤独症谱系障碍的孩子常常想要去赢，他们讨厌被认为是"错的"，而且他们有种很强烈的感觉：输就意味着失败。举例来说，当你输掉一个游戏的时候，你会感到很沮丧吗？其他的玩家会告诉你要冷静吗？当你在游戏里落后的时候，你是否会坚持让其他玩家必须弄虚作假或让着你？如果是这样，那就说明你总是需要成为对的，要求"完美"。

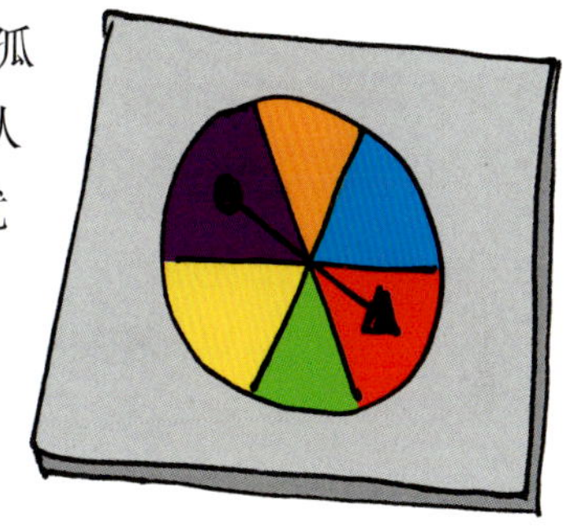

当你明白没有人是十全十美的，你也不需要十全十美的时候，你也许会感到释然一些。游戏的目的是为了获得乐趣，而且在玩的过程中应该和他人友好相处。"赢"真的没有你想象中那么重要。你也许会想："哦，赢真的很重要。"但是，如果你想要变得平易近人，和别人一起玩游戏的时候获得乐趣，那么大家的快乐就比"谁赢谁输"重要得多。

想要改变你对于"赢"的看法是需要时间和锻炼的。试试这样：当你输掉一场游戏的时候，先不要沮丧，深呼吸，晃晃自己的胳膊、活动一下双腿来甩掉紧张的情绪和不好的感受。跟其他的玩家说"这是一场精彩的游戏""你玩得很好"。你的这些话会让其他人感到高兴和自豪。你自己也会感到自豪。

你努力成为一个好玩家还有另一个回报：当你成为一个好玩家的时候，别人会再想和你一起玩，而且不会担心失败。那也意味着你可以和其他人玩更多种类、更长时间的游戏！下次还可以这样玩游戏，请你的家人帮助你将“失败”融入游戏。你在玩的时候，怎么差怎么来，把所有的步骤都搞错——让自己看起来像个傻瓜，一点儿也不想尝试去赢。你会发现游戏并没有你想象的那样紧张，或许你还会自嘲自己在游戏中的表现。之后，用自己喜欢的方式奖励自己，比如说在自己喜欢的事情上花更多的时间。这也是一种有趣的方式，可以让家里人支持你发展一项需要花时间的技能。当然了，你不需要总是这样去玩。只是偶尔一两次，通过这种方式来提醒你游戏可以看起来很愚蠢、很随意，又或者比平时更让人惊喜。

成为一个与家人在一起时的好玩家的注意事项

1. 无法在一个游戏上达成共识？那么就轮流玩你喜欢的和你哥哥（姐姐）喜欢的游戏。通过扔硬币来决定谁先选。
2. 轮流先走第一步。特别是在玩有较长轮回的游戏的时候。

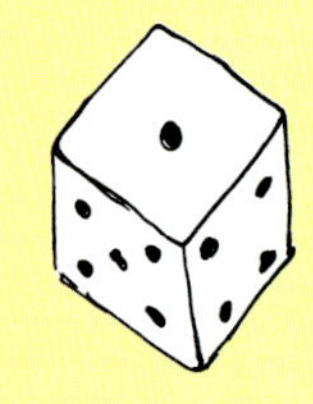

3. 当你赢得一场游戏胜利的时候，不要炫耀或者嘲笑别人输了。可以说一些类似于“玩得很好——下一次你肯定就会赢了”之类的话。当你输掉比赛时，祝贺一下其他赢了的玩伴。人们喜欢赞美——他们希望你说他们做得很好。

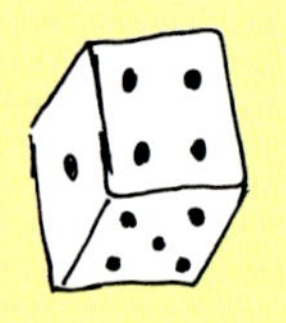

4. 当你进行体育类游戏时，在游戏结束的时候与他人握手或是击掌能体现你有好的体育精神。
5. 不要作弊或者自己更改游戏规则——按照本来的规则玩。作弊是不公平的。（另外，大家也不喜欢和作弊的人一起玩游戏。）
6. 记住，大家玩游戏是为了获得乐趣。所以，要玩得开心！不要太担心输赢。尽量做到最好，从失败中吸取教训。在游戏里，“运气”对结果也起到一定的作用。如果你这次没赢，下次你可能会有更好的运气。

技能3：处理冲突

你的家庭就是你的训练基地，可以帮助锻炼你在学校、社区或者更广阔的社会里与他人友好相处。在家里，你也许会遇到这样的问题：你不接受家长制订的规则，或许还会和兄弟姐妹们发生冲突。当你对某些事感到沮丧的时候，或许会将负面情绪发泄到别人身上。不管你是不是孤独症谱系障碍儿童，这些都是普通家庭生活中的一部分。

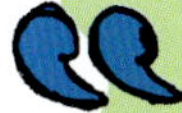

我有一个9岁的妹妹。我们偶尔会相处得很融洽，我喜欢和她一起玩游戏。但是大部分时候，我不喜欢她唱歌或者大吵大闹。

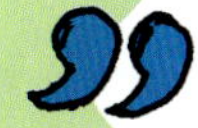

——一个14岁的患孤独症的男孩

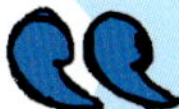

尽管我和我的小弟弟有时会一起玩电视游戏或者游泳，但是我们相处得并不好，我觉得他烦，他也讨厌我。

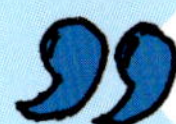

——一个12岁的患阿斯伯格综合征的男孩

孤独症谱系障碍儿童处理冲突时有可能比普通人更难。一方面，他们本来就有很强烈的情绪问题需要处理（你可以在第15章中读到更多）。另外一方面，他们或许会很敏感（具体看第3章），不好的情绪会变得更强烈，以至于很难自控。

当一个矛盾出现的时候，你需要一个计划。这个计划需要既简单又容易实施——即便是在让你感觉到很沮丧的情况下。那么怎样算简单呢？比如交通指示灯，红灯停、黄灯等、绿灯行。你的计划可以简单到“不假思索”。

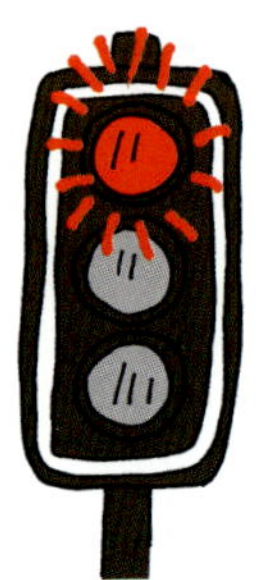

一旦冲突或者争吵开始，你觉得紧张不安的时候，停止。一切打住，不要再做任何会让眼前的局面变得更糟的事。

在做任何事情之前思考一下，深呼吸，让自己冷静下来。处理眼前局面的最好办法是什么？这个时候不适合去做一些一旦做了就难以挽回的事，如：打或者揍，也不适合去说一些一旦说了就难以收回的话。

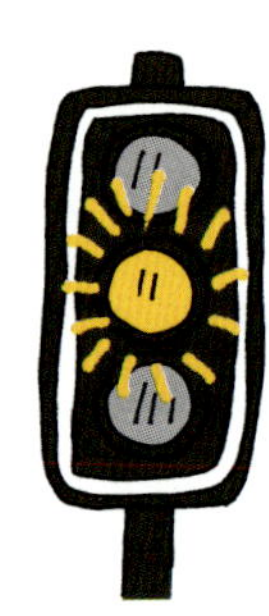

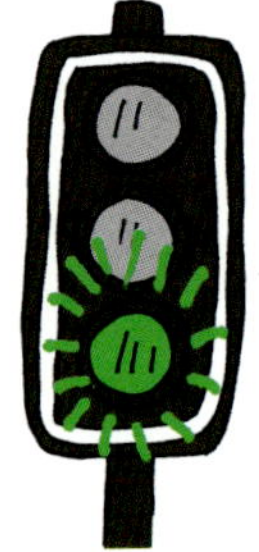

接下来，直接去做吧。基于你已经给自己提出的问题，给出最好的回应。一定要确定选择了一种切实可行的方法——不会让你陷入任何麻烦或者把眼前的事情变得更糟糕。

想象一下这样的场景：你的弟弟一把将游戏手柄从你手中抢过去，然后乱按，严重影响了你玩游戏。

下面看看该如何来运用“停止”“思考”“去做”：

停止。给自己刹车——控制自己的手、脚和语言。你或许想要吼叫，不要这样，应尽量去保持冷静。如果你开始大哭，也是可以的——这种情况会发生！

注意此刻你自己身体所发出的信号：你是否感到燥热、发抖、想跺脚甚至快要爆发？

这些都是你身体发出的提醒要你“停止”的信号。如果你脾气不好，已经习惯于大喊大叫，那么让自己停止会很困难。但是这是很重要的。只要不断地去练习，随着时间的推移，你会做得更好。

思考。将眼前发生的事重新思考一遍。也许你的弟弟只是单纯想引起你的注意，他也许只是觉得这样做很有趣或者提示你该轮到他玩了。这时可以问自己以下这些问题：

我要怎样做来保持平静？我可以深呼吸。

我可以做些什么来改善眼前的局面？我可以控制自己的双手。我可以平静地告诉我的弟弟："哥哥不喜欢你这么做。"

我该如何避免去做一些会伤害自己或者别人的事情？不去想我现在有多生气，我可以把注意力集中在保持冷静上。如果我的弟弟想要道歉，我会去接受。

去做。从你弟弟身边走开，去寻求一个成年人的帮助。如果你准备好平静地向他（她）说明当前所发生的事情，他（她）会去倾听然后帮助你解决冲突的。

"停止""思考""去做"这三条很容易记住，并且随着时间的推移，用起来会越来越得心应手。但是它需要练习。一些家庭可以聚在一起通过角色扮演来练习。他们可以演绎不同的场景（比如说：在睡觉、去学校前穿衣服、帮忙干家务等方面产生矛盾时）。诸如此类的角色扮演可以帮助你理解在发生冲突时怎么做是好的，怎么做是不好的。还有一种选择是与一个治疗师一起锻炼冲突处理技能。你将在第12章、第13章中读到更多有关冲突和解决冲突的内容。

技能4：履行你的责任

家里的每个人都有自己该做的事。父母们在外面工作，同时也要做家务。他们要做饭、洗衣服、打扫家里的卫生等。如果没有人做这些事，那么家里就会变得很糟糕。

孩子也可以像大人们那样做一些事情。你和你的兄弟姐妹们也可以做一些家务，比如说：喂家里的宠物、保持房间的整洁等。很多孩子（不管是不是患有孤独症谱系障碍）不喜欢做家务。但是家务是“必须”要做的，如果不做家务，家里会变得乱七八糟，大人们也会不高兴。

像其他孩子一样，也许你不喜欢做家务。结合你自己的情况，也许这种情况更严重：或许你是真的讨厌做家务，你也很难去把它们做好。在一些家庭中，家长们会避免给患孤独症谱系障碍的孩子分配家务，因为这样做的后果常常会以沮丧和愤怒作为结局。这些是否在你家里也发生过？比如说，当你不得不整理床铺的时候，你是否会哭、会感到沮丧？或者你会挑起“战争”，这样大家就会让你待在一边？

也许你不需要做任何家务，也许你常常主动逃避去做。但是如果是这样的话，你将无法学到成长和变得独立所需要的技能。其他的孩子正在学习这些技能——你也是需要的！虽然你有孤独症谱系障碍，但是你仍然可以分担家务。因为这是家庭生活的一部分。

还记得在第1章、第2章里讲到的，孤独症谱系障碍儿童的大脑会有异常吗？这些异常会使得保持井然有序和寻找最有效的方式完成任务对你来说变得困难。这是什么意思呢？就是说当你的房间变得乱糟糟的时候，你也不会意识到。或者，你会忘了你该去打扫房间。当你开始一项任务的时候，不确定下一步该做什么，或者该按照什么样的顺序去逐步完成。你会因此感到困惑和沮丧，然后就放弃了。如果是这样，你能做些什么呢？

向一个大人寻求帮助。如果你正在和大人一起看这本书，你们可以一起讨论为什么你会觉得做家务很困难。然后，从小事做起。即便是每次只做一小部分，也要在大人的帮助下，一步步地练习完成某一项家务。你可以在家做这些练习，也可以和一个职业治疗师一起完成这些练习。

如果你打算将一项家务分解成最简单的步骤，你或许可以这么做：

我的任务：给狗狗喂食
什么时间？每天早上7点和下午6点
喂多少？每次喂1杯半
第一步：从袋子里拿出狗粮
第二步：准备量杯
第三步：准备正确剂量的食物
第四步：把食物倒进狗狗的盘子里
第五步：检查一下狗狗是否有新换的水，如果没有，把水换了
第六步：收好狗粮和量杯

我是最棒的！

三月

你需要制作一张任务表来记录你的任务完成情况。这样，你可以看到每天你都需要做些什么。当你完成一项任务后你可以把它划掉。你可以问爸爸妈妈如果完成了任务是不是可以有一些奖励，比如说少量奖金或者特别优待等。你们也可以一起讨论一下如果不完成这项任务会有什么样的后果。

重点是要去练习！如果需要别人一遍遍地告诉你怎样完成一项任务，这是可以的。把任务分解成小步骤，直到你理解其中的诀窍，这样做也是可以的。如果需要，去寻求帮助更是无可厚非。这些都是学习的过程。大多数患孤独症谱系障碍的孩子每天都需要这样那样的工具来帮忙。有很多工具可以尝试，比如说：日程表、任务表、日计划表、待办事务列表、闹钟或计时器、公告板、贴纸和一些小奖励。去不断地尝试什么能帮助你，什么有效就用什么！

第9章

寻找乐趣！

有时，孤独症谱系障碍儿童的生活意味着许多治疗方法、医生的各种指令以及众多社会技能的练习，等等。集中精力于治疗和人际交往训练方面固然重要，但作为孩子来说，这样的生活将索然无味！你也想过开心的生活对吗？你应该像其他同龄孩子一样无忧无虑地玩耍。你也应该在业余时间去运动、听音乐、欣赏艺术、收集工艺品、参加俱乐部或者当志愿者，总之是做你最喜欢做的事情。因此，本章的核心就是——开心。

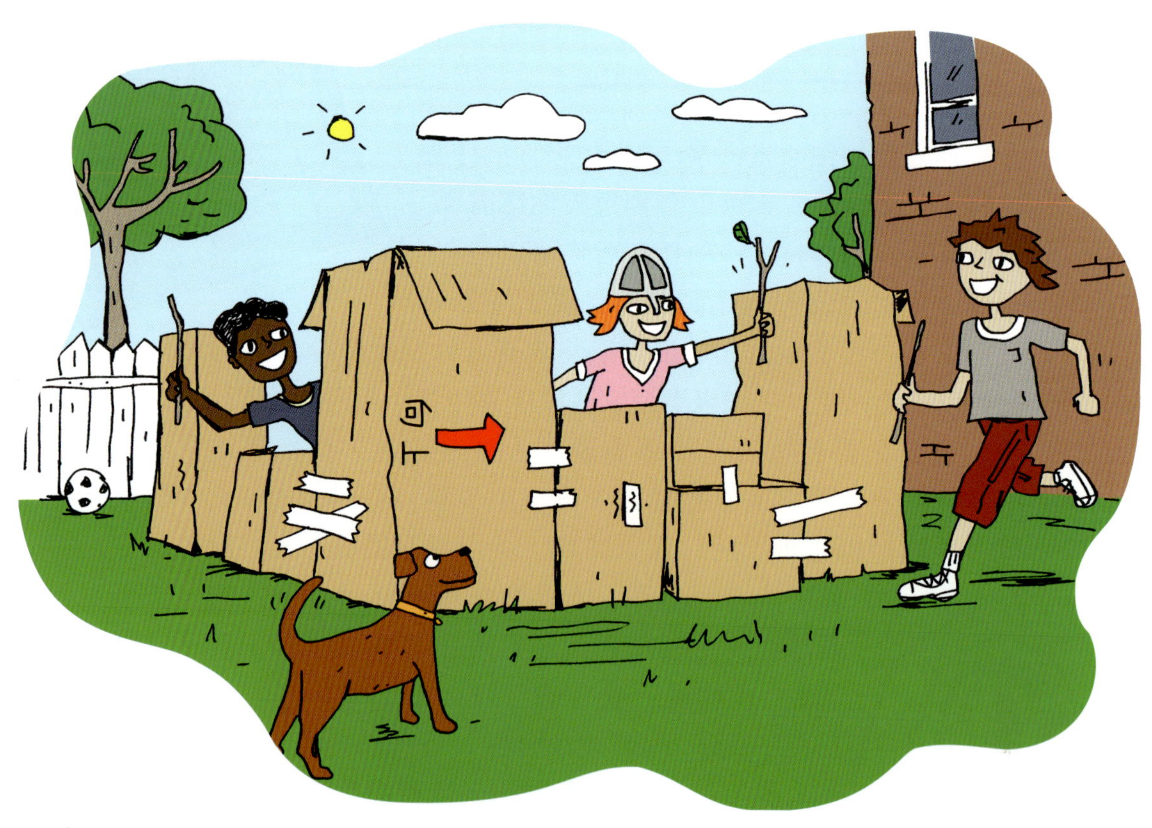

玩耍有益健康

下面，我们来谈谈孤独症谱系障碍。这种疾病不仅会影响你怎样去玩儿，还决定着你的想象力的水平。那么，这是否意味着你不知道该怎样去玩儿，或者你压根缺乏想象力？当然不是！你只是在用自己独特的方式去玩耍，并且你会花更多的时间去培养你的想象力。虽然不同于其他孩子的步伐，但是你将有自己独一无二的方式和速度去赢得属于自己的技能。

例如，也许你在很小的年纪就学会阅读书籍了，可能远远早于其他同龄孩子。也许，你小小年纪就会做简单的数学题，甚至能熟练背出某个地区所有城市的名称。当其他的同龄孩子正在玩儿过家家时，也许你已经在专心做别的事情了。

也许你在某些学科的表现并不出色，因为并不是每个孤独症谱系障碍的孩子都在早期拥有数学计算、阅读或记忆等特长。也许你常常跟不上其他同龄孩子的步伐，因为你有自己独特的思考方式和计划。也许由于你因患有孤独症谱系障碍而缺乏爱玩的天性和想象力，但是你要相信，迟早你会跟其他孩子一样喜欢玩耍，并且你会很开心。

运用你的想象力

当你发挥想象力时，你会发现世界将变得不同。你能凭空画出本来不存在的东西，你也能想象你成为某个人，或者某个事物。想象让你拥有创造力，帮助你解决问题。每一天，你都可以依靠想象力去尝试新事物。如果你只是重复做自己熟悉的事情或游戏（因为你喜欢重复和不变），这会很难让你的家人和朋友参与进来。多尝试新游戏或者用新方法去玩老的游戏，比如改变游戏规则或增添一点幽默：如果我们在“轧扁头”这个游戏中（游戏中有一个小孩站在两个小孩子中间，做中间的猴子，设法把另外两个小孩子的球抢到手。另外两个小孩会把球相互传来传去，尽量不让中间的孩子抢到球），把皮球换成装水的球会不会更有意思呢？捉迷藏时躲在暗处用手电筒的光照在自己脸上，这也是个有点恐怖却好玩儿的游戏呢。

你可以在家人的帮助下列出自己喜欢的游戏名单，然后过一段时间，跟同龄孩子一起玩儿。可以是简单的游戏，像追逐嬉戏、踢球、追人游戏或者跳方格游戏，也可以是棋类、卡片或猜谜游戏。你可以邀请好朋友一起玩儿或安排一个固定的家庭游戏时间。也许你已经意识到自己在同类型的游戏中消耗了太多时间，那么你是否准备好接受新的挑战呢？你可以在有些教育机构和网站购买各种各样新颖的玩具材料，或者在商店或集市上购买那些你喜欢的玩具和手工。你的父母也可以从朋友或亲戚那里获得一些他们不再需要但还能使用的有趣的玩意儿：比如旧式的棋盘游戏、会做固定动作的玩偶、没使用过的手工或者其他很酷的东西。也许你会发现这些新鲜的东西反而会让你更感兴趣或者更加有想象力。

如果有些游戏让你感觉并不如预期的那么有趣，那你可以在游戏名单中找出下一个游戏继续进行。大概1个月后，你可以再回头看看那个曾经不感兴趣的游戏是否再次吸引你，没准儿你改变主意了呢。

尝试角色扮演游戏

尝试角色扮演游戏可以增加你的想象力，比如假装自己是某个角色或者让玩偶及毛绒玩具去扮演某个角色。你会发现自己突然变得很重要，当恶魔要霸占世界时，你得变成英雄去拯救人类！你必须要保持清醒和活跃来让故事继续下去，这就是游戏的魅力。这一切就像真实存在似的，即便你从来没有见过恶魔，也从来没有身穿斗篷穿越星空。你每天花时间尝试角色扮演游戏了吗？孤独症谱系障碍这种疾病可能让你不太会去尝试玩类似的游戏，它会让你觉得玩这种游戏有点不适应，那你就会因此错过在这个年龄阶段最该跟其他孩子一起玩角色扮演游戏的机会。但一切都还不算晚，激发自己的兴趣，动起来吧！

马克斯的故事

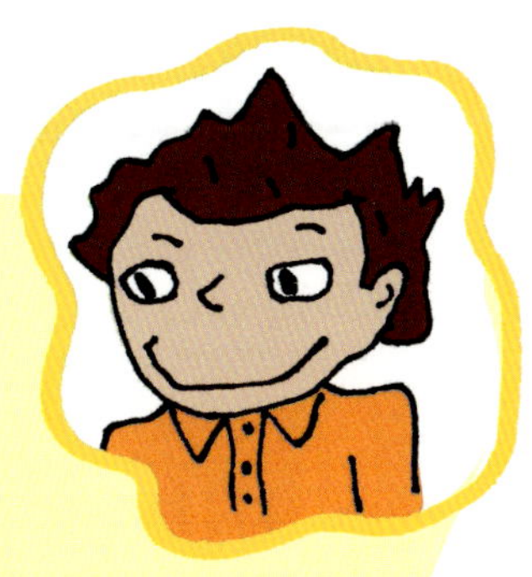

马克斯是个8岁的男孩。他患有孤独症，这种疾病严重影响到了他的沟通能力和社会交往能力。马克斯的家人帮助他最好的方式之一就是陪他一起玩他擅长的游戏。

在马克斯年幼时，他的家人就专门为他设定了一个游戏日，跟其他正常的孩子一起玩耍。他们会玩杂货店的游戏，在游戏中有假的食物、配有图片的购物清单还有“钱”。马克斯最主要的任务就是对照购物清单去寻找食物，支付，然后把它们带回家（主要目的是让他多开口讲话）。为了帮助马克斯，家人还会故意在清单上遗漏几样重要的食材，让马克斯一遍遍地回杂货店去买，直到所有的食材齐全，才开始“下厨”。

接下来，马克斯的家人还准备让游戏情节更加刺激。试想，如果商店着火了该怎么办呢？（这时让一个孩子扮演“消防员”，戴着红色塑料帽，穿着黑色靴子，手里拿着厨房的旧水桶。）如果商店被坏人抢劫了该怎么办？（这时会有一个戴着“警察”帽和徽章的人冲出来抓住坏人。）如果劫犯从监狱逃跑了呢？（这时就是马克斯出场的时候啦！）

通过这个有趣而创新的方式，马克斯逐渐学会适应运动、吵闹和其他游戏中可能遇到的突发状况。最重要的是，他加入同龄孩子中，并且成为大家关注的焦点。自始至终，马克斯的家人拍下了他游戏过程的每一环节，并且妈妈还将照片按顺序编成了一本成长纪念册，希望日后马克斯看到时会记得自己经历过的那些欢乐时光。

随着马克斯的年龄增长，他的家长开始跟学校合作，让他用不同的方式“玩儿”。在每周一次的体育课上，马克斯会跟其他志愿者小朋友一起玩耍，马克斯的妈妈和语言老师会在游戏中教马克斯学会基本的社交技能。本周的活动是关于火车，因为马克斯喜欢火车。

马克斯很喜欢在学校的那一天，其他的孩子也一样。他们已经迫不及待地等着下周的又一次聚会啦。

让生活变得更有趣

- 你可以跟弟弟妹妹或邻居小朋友一起玩儿。年纪小的孩子更喜欢角色扮演游戏，他们喜欢乔装打扮、让玩偶“说话”或者按想象的那样构建一个场景。
- 你可以请求父母或兄弟姐妹每天抽出一段固定的时间跟你一起玩。成年人或大孩子可能对角色扮演游戏已经有点生疏了，但他们仍然可以给你惊喜，他们会做傻里傻气的动作，或者很激动地告诉你：“我记得当时我也有一个类似的机器人!”当你们在一起时，你可以想象、编造故事情节，并且挖掘你那爱玩儿的天性。
- 注意观察你身边其他同龄孩子都在玩什么有趣的游戏。比如：课间游戏时你的同学都喜欢玩什么特定的游戏？你邻居的孩子们是否常常相约在公园或者游乐园玩耍？同龄孤独症谱系障碍孩子们的家长也可以组建一个交流群或俱乐部，并且定期分享经验或有趣的活动（更多信息见76页）。
- 你可以参加社区或者学校的表演俱乐部，成为一名小“演员”，在剧中你可以按照剧本去表演（剧本和导演可以帮助你摆脱对表演的生疏和恐惧）。通过这个方式，你会逐渐接触表演、道具、搭配服装以及唱歌跳舞。
- 将游戏作为实践现实生活场景的一种方式。例如，你作为英雄是怎样打败坏人的？你

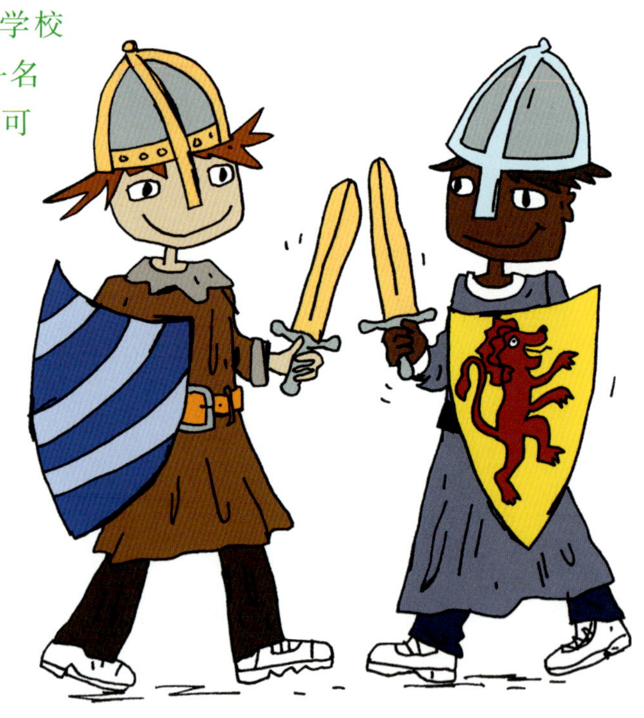

的毛绒玩具会如何举办一个聚会？如果你扮演一个老师，你会如何帮助“学生”了解其他地方及那里的文化？当你玩游戏时，你就在这个场景中身临其境，并且对真实世界有了更多的了解。

- 时刻发挥你的想象力！如果你正在坐雪橇，想象自己是一只企鹅，或者想象自己正在参加冬季奥运会的雪橇比赛。如果你在游泳池中，想象自己是一条鱼，一条美人鱼，或漫画中的潜水侠。如果你在跟朋友玩背人的游戏，那么提醒他们假装系好安全带或者让他们先买票。在一起玩耍的时候不妨用滑稽夸张的声音或开玩笑、或穿上奇怪的服装，在一起唱歌、跳舞，怎么开心怎么来！

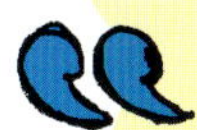

我喜欢玩乐高积木，喜欢建造城市。
我喜欢设计楼房和自己的世界。
我也喜欢拍电影。

——一个14岁的患孤独症的男孩

用五彩缤纷的方式去生活

艾比喜欢给朋友编织手链。她在此前的孤独症谱系障碍儿童夏令营中学会了如何用彩色丝线编织漂亮的手链，凭借惊人的记忆力，她只需要看一眼就可以丝毫不差地编织出自己想要的样式。自从学会了这个本领，艾比几乎沉迷于编织各种手链，甚至占用了上课时间，然后她把编织好的手链送给同学和好朋友。她的老师想了一个好办法，她告诉艾比，如果艾比只在家里编织手链，那么做好的手链就可以在学校商店里出售。现在孩子们可以去买艾比做好的手链去送给其他小伙伴啦。艾比也感觉自己很棒，因为她不仅是个“手链编织者”，还是个小“商人”。

阿诺意识到自己并不适合团队运动，他曾尝试过网球、篮球等运动，但是这些运动都需要合作才能完成。他想参与一种户外的并且不让他总感觉老是会挫败的运动，这时他想起了他曾经喜欢的项目：钓鱼。他的祖父在他很小的时候就带他去钓鱼，所以阿诺很擅长这种项目。现在阿诺只要去钓鱼就会记录每次的经历。

他每次都会记录日期、湖上的具体位置以及每次捕获的鱼数，然后他趴在船边拍下水面的照片。也许在别人眼里，照片里只有千篇一律的水面，但是对于阿诺而言，他的那些照片里有历历在目的鱼竿、鱼线、诱饵、天空、空气的味道，最重要的是还有那些鱼!

就像艾比和阿诺一样，你也可以在生活中发现那些能带给你快乐和满足的事物。也许是一项运动、一个爱好、一项收集或者一个游戏。对事物的专注力是孤独症谱系障碍儿童的一个特征，也是你生活中与众不同的一部分。找到方法来追求自己的乐趣，它们会让你受益。它们会让你去思考、拥有梦想和放松，也会让你学会表达自己。尽可能地去发掘自己独特的乐趣吧！那时你可能会发现自己和其他人之间反而有一些共同点。你能尝试学习以下方法吗：

- 你能教一个同学玩你喜欢的游戏吗？
- 你能找到其他跟你收集同样东西的孩子吗？
- 你能邀请兄弟姐妹们参与你的爱好吗？

如果你还没有什么特殊的兴趣爱好怎么办？或者你还想在生活中增添些新的乐趣？那么，尝试一下以下方法吧：

参加社团。你的学校提供你感兴趣的业余社团或活动吗？那里可能有学术俱乐部、流行乐队、管弦乐队、合唱班、象棋俱乐部、围棋俱乐部、书法俱乐部或者其他社团。加入进去！但如果确实没有任何一个社团吸引你怎么办？你可以找几个小朋友一起组织一个新的小社团，比如读书俱乐部或其他任何兴趣俱乐部，如游戏或收集卡片。

尝试田径和体育运动。看看你的学校或者社区中心是否提供某些可供参加的项目。你可以学习乒乓球、空手道、射箭、游泳或打羽毛球。而在家里，你可以跟在户外一样活跃，比如跳绳、跳舞、做拉伸运动、跑来跑去或遛狗。你可以阅读第20章中关于运动的重要性方面的内容。

在家里也可以很有创意。与其花时间看电视、玩电脑游戏，不如发挥更多的想象力。你可以画自己的自画像，创作一系列漫画，拼图，写故事和诗歌。你还可以自学纸牌的不同玩法，为家人和朋友拍照或者拍摄视频。让自己忙碌和充实起来是提升创造力的好办法。

参加夏令营也是个不错的方法。各种针对男孩和女孩的夏令营或游学项目可以教给孩子们健身、提升责任意识和培养良好的性格。你将在其中学会露营、远足，跟其他孩子们一起做有趣的事，以及参加志愿活动。你可以通过学校和网络来了解更多关于夏令营的项目。

还可以学习很多课程。比如：音乐、表演、唱歌、绘画、摄影、武术，只要你有兴趣，都不妨试一试。也许老师还能来你家里授课，或者你有机会跟许多有不同特长的孩子一起上课。你会发现自己具有更多的才华，并且在学习的过程中你会发现更多的挑战和乐趣。

“我最喜爱听广播电台，然后在网络上搜索里面的艺术家的信息。我有一个CD播放器和一个麦克风，我用它们录制自己的电台节目。在节目中我会介绍歌曲和演唱者，有时我还会在自己的节目中将学校里发生的事做成‘脱口秀’。无论在自己的电台里播放音乐，还是脱口秀，对我来说都非常有趣。”

——一个12岁的患阿斯伯格综合征的男孩

探索艺术。你可以加入学校的戏剧社团，并参加当地高年级举办的戏剧和音乐剧表演。加入到你学校的音乐社团中去，比如：合唱团、流行乐队或管弦乐队等。在你的社区里，你有可能可以观看免费的音乐会、表演，参观博物馆和画展。所有这些都能帮助你建立对艺术、音乐和戏剧的兴趣，并提升你的想象力！

花时间去当志愿者。你的学校应该有服务俱乐部吧？如果有的话，请加入进去。学校的服务俱乐部是融入集体并帮助他人的很好的方式。另一个途径是充当红十字会或社会活动招募的志愿者，如果你的爸爸妈妈也是志愿者，那么你可以找他们多了解，并寻求帮助。当你在其中付出时间和精力后，你会有满足感。你会看到别人也会碰到困难，我们大家可以相互帮助，互相影响。

故事表演。尝试把地下室变成霍格沃茨魔法学校，并安排好饰演《哈利·波特》系列电影中的角色。或者，你可以编写故事情节，假设犯罪现场，隐藏一些线索，然后让你的朋友和家人扮成侦探去破案。你还可以从历史书籍中寻找著名的战争去重现，假装你穿越到那场战争中去。

组建一个社团。你需要从父母或者你信任的大人那里获得帮助来完成这件事，这是非常值得做的事。给它起个喜欢的名字，比如：游戏小组、社交技能俱乐部、交友俱乐部或者其他你创造的名字。每个项目的最终目标就是获得乐趣，也许活动的场地就是你自己的家中或者社团成员轮流组织活动。在活动中，你应该计

请注意！

你是否喜欢把电视、电脑和手机游戏当做最大的兴趣？如果是，请扩展你的兴趣范围，比如画出游戏中的人物，或者把自己当做游戏中的角色跟朋友一起去户外，在户外也可以设定跟游戏中类似的障碍闯关情境，这一切都取决于你的想象力！

划大约2个小时的时间，确保其中有游戏、玩具或其他活动。尽量让每个人都参与进来，这才是真正的社交。

跟同龄的孩子一起玩，3个以上的小伙伴陪伴你，会帮你学会怎样与他人相处。在小组游戏中，游戏规则有可能随时会改变，你得学会适应。另外，你还将在其中学会分享和合作等社交技能，这样的活动有助于你获得友谊。

随着时间的推移，你的小伙伴可能会换来换去，你也会接纳新的小伙伴。也许你们相约每周1次放学后聚会，也许是每个月2次周末聚会，尽量让每个小伙伴都能参与进来。

夏天是特别适合组建社团或增加聚会时间的季节。为什么呢？因为暑假不用去学校上课，学校组织的活动很少。作为一个有孤独症谱系障碍的孩子，你可能更需要有序的、让你保持兴趣的安排。离开了学校，很多患孤独症谱系障碍的孩子会感到缺乏安全感，感到不安和无聊。把社会活动排进日程中是很重要的!

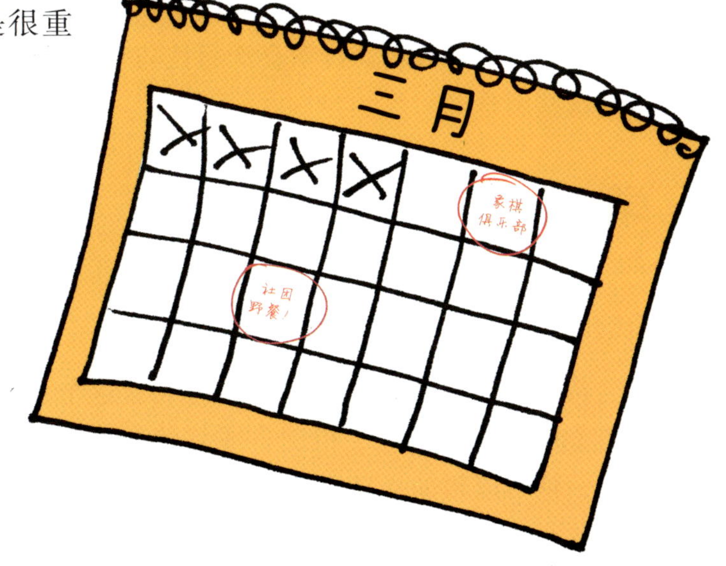

第10章

良好的沟通：肢体语言与倾听

孤独症谱系障碍的主要症状之一是沟通困难。你可能不能理解别人，还会有阅读或写作方面的困难，并难以使用语言来表达你的感受。这并不是说你不够聪明，而是因为你的大脑跟别人有略微不同之处。

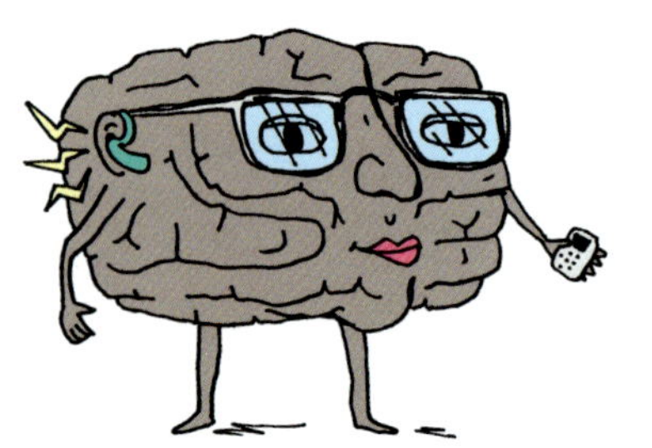

你的大脑倾向于看到更小的细节，而不是能够专注于事物的整体，你的大脑也可能有较慢的信息处理速度，这意味着你要花更长的时间来收集信息及用你所学到的词语来表达你的想法。另外，你的脑细胞决定了你可能会很难理解别人的想法。尽管有很多困难和挑战，你仍可以在以后通过学会沟通技巧来应对这些困难。

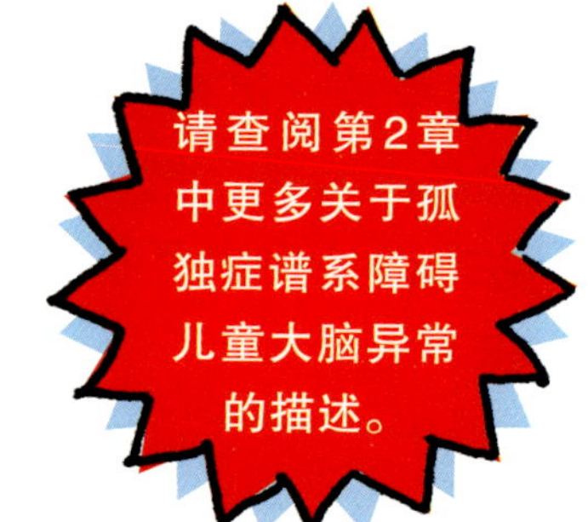
请查阅第2章中更多关于孤独症谱系障碍儿童大脑异常的描述。

学会沟通的3个技巧

为达到最佳效果，你需要做3件事：一个（或多个）协助你沟通的助手，一个摄像机，还有定时练习。

沟通助手：找到一个可以帮你完成这个章节工作的成年人，可以是你的妈妈或爸爸、祖父母或其他看护者。这个人就像你的“领导”，他可以帮助指导你完成活动，并提高你的技能。

跟同伴一起练习也会很有帮助。比如你的兄弟、姐妹、表兄弟、邻居、同学、朋友以及社团成员（请阅读更多关于社团的章节：74~77页）。为什么与其他孩子一起练习更重要？因为你的同龄人跟你一样有独特的相互沟通的方式，通过观察和模仿其他孩子，你将学会运用这些独特的交流方式。此外，你也会有更多机会融入社会。

如果你有一个言语治疗师，他（她）也可以成为你的团队成员。让你的治疗师知道你在家里的活动，然后你们可以一起找到让你的语言表达更加有效的方法。

摄像机。你家里有可以拍视频的摄像机或手机吗？或者，你可以向亲戚借一个吗？如果是这样，你可以录制你的练习以及同家人聊天的片段，然后再回头观看。这是一个找到你哪里需要帮助的极好的方式。

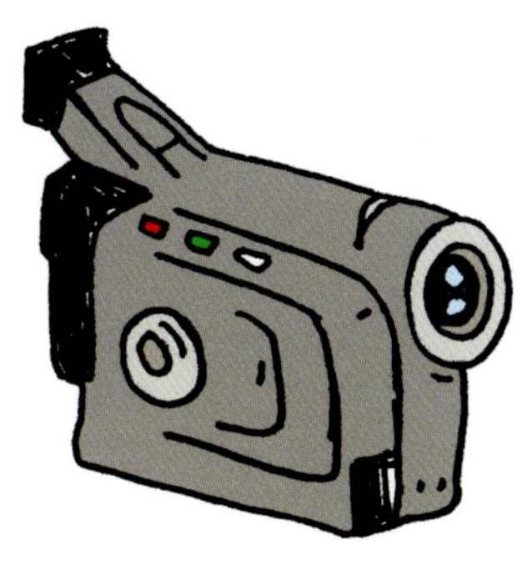

有时，当你开始学习一个新的技能，其他你学过的技能则可能半途而废。例如，你可以从眼神交流开始，这样可以取得很多的进展。因为当你持续倾听时，你可能太过于集中精力去听以至于忘记了眼神交流。这就是为什么观看视频对于你是很有帮助的原因。你可以观看你从前的视频，这时你会立刻发现“哎呀，我忘了去注视那个我正在倾听的人”。

保存好摄影视频，不要仅仅只是记录下来。也许很久后的一天，你可能想要回头看看自己经历过什么。

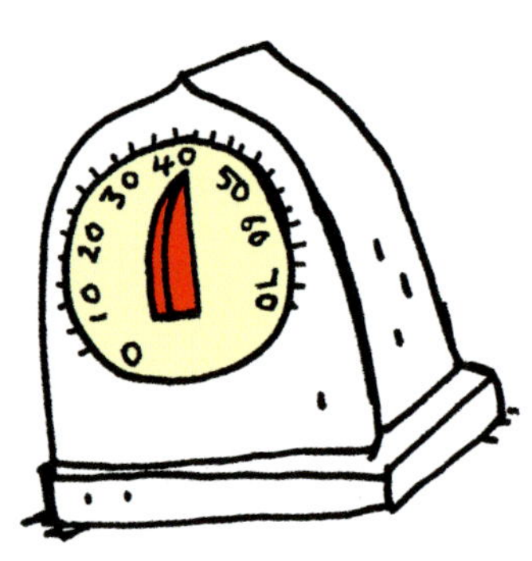

定时练习。你可以试着每天练习沟通技巧大约半个小时或者更多时间，时间的长短取决于你和你的家人。

一定要给自己足够的时间来掌握每个新技能。你可能需要几周、几个月，甚至几年才能真正掌握某些技能，比如眼神交流或专注的倾听技巧。这需要花费大量的时间，毕竟它不是一场比赛，而是需要你终身学习的生活技能。

肢体语言

你了解我们的肢体语言吗？不用嘴说话，而用身体说话，这就是所谓的肢体语言。肢体语言包括很多方面，比如姿势和手势、眼神交流、面部表情，甚至人与人之间的距离。

姿势和手势

姿势：也就是我们站立的姿态，它也可以“说话”。如果我们笔直站立，这可能表明我们感到警觉或骄傲。如果我们肩膀下沉，我们可能是无聊或疲惫。

手势：我们用手指出希望别人看到的风景，或示意别人靠近。我们轻轻地用脚尖不停地点击地面表达自己的不耐烦，或耸耸肩表示自己不知道问题的答案。

当我们困倦时会打个大哈欠，握紧拳头可以表示愤

请注意！

本章关注的是非语言方面的沟通（非语言沟通是指不通过语言表达）。你将了解到肢体语言、眼神交流、更好地倾听。然后，在第11章中你可以阅读关于沟通的另一个重要方面：语言能力以及措辞的使用。

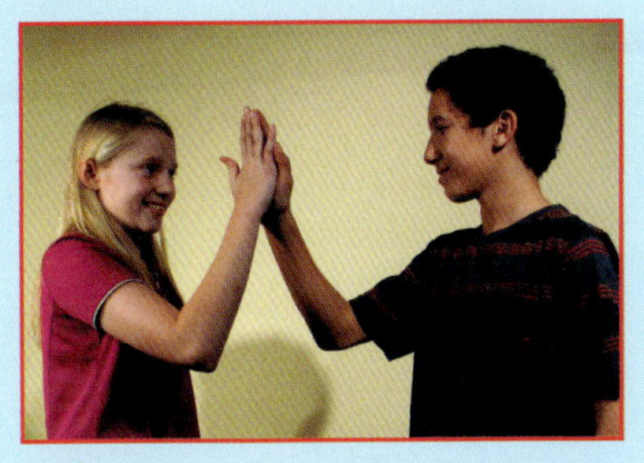
击掌

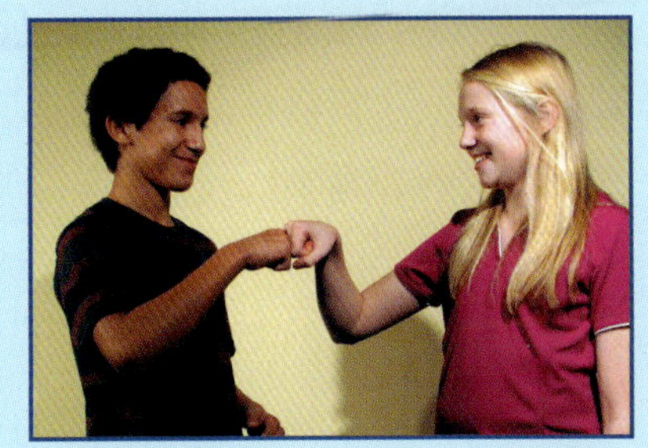
碰拳

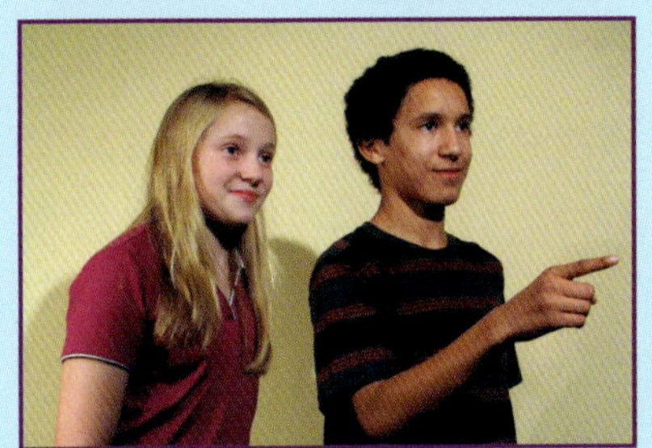
指向某个事物让别人关注

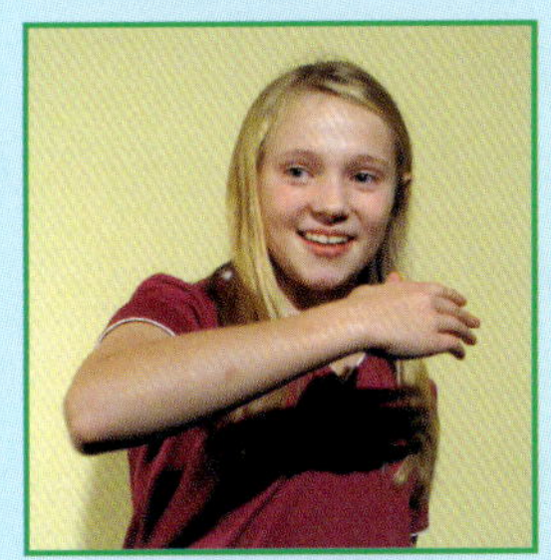
挥手让别人“到这儿来”

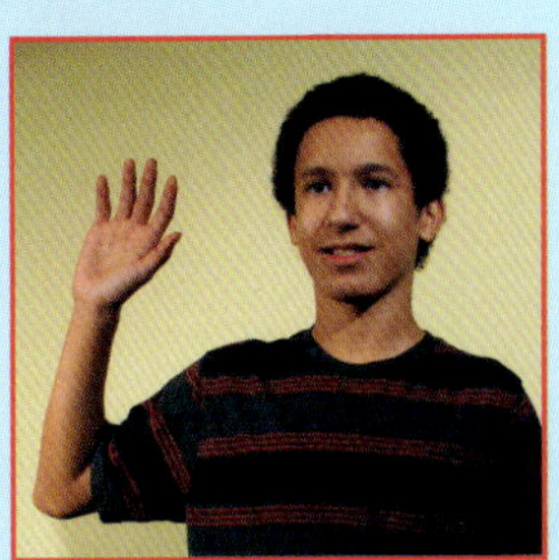
挥手说你好、再见

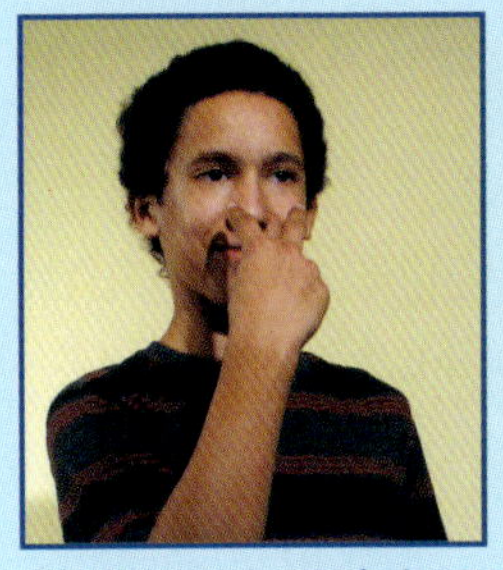
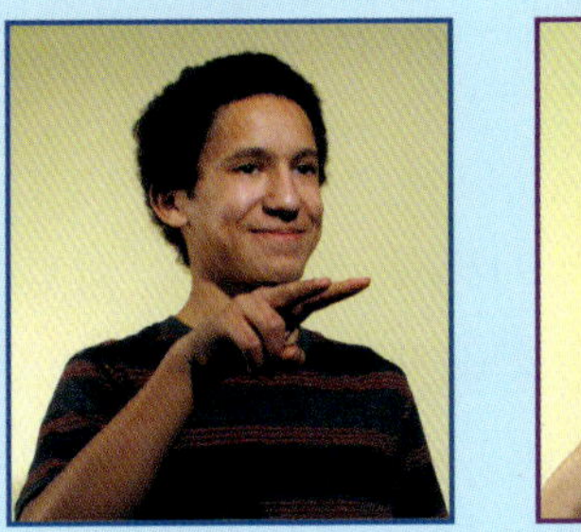
用双指指向眼睛告诉别人“我在看你”

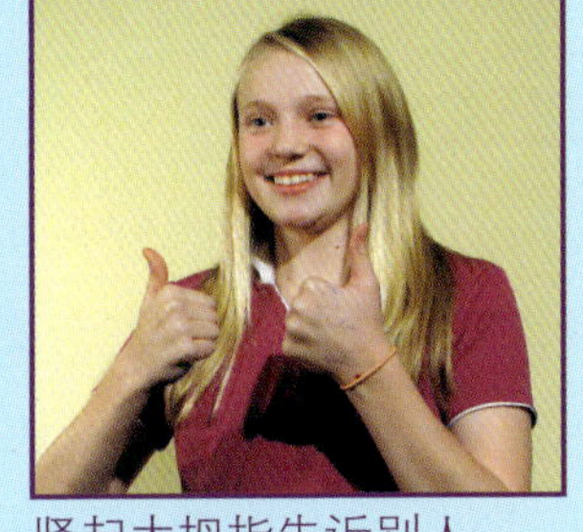
竖起大拇指告诉别人“干得漂亮”

怒，双手抱肩表示我们不喜欢我们所听到的，同样的表达方式还有跺脚、沉重或不耐烦的一声叹息。

所有这些姿势和手势都是沟通的形式。不用说话，我们就能告诉人们自己的想法或感受。

作为孤独症谱系障碍的儿童，你可能会很难“读懂”别人的肢体语言和面部表情，就像刚刚描述的那样。也许你没有注意到那些线索，或者你发现了却不知道那些肢体语言要表达些什么。有时，你也可能只观察到部分肢体或表情语言，却无法把它们结合起来理解。

由于孤独症谱系障碍，你会面临两个交流障碍：

- 阅读别人肢体语言的障碍。
- 使用自己肢体语言的障碍。

记住，练习是关键。首先去观察你身边的人使用的不同手势，尤其是你的同龄伙伴。

有时，孤独症谱系障碍儿童不太会使用手势表达。这就需要别人告诉你如何做正确的动作，然后去练习，直到这些手势看起来更自然。

然后在适当的时候去运用这些手势。比如，当你说“你好”或者“再见”的时候去挥舞手臂，练习用食指去指方向（而不是使用其他的手指），当别人赢得比赛时去击掌祝贺。所有这些练习将会让你的每个技能与你的日常生活联系起来，这非常重要!

眼神交流

眼神可以告诉我们别人的感受或想法。有些人的眼神可能很深邃，也可能充满泪水，或者兴奋地闪着光芒。这些线索揭示的情绪可能并不总是通过语言来表达。

下次你跟别人说话时请特别注意你的眼睛在注视哪里？你是在看人还是在看房间中的某个物体？如果你在看人，那么你在注视他的哪个部位？眼睛？嘴巴？头还是肩膀？或者身体的其他部位？或许你也会倾向于注视别人的嘴巴，因为很多孤独症谱系障碍的儿童都喜欢在别人说话时注视这个人的嘴巴，而不是眼睛。

眼神交流是一个重要的沟通技巧。这或许让你感到不太公平，也许你会想“为什么连注视别人都会有规则”，这让自己是多么不舒服啊。但是，如果你不注视别人的眼睛，你将错过很多非语言的沟通。眼睛可以告诉你一个人的情绪，可以让你知道这个人是否关注你。如果当你无论在说什么时，对方的眼睛都是在看另一个方向或者四处乱看，那这就是一个重要的线索，说明你没有引起他的注意。

如果你很难注视对方的眼睛，这里有一些技巧可以帮助到你：

- 看对方的额头。选择对方鼻子上面的一个点、额头底部去注视，那样看起来表明你并没有在研究对方的发型。
- 尝试“短暂的一瞥”。当你说话或倾听时，试着瞥一眼对方的眼睛1秒钟，然后把目光移开，接着继续瞥一眼，再把目光移开。通过看对方的眼睛，即使只是短暂的片刻，也是交流的方式。这就是眼神交流的作用，这让我们与他人有了联系，在这个社会中，这种联系是至关重要的。

需要注意的是，眼神交流并不意味着盯着对方一直看。如果你使劲盯着对方看会让他感到不舒服。有时，盯着对方看甚至会被视为是一种威胁，去练习让对方感觉舒服的眼神是很重要的。拿出摄像机或手机记录你与别人说话时的情景，回看视频你会发现究竟你的眼睛在看哪里？你的目光看上去是否自然随意？你是否只是频繁注视而非死盯着看？通过目光接触你是否与对方建立了交流？

能够进行眼神交流可以帮助你交朋友。当其他孩子看到你对他们感兴趣时，他们也会对你产生兴趣。跟你的老师之间的眼神接触可以使你看起来像一个专心的学生，或者至少像是个努力的人。在以后的生活中，眼神交流甚至会在你的工作面试中帮助到你。这个技巧值得你去学习，即便是对于你有些困难，但还是对自己要有信心。

面部表情

面部表情是另一种形式的非语言沟通方式。人类的脸可以表达很多的感情，比如愤怒、恐惧、难堪、悲伤、担心、喜悦、兴奋、好奇、无聊、满意，等等。有时候，一个人的面部表情可以迅速从一个表情转换成另一个，让人难以捕捉。

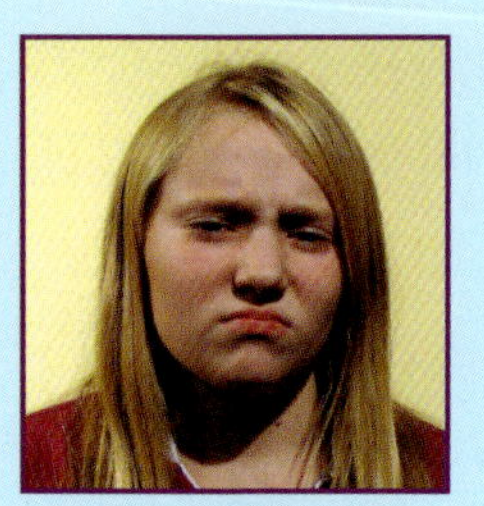
生气

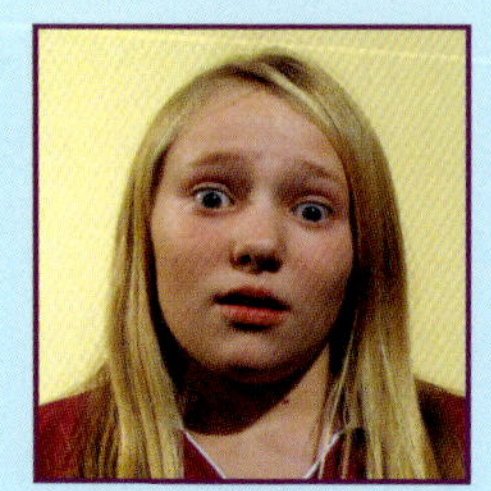
害怕

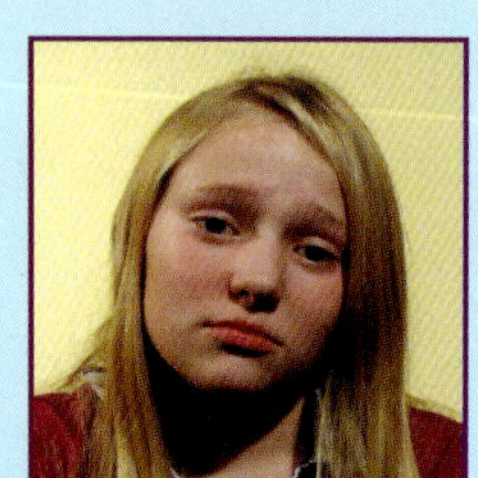
伤心

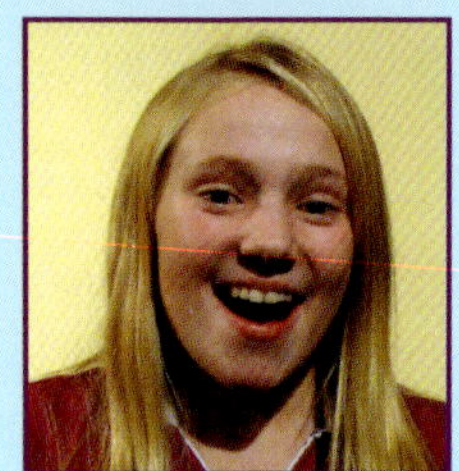
兴奋

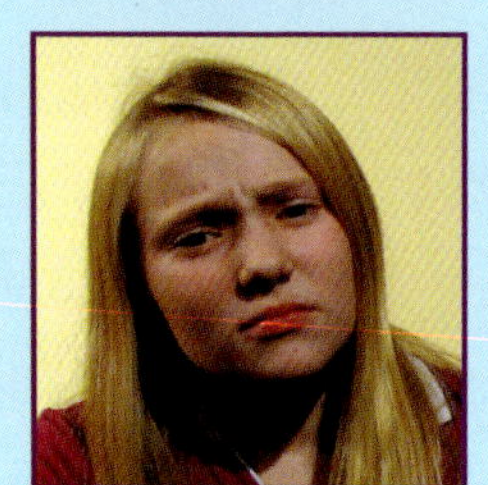
疑惑

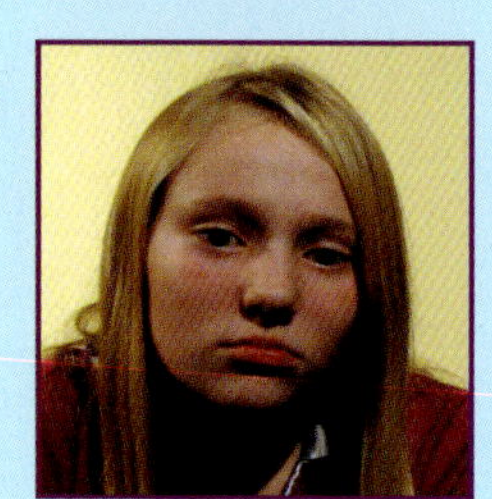
无聊

有时面部表情会让事情变得更加复杂，因为表情可以隐藏人的真实感受。例如，某天你的妈妈很伤心，但如果她不想让你知道，她会强迫自己微笑，假装一切都好。或者你的弟弟突然指出你身后有可怕的东西并露出惊恐的表情和你开玩笑，你可能会以为真的有什么可怕的东西在你身上爬，最后却发现什么都没有，这样他就可以取笑你。因为你弟弟的表情欺骗了你!

这里有个例子可以说明肢体语言会被“误读”：假设你对爸爸说有重要的事情要告诉他，当时他正在厨房的餐桌旁看账单。一开始，你可能没有注意到他脸上有沮丧的表情，他只是挠着头盯着计算器。你可能会认为这是一个很好的交谈时间，因为你的爸爸表现得很安静，但是当你说话的那一刻，你爸爸却说：“你没看见我很忙吗？”这说明你很有可能没有注意到某些揭示他此刻真实心情的重要线索：

- 他的脸仿佛在说“我很沮丧”。
- 他用双手揉着脑袋，也许这意味着他头痛或者遇到了难题。
- 他的眼睛向下看，可能是因为他正集中精力思考，并不想被打扰。

这不是你的错，如果你没有注意到这样的线索也许是因为孤独症谱系障碍导致的。随着年龄增长和继续努力学习沟通技巧，你会更容易地读取这些线索，并将学会如何在不说话的情况下观察线索，了解对方可能的想法或感受。

你自己的面部表情也在和其他人交流。过去人们曾说孤独症谱系障碍儿童大多只有茫然的眼神（另一种说法是“面部表情不多”），也许这跟你的情况差不多。如果是这样，那么其他孩子可能难以了解你的想法或感受，他们甚至可能觉得你并没有太多想法。但是你心里知道自己的头脑里也有兴趣、梦想、感受，只是别人并不知道。

这里有一些事你可能没有意识到：许多“典型”的孩子会花大量的时间照镜子，尤其是当他们十几岁的时候。他们盯着镜子中的自己，做出各种表情——发疯、高兴、难过，等等，就像他们在摆姿势照相一样。许多年龄小一些的孩子也会这样做，他们喜欢观察自己不同的表情或者去模仿他人。所有年龄段的“典型”的孩子都喜欢研究自己的照片，试图找出自己是否有吸引力。很有可能你还没有这样做过，这也许是因为你觉得面部表情根本不那么吸引你。

作为人类，当我们交流时会看着对方的面孔，我们这样做的目的，是可以尝试着去理解另一个人的思维和感受。我们听对方说话，同时我们也关注他的眼神和表情以确保真正理解对方。这种阅读“脸”的能力就像大多数人与生俱来的“内置导航系统”（GPS）。如果你没有相同的系统，你就可能在沟通时经常“迷路”。

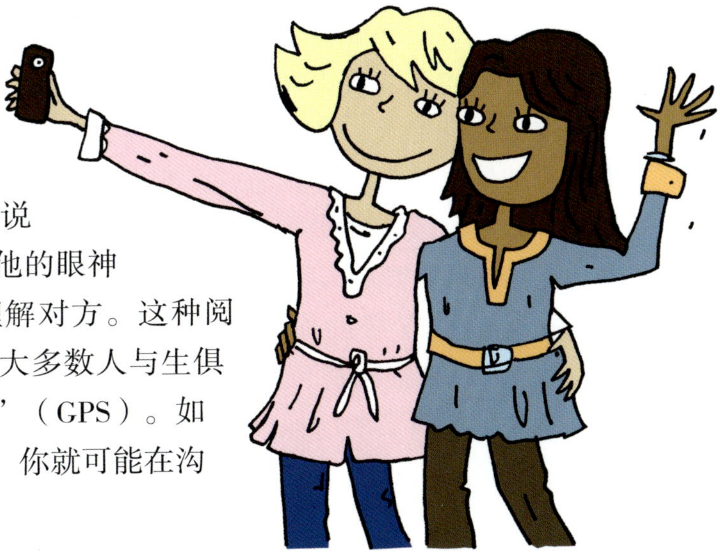

这意味着如果你想更好地沟通必须创建自己的“导航系统”，这需要你在成年人的协助下学会更加熟悉识别不同的面部表情和情感表达：

- 在杂志中通过看图片中人物的脸来识别人的感受。
- 跟家庭成员在一起拍下不同表情的照片，在照片上做出相应的标签去匹配其表达的不同的感受：害羞、高兴、焦虑、愤怒、大笑或疯狂。将这些照片放在相册中以便让你一遍又一遍地回看。
- 同父母一起上网，寻找海报、书籍，运用手机应用程序练习，这样可以帮助你更加准确地识别面部表情。

在家时，你可以在练习说话的同时做出愉快的表情，用不同的方式微笑，比如露出牙齿或抿嘴笑。尝试尽量显得轻松、平易近人，而不是面无表情。我们并不是让你去假笑，只是让你意识到自己的面部表情也会向别人传递信息。手边的摄像机或手机会给你带来方便，父母可以用它记录你跟朋友及家人说话时的样子，记录你聆听时是否显得很感兴趣，记录你讲话时的面部表情是否能表达你的本意。

学校是一个练习关注别人面部表情的好地方，在那里，你会被不同年龄段、不同表情、不同表达方式的孩子围绕着。你可以假想自己是一个间谍，负责收集他们的想法和感受的信息，你要注意哪些同学似乎在生气、高兴或困惑。在午餐时，注意观察你周围的同学们是如何交流的。你能通过面部表情来判断谁喜欢他们的午餐，谁不喜欢吗？或者你能推测谁拥有一个美好的一天，而谁不是吗？你还能从你所看到的事物中嗅出其他端倪吗？

让你的朋友帮助你更好地读懂他们的想法。有时你可能会说：“你看起来很兴奋，是有什么好事吗？”或“你看起来有点悲伤，发生什么事了？”如果你注意到你朋友的面部表情，并想知道是什么意思，可以说出来。你可以问：“你现在在想什么呢？”这是通向良好沟通的关键。

另外，你还要从现实生活中学习，这甚至比在家里练习的效果还好。

私人空间

人们在交谈或排队时常喜欢自己周围留有一些私人空间。关于礼貌的尺度有一些特殊的规则。你有没有这样的经历：在学校里，其他的同学对你说“你离我太近了”或“请退后”？也许你没有意识到你已经越过了“边界”——因为它是一种无形的边界！你看不到它，所以你不得不去感觉它。但是孤独症谱系障碍这种疾病会让你很难理解这种界限。

试着想象每个人都被包裹在一个透明的气泡中，潜在规则是其他人不允许进入自己的那个空间，除非是自己的家人或非常亲密的朋友。如果你很难想象出这个虚构的气泡，试试这个：把你的手臂向前伸直，你手指与身体的距离就是你跟同学应该保持的最佳距离。现在，你可以设置这个界限，从而帮助你和他人感到更加舒适。

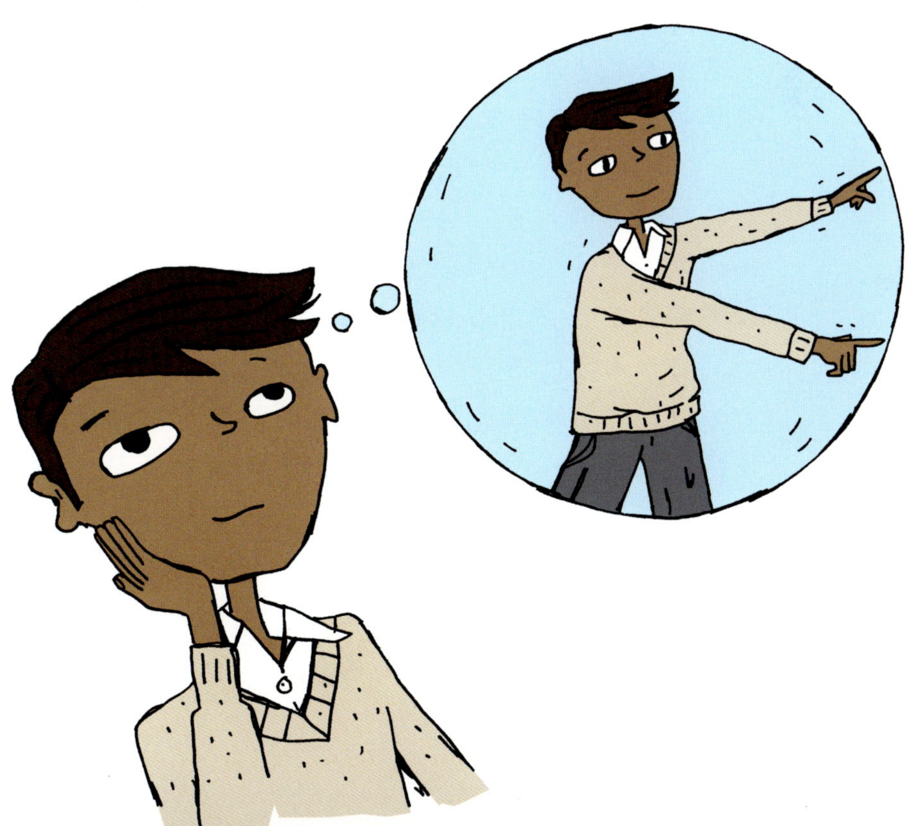

如果你试图与交谈的人离得很近，他们可能会后退，这个动作暗示着你已经不小心进入到他们的“气泡”中了。有可能有的同学会直接对你说：“你能退回去吗？”但是如果他们没有以上反应，那么请告诉老师你正在练习“私人空间”这部分的训练，请老师在看到你“越界”时给你一个秘密信号。你的老师可能会拍拍

请注意！

“私人空间”是你跟其他孩子玩耍时需要注意的一个大问题。有时候，玩得比较激烈（比如比赛、摔跤或假装争斗）时，私人空间的界限似乎并不重要，但它确实存在，并且**有规则指导你玩得不要太激烈，指导你何时该停止**。

孤独症谱系障碍儿童可能难以理解这些规则。例如，你可能紧跟别人或拍打别人时有些用力，但自己却没有意识到。对于你来说轻轻敲打一下的感觉在别人看来可能力度太大，这多么令人困惑！你可以跟研究感觉问题方面的专家讨论，以帮助你理解这些难点。

有时，在玩得比较疯时，你可能会忽视那些朋友传递给你的信号。例如，你和你的朋友可能会在摔跤比赛时大声喊叫，以至于你听不见别人在说：“停！你弄疼我了！”或者在你咯吱朋友让他大笑时可能意识不到自己用力过猛。

虽然游戏很有趣，但你也应该知道何时该结束游戏。父母可以帮助你意识到你是否对朋友和兄弟姐妹过于粗鲁，你可以编一个暗号告诉他们，比如用手在空中写“T”来暗示“该结束了”，每当看到有人使用这个暗号，就意味着活动该停止了，请深呼吸几次并退后一步。停下这些打闹，去玩一些安静的游戏，比如画画或棋盘游戏。

你的肩膀，小声地说“气泡”这个词，或老师在空中画一个圆圈也会让你知道你需要后退了。

与家人在一起，站着或坐着并不是问题，除非你很在意。也许有时候你的兄弟姐妹或父母离你太靠近会让你觉得不舒服，他们甚至没有意识到你也需要一点距离。应该让每一个家人知道你已经懂得并需要更多的私人空间，你在家可以使用手势来表达，比如你可以在空中画一个圆，或者使用一个家人都懂的手势，你也可以使用家人都同意接受的语句来表达，比如：“请给我一些空间。”

与你最要好的伙伴在一起时，这种“私人空间”问题似乎变得有点棘手。通常，朋友们在聊天或者玩耍时并不需要太大的距离。事实上，当你们玩电子游戏、画画或聊天时可能彼此非常靠近，所有这一切都归结于你和你的朋友是否愿意。

如果你需要更多的个人空间，你可以用一种友好的方式说：“我后退一点，因为我需要一些空间，这并无恶意，好吗？”或者“我今天很开心，但我需要一些私人空间，你介意我坐一会儿吗？”（然后坐进椅子或走到另一个不同的区域）如果你会不自觉地离别人太近，可以把你的训练内容告诉你的朋友，让他们用画圈的方式静静地告诉你“请退后”。

学会倾听

是否常常有人说他们很难获得你的注意？他们是否通常要叫你好几遍才能被你注意到？他们是否常说类似“请注意!”或者“你听见我在说什么吗？”这种话？孤独症谱系障碍儿童常常很难专注别人的话题或倾听，或者他们的听力虽然很好但却不用大家理解的方式表现出来。

倾听是沟通的重要组成部分，你必须学会仔细聆听:

- 遵循指令。
- 记住学校里老师教给你的事。
- 按照父母的指令去做。
- 跟兄弟姐妹在家好好相处。
- 结交朋友并保持友谊。

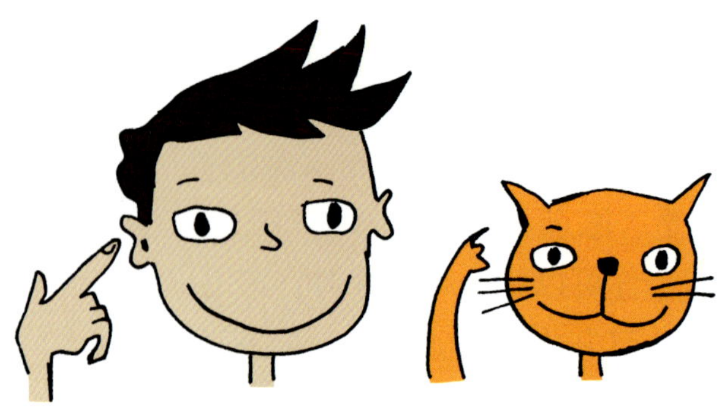

成年人通常对患孤独症谱系障碍的孩子有超常的耐心。比如，你的父母可能在你回应前呼唤好几遍你的名字，你的老师可能了解你有沟通问题而为你提供学校的住宿，专属“帮手”团队（见第7章）知道你需要更多的时间听懂指令，所以他们常会用更多的时间来仔细解释。

但想想，孩子们却往往没有这样的耐心。如果其他孩子感觉你没有在听，他们会直接走开。如果他们不知道如何引起你的注意，他们可能会尝试一两次后就放弃。其他孩子可能没有意识到你有孤独症谱系障碍，即使他们了解你和你的特殊需要，他们可能也不会费太多时间和精力努力去了解你。其实，他们不应该错过这个机会，因为你值得去了解!

你不是非得告诉其他孩子:“我在沟通方面有一些困难，所以我希望你能对我有些耐心。”但如果你想这样做也没什么不可以。有时候让其他孩子知道你有孤独症谱系障碍也许会对你有帮助。

你可能会说:“有时我忘记去留意那些跟我说话的人”或“如果我没有听见，你们可以拍拍我的肩膀或大声叫我的名字，这将引起我的注意。”然后，其他小朋友就不会认为你不想成为他们的朋友并可能会意识到“他跟我们不同，现在我知道该怎么做了”，这将为你们打开一扇友谊的大门。

眼睛也会倾听

用眼睛“倾听”往往跟用耳朵听一样重要。即使眼神交流对于你来说很困难，也请你在和别人说话时注视他的双眼。

怎样成为一个积极的倾听者

你应该面对那个你在倾听的人，将身体面向说话者，注视着他的脸，频繁点头。点头表明你在接纳他所传达的信息。

记住所有你看到的眼神和面部表情，现在是时候使用这些学到的技巧了。当别人谈话时，尝试着让自己看起来正在积极聆听：

- 让你的目光停留在别人的眼睛或前额上。
- 在适当的时候微笑并试着让自己看起来对谈话内容很感兴趣。
- 确保不打断别人。
- 点头（或说“是的”和“嗯”几次）证明你听懂了。

> 我必须集中精力来关注正在发生的事情，
> 因为我有听觉（力）问题。
> 我不总是能听懂别人的意思，
> 有时还会分心，或者在考虑别的事情。
> ——一个14岁的患孤独症的男孩

学会倾听是一种技巧，所有的孩子都应该学习这种技巧，而不仅仅是患有孤独症谱系障碍的孩子。所以你肯定不是一个人在训练！

你的家人可以通过使用一个计时器和道具来帮助你和你的兄弟姐妹学习更好的倾听技能。道具可以是一顶帽子、一根棍子或魔杖，也可以是一个球或其他可以被来回传递的东西。你们可以坐在一个房间里轮流说话，这样可以练习倾听。说话的人戴上帽子或手持棍子、魔杖或者球，其他人不能打断他说话。计时器停止时，轮到下一个人说话，即将道具传递给他。道具是一种提醒大家保持安静并倾听的工具。

下一步，观察其他人是否在仔细倾听。按顺序让大家重复刚才听到的语言（如果你喜欢，也可以通过传递道具来决定），这是非常有趣的事。你注意到什么？每个人都在仔细倾听吗？他们都能记住那个人说过的话吗？或者其中有些人已经感到困惑了？

这是你该掌握的有用的技能。如果你很难记住听到的话，那么你在学校可能需要更多的道具帮助你。你的言语治疗师可能会建议你参加某些活动和技能训练来帮助你在这个方面得到提高。

将这些技巧一起运用

当你专注于使用肢体语言和积极倾听，你可以把这些技巧一起来运用，结合这些技巧需要反复练习。你可能需要来自大人的提示和提醒，这也没什么不可以。当你反复练习这些技能时，你会感觉更舒适，在日常生活中你使用得越多越好。可以拿出摄像机或手机并花时间记录家里人的对话（事先需要征得说话人的同意）。

首先，注意演讲者。如果你手头有摄像机或手机，你可以在他说话时聚焦于其面部，然后将所有演讲者的说话画面都录制下来。他们的面部表情告诉了你什么？你能通过他们的表情确定他们要表达的情感吗？当他们说话时，他们的眼睛在看哪里？他们的手在做什么？每个不同的手势是什么意思？

有时还要关注听众而不只是演讲者。然后跟你的家人一起观看视频，因为现场对话并不容易让你完全跟上节拍。但如果你观看回放的视频，你可以在任何时刻按下暂停键。你可以倒退回去仔细听并观察别人的表情是否发生了变化。

你可能会发现各种各样有趣的线索，它们会告诉你人们的感受和想法。

- 他们是否会因为自己的情绪而放大声音或者降低音调？
- 谈话是否会在某个时刻突然加速或减速？是否有一种自然的谈话节奏？
- 说话的双方会打断彼此吗？如果是这样的话，会发生什么？
- 不同人的手势、姿势、眼睛和面部表情会让你得到什么信息？
- 你能发现一些积极的倾听者吗？这些听众是否集中注意力、点头或者表现出很感兴趣？
- 你注意到谈话双方有眼神交流吗？
- 谈话双方是否看上去有了互动，为什么？

这些建议就像其他章节所给出的那样，要反复训练，就像一个运动员在训练一样。必须通过不停地做练习（对于你来说是沟通方面的练习）来取得进步。

你的家人和帮手可以在练习中随时加入新的想法:

- 一个自制的道具可以让倾听更加有趣。你们一起来做一个有趣的皇冠怎么样？
- 创建关于私人空间的独有短语。如果某些人站得离你太近时，你可以说："不要做太空入侵者!"
- 邀请亲戚和朋友来家里聚会，那时你可以录制他们的谈话以便日后去听。你可能会惊讶地发现其中的故事，这些记录甚至可能成为家庭财富。

第11章

良好的沟通：学会交谈

交谈是复杂的沟通形式，即便是这样简单的谈话：

1：“嗨，老兄。”

2：“嗨！”

1：“你相信那件事情吗？”

2：“完全相信。”

1：“我知道他失控了。”

2：“正如你所说的。”

1：“待会儿见。”

2：“酷。”

假如你无意中听到了这段对话，你或许会想：“他们究竟在谈论什么呢？！”有时候，两个人相谈甚少，但是仍然进行了密切的沟通。其实，一些信息传递并非来自交谈时的语言，而是来自各种非语言形式的交流，主要包括肢体动作、语气、面部表情等。你在之前的第10章中已经了解到了更多的关于非语言形式的交流。

但是，语言交流还是很重要。

对于孤独症谱系障碍儿童来说最困难的事情莫过于与他人交流。阿斯伯格综合征患儿虽然语言发育正常且有较大的词汇量，但仍然表现出有一定的交流障碍。他们在彼此的对话当中，相互交谈，相互打断。他们通常会突然改变谈论的主题。他们有仅他们自己能听懂的“内部笑话”，通常会使用各种形式的俚语或绰号。这是一个很大的问题。

本章的内容就是提供一些孤独症谱系障碍儿童与他人交流的技巧，帮助你成为沟通高手。或许你已经向学校或特殊中心的言语治疗师寻求了帮助——这非常棒。言语治疗师主要帮助人们学习如何与他人交流。但是如何在家里灵活地运用这些技巧也很重要。为什么呢？因为大多数对话每天都发生在家里，家是一个非常方便练习的地方。

交谈：是非常复杂的

对话是有来回节奏的，差不多就像一个球从一个人传给另外一个人。

1："嗨，考得怎么样？"

2："呃，这次测试好难啊！"

1："的确！你第3题答案是什么呀？"

2："我觉得应该是100，你呢？"

1："我记不清了，但是我觉得我做错了。顺便问下，今天中午吃什么呢？我好饿啊！"

2："黏糊糊的炖锅菜。我带了一些午餐。"

1："你太明智了。"

2："明智都没有通过考试！"

当两个人相互交谈时，他们有互动，轮流提问和发言。这些互动对于那些有交流障碍的人来说并不容易。当更多的人加入同一对话中时，这些对话似乎是词语在飞快地走动，更难理解。理解这些词语并明白他们在说什么对于孤独症

请注意！

本章节主要关注口头交流——用语言。你将学会如何进行一段谈话，提问，回答，保持话题，理解语气。在第10章，你可以了解非语言交流。学会第10章（第78页）中的3个用于良好沟通的技巧有助于你顺利掌握第11章中所讲到的所有交流技巧。

谱系障碍儿童来说是一项巨大的挑战。

与大多数孤独症谱系障碍儿童类似，你或许会感到独白很舒服，也就是你习惯一个人自言自语。或许你对于你感兴趣的话题会说很多，甚至可以是一名演讲者，可以背诵来自书本或电影中的片段，或讲述你所记得的趣事或笑话。本章节中教给你的很多技巧在生活中对你将有很大帮助，本章节的目标是帮助你更好地进行两个人之间的语言交流。

你与他人之间建立一种对话的节奏非常重要。这是友谊建立、课堂参与甚至是申请工作（在以后的某一天）的基础。交谈是一种人与人相互联系的形式。你通过提问了解他人，他人通过回答问题回应你，然后问你问题。来来回回，伴随着每一次提问和回答，你们之间就会越来越熟悉。

开始一场对话的技巧

那么，如何进行一场对话呢？有时，你几乎不知道要说什么。或许你比较腼腆，不愿多说。又或者你走到某人跟前脱口而出，而不是以一种更流畅、更自然的方式开始一场对话。如果想要以某种让别人感到很舒服的方式开始一场对话，你必须遵循一些“规则”。掌握这些规则是良好沟通的基础。

学会说你好。当你第一次见到某人时，问候是一种非常棒的方式，这可以向他人表达你的关心而且有助于让他们感受到很受欢迎。记得对在公交车上坐在你旁边的小朋友说“嗨”，当你刚到学校时要问候你的同学，当你坐在餐桌旁时再次说“嗨”，问候你的每一个家庭成员，这能让他们感觉非常好。某人离开时对他说“拜拜”也是一种礼貌及表达关心的方式。

记住他人的名字。有时，对于孤独症谱系障碍儿童来说记住他人的名字非常困难。假如你遇到同样的问题，请花一些时间浏览花名册或班级照片，并将他人的名字与照片进行匹配。另一个方法就是，请父母拍一些你的同学的照片，你的父母可以将收集的照片和匹配的名字夹在你随身携带的书里。假如你有智能手机或平板电脑，也可以将这些照片和名字存进去。

称赞对方。赞美是一种积极的评论。例如，你可以夸赞某人的外貌或称赞他的比赛打得很棒。赞美的语言可以简单到“发型不错”或“干得漂亮”。假如有人赞美你，你应该微笑并回复“谢谢”。

学会搭讪。与某人搭讪的方式有很多种。例如，你可以问候别人说“嗨”“怎么了？”或者“最近好吗？”然后你也可以增加一句赞美的话，例如“鞋子好酷”。这里有一个问候和赞美的例句供你参考：

“嗨，玛利亚。我看到你的作品挂在布告栏上，太棒啦！”

另一个做法就是发表意见。发表意见就是简单陈述你的所见所想。可以试着像这样发表自己的看法：“这个游戏看起来好有趣啊”或“那里肯定在下大雨”。仅仅确保你的意见适合当下的情形就可以啦！例如：

“我刚刚听说我们很快就有户外健身场地啦，这样我们就可以打垒球啦！”

或者：

“嗨，伊桑，我刚看了你昨天说的那个电影，非常不错。”

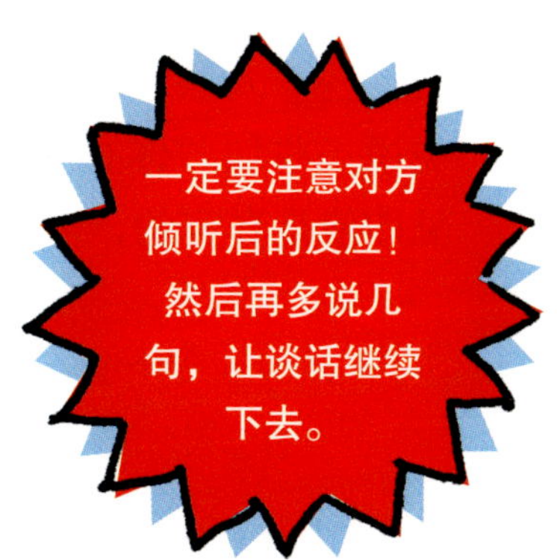

做一个主题列表。假如你非常熟悉孩子们经常讨论的话题，你将更容易开始一段对话。

- 学校
- 运动
- 电影或电视节目
- 流行音乐
- 宠物
- 食物
- 度假
- 最喜欢的东西

在家时，可以多练习你学到的这些交流技巧。从问候开始。当你回家或进入房间时对你的家庭成员说“嗨”。接着，说一些赞美的语言。例如，你可以对你的爸爸说他做的饭非常好吃。或者让你的姐姐知道你很喜欢她的牛仔裤。你的家人会非常喜欢听到类似的语言。

尝试在家里多发表意见：“妈妈，今天我在学校过得非常开心。”或者“外面的天气似乎非常糟糕，我最好带件夹克。”或许你并不习惯于这样说，主要是因为你认为其他人都知道。但是实际上他们并不一定知道。记住，你所想的并不一定是其他人所想的。你的想法与他人是不同的。

顺便说一下，试着多发表一些积极的评论。无论何时都应该多说一些令人愉快的话语，同样别人也会以友好的方式回应你。要避免说一些如“你有口臭”或“你考得好糟糕啊”之类的话。这种意见即使是真实的，但是说出来也会让他人非常难过。

下一步：提问

许多孤独症谱系障碍儿童都有提问障碍。你有忘记问问题吗？或许这样的事不会发生在你的身上，你或许经常可以在书中或网络中找到想要的答案，又或许你非常喜欢透过现象看本质或自学一些新的东西。可能你不喜欢去了解他人的意见或观察他们的表情。

但是提问是与他人建立互动的一个非常重要的方式。很多人喜欢被问及关于他们自己的问题，这可以使得他们感到更有存在感。这是一个非常棒的技巧（事实上，也是一个非常重要的技巧）。向那些你见到的和已经认识的人问问题，是一种互动方式。这将使你看起来更加友好，富有求知欲，并且有趣。这样你将打开一扇沟通的大门，其他人也会问你一些问题。这就是一开始所说的“来来回回”。

问他人问题是开始一场对话最好的方式。问一个比较容易的问题：“你好吗？”对方或许会这样回复你：“我很好，你呢？”如果当你每天第一次遇见某人时，你从来没问过这样的问题，那么你现在可以开始练习了。先从你的家庭成员开始，当你早上醒来时，可以这样问：

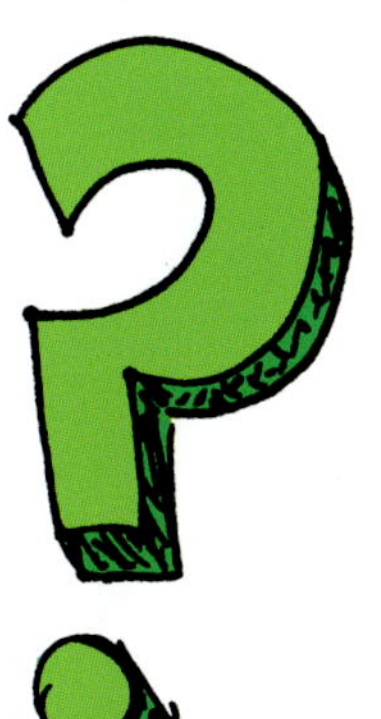

“嗨，妈妈，今天感觉怎么样？”

或：

“早安，爷爷，昨晚睡得好吗？”

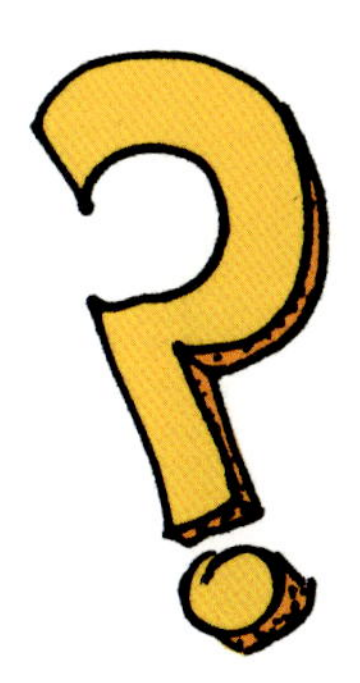

当你放学回到家时，你可以这样问：

“嗨，今天过得好吗？”

无论何时有人回家时，同一个问题可以换成另一种问法：

“嗨，今天过得怎么样？有什么新鲜事吗？”

一旦这些提问成为一种习惯，你就可以练习其他的对话开场白了：

“你在想什么呢？”
“那是一本好书吗？”
“你喜欢那个游戏吗？”
“你昨晚在做什么呢？”
“你今天要去什么特别的地方吗？”

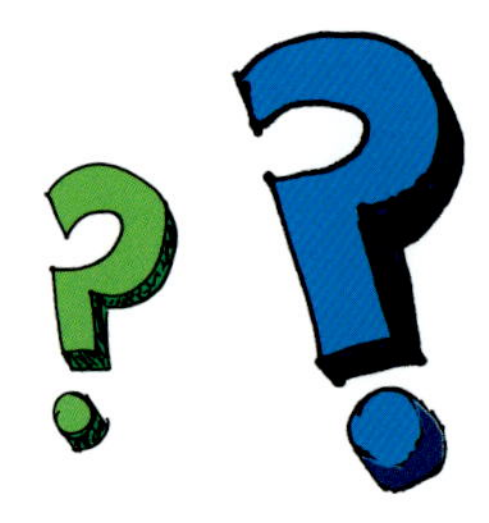

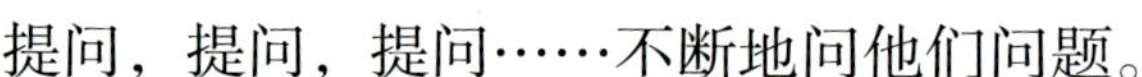

提问，提问，提问……不断地问他们问题。

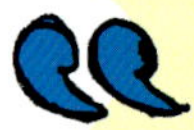

> 我有交流障碍，尤其是周围有很多人的时候。
> 对我来说很难开口，我怎么啦？
> ——一个14岁患孤独症的男孩

回答

一旦你比较擅长提问，你就可以集中精力学习如何回答别人问你的问题了。孤独症谱系障碍儿童倾向于简短回答别人的问题：

父母：“你今天在学校过得好吗？”
你：“嗯。”

这样回答，对话就终止了！这里有一个关于如何通过回答让对话可以继续的例子：

父母：“你今天在学校过得好吗？”
你：“当然，我们了解了火山。这个太酷了。我想在网上了解更多关于火山的知识。你们今天过得怎么样？”
父母：“我们今天也过得非常棒，非常感谢你的关心！或许我们以后有时间可以去庞贝古城逛逛。你听过庞贝古城吗？”

看见区别了吗？当你回答得更多而不仅仅只是一个简单的“是”或“不是”的时候，一场交流就开始了。

在家的时候，当你每次回答“是”或者“不是”的时候，试着增加一些评论或发表一下自己的看法：

“谢谢，我不想要第二份了，我吃饱了。那是一个新的意粉配方吗？”

或者：

“是的，我今天上了艺术课，我们做了自画像。你今天做了什么有趣的事情吗？”

要做到擅长提问，注意别人所说的，给出相应的回应，可以这样做：

练习使用手机通话。（你或许会立刻小声哼一下。许多孤独症谱系障碍儿童都不喜欢用手机通话！）

讲电话有助于你专注于正在进行的对话。你可以闭上眼睛避免分心，但对方却看不到（当你讲电话时不用进行眼神交流）。如果你的手机可以控制音量，你可以开大一点，确保你可以听清电话那头对方所说的任何事情。

对于这个练习，可以在家庭成员间进行。在一定的时间里与他（她）交谈——可以是5分钟。集中于提一些问题并回答对方问你的问题。努力地让对话顺利进行而不是很快把天“聊死”。当定时器响的时候，你或许已经准备好结束对话——或者如果你很开心也可以继续聊。当你准备好说再见的时候，你可以这样结束：

“和你聊天非常开心！”

“我现在必须挂电话了，希望我们很快可以再聊。”

“我稍后再联系你好吗？”

“有空常联系哦，拜！”

讲电话是每个人都需要学的技能。一旦你掌握了基本技巧，它就会变得很容易，而且谈话也是如此。你可能会发现提问并不像你想象的那么困难。而你对其他人的好奇心也将会随之增长。

把握主题

或许有一个主题或话题会让你觉得非常有兴趣，以至于你想时时刻刻谈论它，例如：动物，足球，贴纸，游戏，你的收藏，或者其他的东西。有时你甚至会打断别人开始谈论你最喜欢的话题。有时你或许忘记了倾听别人的问题或想法，因为你一直在考虑如何把话题转到你最喜欢的主题上来。这就叫脱离主题（跑题）。

我报名参加了足球队。
冥王星不再被归为行星了。
啊？
现在它被归为矮行星。
嗯……
我得走了。

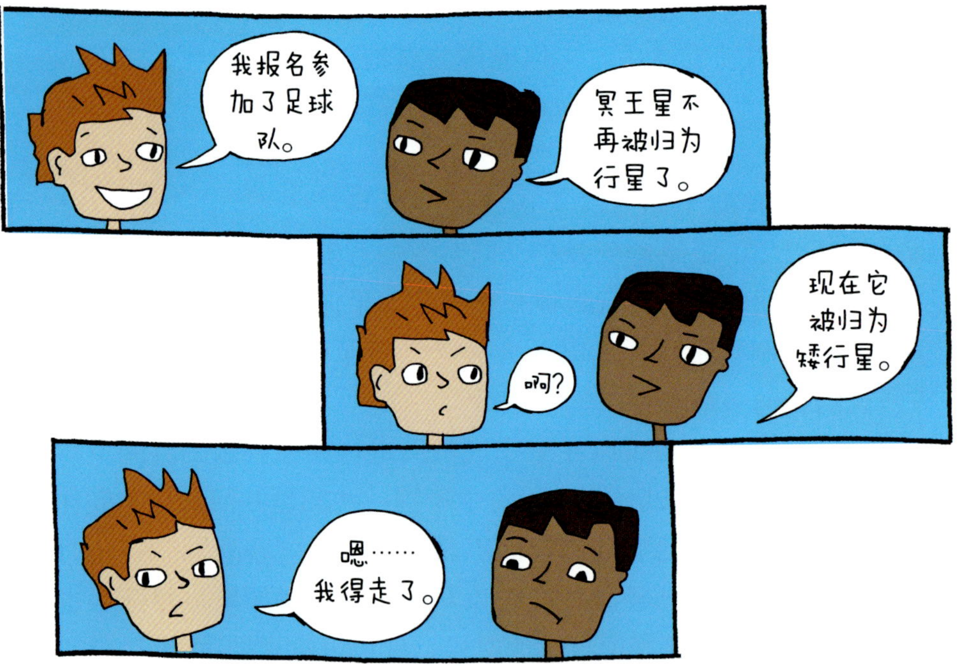

注意到上图中对话的话题如何从足球转到冥王星上了没有？实际上，这并不是真正意义上的对话，因为交谈的这两个人讨论的是两件完全不同的事情。它们之间并没有真正的联系。

你的目标就是把握主题。为什么你不得不谈论一些你不感兴趣的事情呢？因为这是良好沟通的一部分。可以把交流想象为是一条双向车道：车辆是朝着两个方向行进的，而不是同一个方向。你需要注意其他的“司机”，因为你们行驶在同一条车道上。他们听你说——你也要听他们说。

在家里，你的家庭成员可以给你一些小小的提醒，例如“请把握主题”。那是要你注意对话的内容并且参与进来的信号（暂时不要回到你喜欢的话题上）。

另一个做法就是在家中随手可及的地方放一个计时器。然后你就可以在有限的时间里谈论你喜欢的话题。父母可以说：“我知道你想要谈论星球大战，所以我们定时5分钟谈论它，并且我们听你说。但是之后，你需要转换话题。”在你谈论完自己感兴趣的话题后，你需要让对方有机会讨论他们感兴趣的话题。这是一个练习互相交流的非常好的方式。

记住第98页中那些孩子们常讨论的话题了吗？或许你想把可以用来问其他孩子而开始对话及让对话顺利进行的问题写下来。假如你心中已经有了一个清单，那么你就准备好了谈论一些你所擅长的主题以外的其他话题，例如：

你经常运动吗？

最近看什么好看的电影啦？

你今年暑假打算出去度假吗？

你最喜欢的活动是什么？

你最喜欢哪个老师呀？

你喜欢听哪种类型的音乐？

注意对方的反
应。然后就话题
说点什么，让谈
话继续下去。

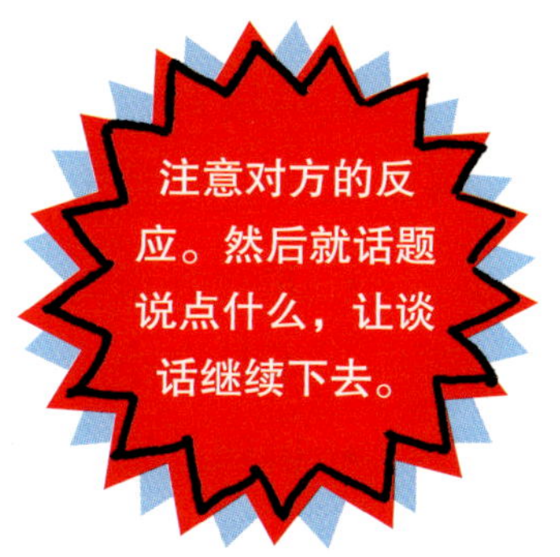

把握主题意味着你不能谈论你最喜欢的话题吗？当然不是。你或许有很多比较擅长的话题，你可以与他人分享你所熟悉的任何东西。但是要确保对方对你所说的话题感兴趣。

怎么确定对方对你的话题感兴趣呢？他们经常会表现出一些信号表示他们在积极地听：他们会注视你、点头或者问一些相关的问题。

如果某人试图终止你正在谈论的话题，他（她）或许会这样说：

“酷，但是我们可以换个话题吗？”

或者：

“是的。想去玩玩游戏或者其他的什么吗？”

或者：

“我们谈点儿别的吧？”

以上是一些表示对你正在谈论的话题不感兴趣的信号。你可以对对方这样说：

“抱歉，我刚意识到我一直在不停地说，你也说点什么吧？”

或者：

“噢，这个好像是没有什么意思。咱们谈论点儿别的有趣的话题吧？”

或者：

“我说得太多了！谈论这个话题的时候我总是太兴奋，我们还是换个话题吧。”

语气

在一段对话中，你说什么并不重要，重要的是你怎样说。人们可以从谈话的语气中得到一些暗示：

- 非常兴奋时你会大声说话吗？如果你不想被别人听到时你是不是会小声说话呢？
- 讲到故事的高潮部分时你会加快语速吗？
- 当你在阐述一件事情或理由时会停下来吗？
- 当你强调某几个词或某句话的时候你会放慢语速吗？
- 你在模仿其他人讲话的时候会改变自己的语调吗？
- 你是否通过在句子末尾提高音量，以使话题变成提问？

所有的这些暗示都被认为是一种标准的语言模式。无论讲哪种语言，这些模式都是语言之外的一种暗示。

当你有孤独症谱系障碍时，这种语言模式或许根本不适用。早在1944年，汉斯·阿斯伯格*关注研究了许多孤独症谱系障碍儿童。他注意到这些孩子中的大多数说话的语气都非常**单调**，意思就是说他们不管讲什么都用同一种语调，讲话的语气总是像在读演讲稿。或许你也是这样讲话的。

如果你说话的方式与其他孩子不同，那是因为你是不由自主的。但是如果你想做出一些改变，你或许可以这样做：

最好的方式就是向言语治疗师寻求帮助，他们是经过专业培训的，专门帮助有交流障碍的孩子。治疗师可以针对你的语速、发音、语气，以及与不断重复单词或短语有关的问题方面提供帮助。这些问题都需要专业人士提供帮助，他们可以帮助你制订计划或者给你的父母提供一些如何在家中帮助你的建议。

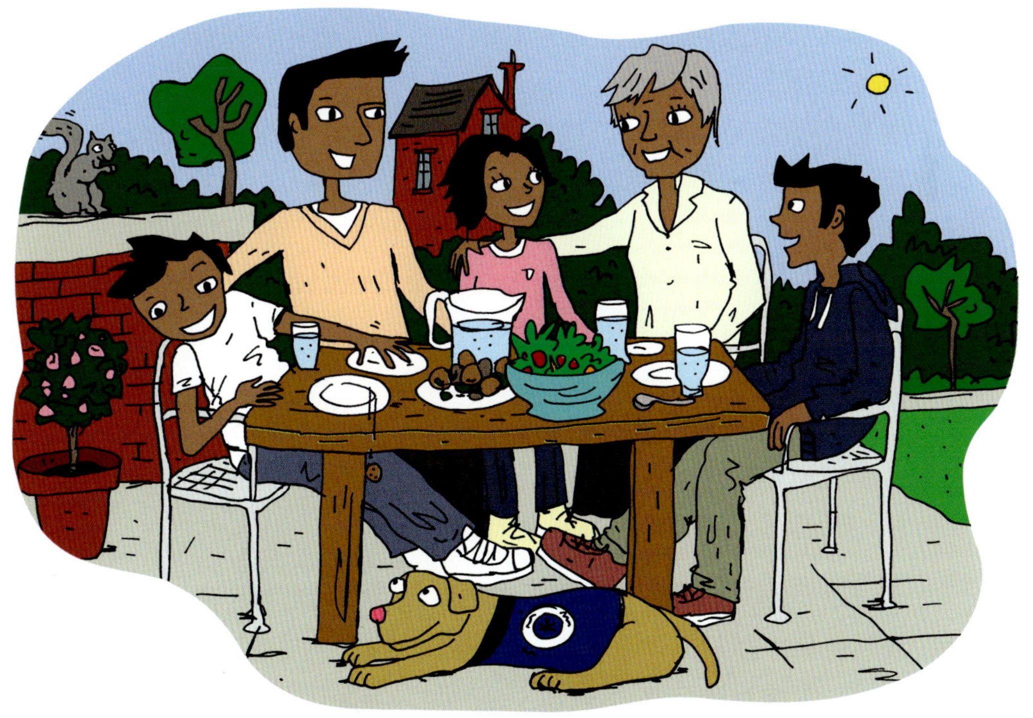

* 阿斯伯格综合征就是以汉斯·阿斯伯格的名字命名的，他是一名儿科医生，他做了许多关于孤独症谱系障碍方面的研究。

你还有很多方法可以用来练习交流的技巧。下面的这些建议你可以在家中或学校使用。

把这些技巧融合起来

记录自己。提出这个建议是有原因的：记录是一个非常有效的学习新的交流技巧的工具。请你的父母亲或其他的家庭成员记录你与某人的谈话，可以录像或录音。之后，你可以看这些视频或听录音，并找出你在与别人进行交流时的长处或存在的问题。例如，你擅长与他人分享你的见闻或听别人分享他们的吗？如果是，非常棒，可以继续坚持。但是你有反复重复一些对话的内容吗？或许你打断了别人或者忘记提问了？很好，现在你有事情做了……开始吧！把你记录的视频或录音给你的言语治疗师，他（她）可以帮助你更好地练习。

饭间讨论。在用餐时间练习也是一个非常好的方式，因为所有的家人都在。用这个时间提升你的谈话技巧、你的倾听能力以及提问的能力十分适合。

这种活动也可以试试：让每个人谈2分钟，如果你愿意，也可以使用计时器。每个人发言完毕后，桌旁其他的人可以提问有关内容（你可以传递“麦克风”，它可以是一顶帽子、一根木棒或者一个皮球等）。很多家庭会利用吃饭时间谈论他们各自一天的经历。他们或许会谈论学校或工作中发生的事情，他们做的趣事，这一天过得开心还是不开心。有的家庭使用会话启动卡片，这种卡片可以作为开始讨论有趣的事情的提示。你可以在礼品店买到这种卡片，也可以手工自制。利用这种方式，谈话就不仅仅局限于“今天过得如何？”而是进入了一个全新的领域。

活动期间练习讲话。这比你想象的更具有挑战性。你的大脑在某一刻只想集中在某一件事情上，或者完全投入到让你感兴趣的事情上，例如一个游戏或一件让你困惑的事情。当你玩的时候，你或许并不想停下来讲话，如果你愿意讲话，那也仅限于你正在玩的游戏内容。倘若你玩游戏玩到一半的时候，你的朋友问了你一件关于学校的事情，或者你的妹妹开了一个玩笑，那你会怎么办呢？你或许会感到很烦乱！这就像你突然不得不“转换话题”一样，这对你来说并不容易。

转换话题及同一时刻做好几件事都是一种技能。你需要通过不断练习来掌握这些技能。其中一个方式就是当你在谈论你最喜欢的话题时，在家庭成员间来回传球。这样一来你的大脑和身体不得不同时做两件不同的事情。类似的练习有助于改善你的协调能力和节奏感（记住，讲话是有节奏的！）。另一个练习方式就是在你玩游戏的时候讲话——但不是关于游戏的。例如你可以在玩游戏的时候告诉你的玩伴你刚做过的考试，你看过的电影，或者中午你想吃什么。这些都有助于让你的大脑同时集中在两件不同的事情上，这是一种非常棒的练习方式。

最后一点

你生活中遇到的人或你的“帮手”团队将会一直帮助你学习沟通技巧——即使这对你来说真的很难。他们会鼓励你说“你好”或“再见”，他们会向你提问并期待你回应，他们会提示你避免用过于单调的语句谈论话题。他们甚至会要求你谈论你的感受，或者希望你不要总是一遍又一遍地重复同一个话题。有时，你会对这些要求感到非常沮丧。

因为这些人关心你及你的未来，他们希望你不断地挑战自己。因为他们知道良好的沟通方式是做好很多事情的关键：交朋友，与家人建立亲密的关系，在学校获得成功，从事你感兴趣的职业，融入更广阔的社会。如果你努力改善你的沟通障碍，你的沟通能力将会变得不断增强，你也会变得更加自信。加油！

孤独症谱系障碍可能非常具有挑战性，但是这些挑战有时也可以让你以全新的方式看待事物。生活需要慢慢来，无论事情有多么糟糕，永远都不要放弃。

——一个17岁的患孤独症谱系障碍的女孩

第12章

你的社交急救包

在电视节目中，我们可以看到很多把人放到一些极端环境中来测试他们生存技能的真人秀。比如说，把挑战者们放到荒野之中，却只给他们提供极少的供给。接下来，他们必须凭借着自己的勇气和能力去通过每一项挑战，直到他们决出最后的“幸存者”（尽管并没有人真正地死亡）。

还有一些节目，竞争者们结伴进行一场未知终点的比赛。他们来到异域他乡，面临不同的环境及文化。他们可能并不会当地的语言，但他们却依然要寻找到前行的道路。在这场混乱的旅程中会有一些神秘线索指引他们前进的步伐。团队合作能有所帮助——但如果有地图、指南针或者GPS的话会更容易一些。

你有没有觉得自己有时候就像这些真人秀中的挑战者一样？被放在了一个充满困惑的环境当中，你不确定自己能做些什么，该说些什么，该怎样去和他人相处。那么多需要学习的新技能，那么多剪不断理还乱的线索，那么多要弄明白的语言，你能分清哪些才是有用的吗？现在，就有这么一个特别的社交急救包能帮助到你，让你能在这个总是充满了困惑的、快节奏的世界里顺利前行。

它不是一个可以真切地拿在手上的真实的急救包——它更多的是一个存在于你脑海中，想象出来的急救包。它里面包含有4样重要的工具，为你能够成功社交、感受自信提供信息、技巧和支持。这些工具能够帮助你找到日常社交生活中属于你自己的道路，帮助你度过艰苦的磨难。现在发挥你的想象力，在你的大脑中画出这个急救包，并把每一件工具都放进去。让你的父母或者值得你信赖的大人成为你的同伴吧——也就是那些能够给你建议，告诉你解决方法，在你失落沮丧的时候能够陪你在一起的人。

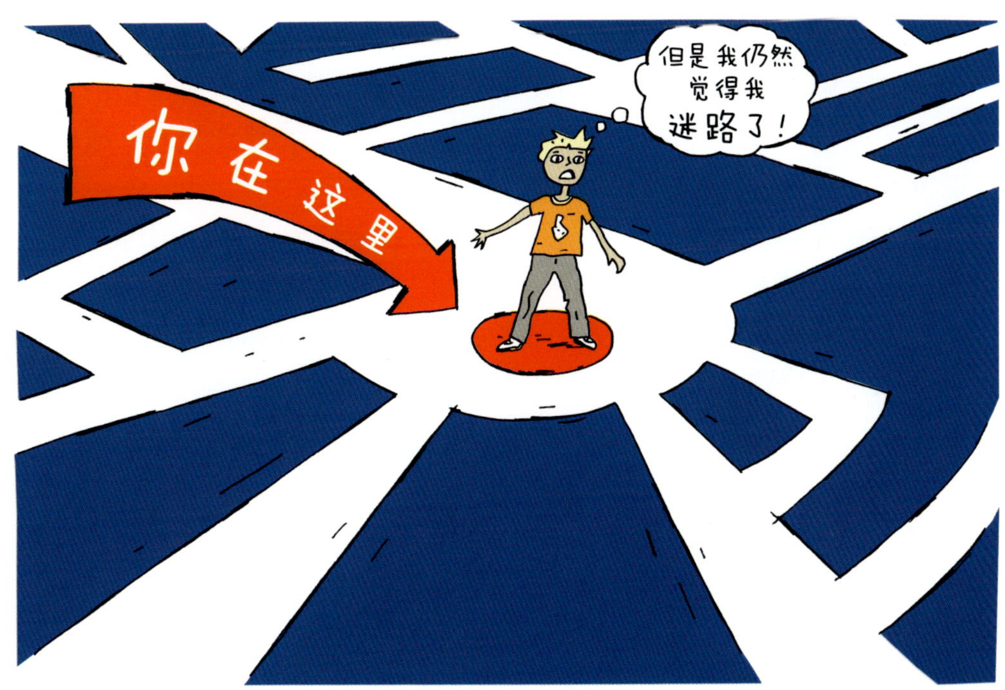

1号工具

假想的GPS导航设备

孤独症谱系障碍的挑战之一就是它影响到了你的认知水平。什么意思呢？就是说你不知道自己应该要去哪里，怎么去到那里，在此过程中你会遇到什么，你并不具备这样一种能力。

比如说，你可能需要别人的帮助来记住现在是哪天、什么时间，你今天的日程是什么，你需要去完成哪些任务。你身边的大人们可能会帮助你来集中注意力，他们会给你准备一份写好的日程表或者提醒你接下来该干什么。许多孤独症谱系障碍儿童会依赖这种例行日程，这会让他们感到准备充分、有安全感。有的时候，例行日程中任何的改变都会使他们感到沮丧或迷惑。

通常情况下，生活并不像我们想的那样是可以预见的。计划随时在变，随时会有陌生的人出现在我们面前。我们平时所依赖的规则并不适用于每一种情况。最终我们会觉得迷失，感到担心。或许你更多的时候会是这样的一种感受。

能够帮助到你的就是去形成一种更强大的去认知你周围所发生一切的意识观念。不是你期望发生什么或者你想要发生一些什么——而是实际上真正在发生的事情。这就意味着你要比往常更广阔地去打开眼界，拓展思维。

就好像是打开你的GPS一样，也就是全球定位系统。嘀嘀！正在定位……

看一看你一天之内不同的时间都在什么地方，想一想不同处境下又需要做些什么。不同的设定意味着不同的行为方式，你的意识会告诉你应该做些什么。现在我们来看一些例子：

尼克在学校遇到了一些麻烦，但他自己却并没有意识到有什么问题。上课的时候，老师总是说他："尼克，现在不是开玩笑的时候。"但其他孩子们都因他的玩笑在开怀大笑。尼克喜欢这种被关注的感觉，并且他觉得他是在交朋友。他能够交到更多的朋友并从中获得更多的乐趣，这难道不是自己父母和治疗师所希望的吗？

杰西喜欢邀请她的好朋友本到家里来欢度周末。他们是邻居，而且他们有很多共同点。他们都喜欢搭乐高，集小石子，都喜欢在沙坑里搭建精巧的沙雕城堡。有的时候，杰西太过专注于搭建她的建筑物了，以至于忘了和本说说话。又有的时候她会觉得老干一件事情太无聊了，就直接离开，去玩别的新的游戏去了，而本就被孤独地留在了那里。于是很快杰西的妈妈就会大叫："杰西！你是不是忘了什么重要的事情？你还有客人要招待呢。"

哈金每周四下午6点都要进行专业的心理治疗。他的治疗师是卡伦，卡伦有着明确的日程安排：首先她会帮助哈金做一些治疗上的梳理，然后带他做一些技能学习的活动，再然后会让哈金荡一会儿秋千。这些都是哈金经常做的并且期待着的。但是这周四当哈金和妈妈一起来到治疗室的时候，他们得知卡伦因为脚踝受伤而不能参加这次的治疗了。这时另外有一名专业治疗师微笑着对哈金说："今天我会做你的卡伦。"但哈金无法接受，别的人怎么会是卡伦！站在候诊室里，哈金就开始大哭。"不！"他说，"不应该是这样的！"他冲出门去，远远地跑到了停车场里。停车场里停着很多车也有很多车在穿行，但是哈金一点也不在乎。他想的全部都是赶紧离开这个地方。

在这些例子中，尼克、杰西和哈金都没有意识到情境的设定——也就是他们在哪，为什么会在那里，还有什么别的人在那里。他们本可以更多地想到实际上会发生些什么。你能想到一些什么方法，让这些孩子们能够应用他们想象中的GPS来应对这些情况吗？

对**尼克**来说，情境设定是教室。在这里，他本应该展示出更好的"学生行为"。与开玩笑相比，他更应该把注意力放在老师身上并且认真听讲。因为他喜欢开玩笑，而且似乎可以在同学之间产生很好的反响，所以他可以把他的这些幽默保留到午餐时间去展示。那才是他的喜剧舞台！

本是**杰西**的客人，当她邀请本来家里做客时，她应该记住要让本感受到宾至如归。在玩耍的过程中，她应该要和本说说话、聊聊天，要让本感受到主人家对他的欢迎。如果杰西对正在玩的游戏感到厌倦了，她应该说："嘿，本，想去干点儿别的什么吗？要不我们去下棋怎么样？"之后她应该听取本的想法，看本想要干什么。最终他们可以找一个他们都喜欢的游戏一起玩儿。

跑出候诊室对**哈金**来说是十分危险的，他可能会在停车场里被车撞到。其实哈金因为计划的改变而感到沮丧的心情是可以理解的。这个时候做个深呼吸能够有一定的帮助，当哈金平静下来以后，顶替卡伦的那位治疗师才能够给他解释，卡伦的治疗安排她也是了解的，并且会按安排来进行治疗。哈金也可以针对可能会发生的事情来提问。他可以说："我很紧张，怎么做才能让我能够好一点？"

假想的GPS能够帮助每一个孩子意识到他们周围的人想要的是什么。这是一项重要的社交技能！在大人的帮助下，尝试练习应用你的个人GPS。这是一个很有用的工具，可以用来调整你的认知。请持续关注每天的不同时间你自己在哪里，又和什么人在一起。这将告诉你应该如何去表现，又该如何应对自如。

2号工具
礼仪小手册

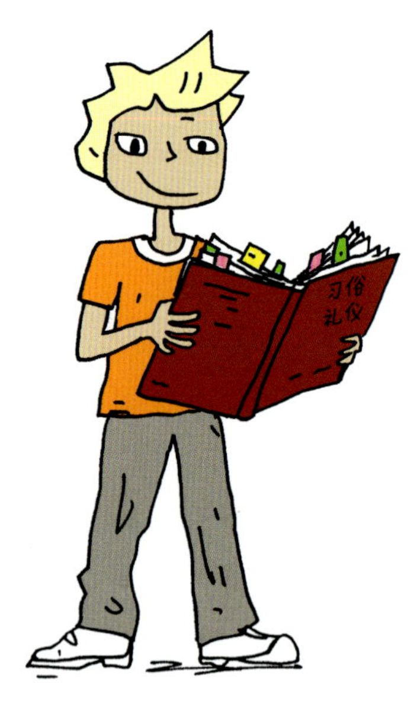

你知道吗？在出国旅行前，大部分旅行者都会通过手册来获取关于他们要去的地方、会碰到的人等有用的信息。他们需要知道以下所有信息和资料：

- 当地人的传统风俗、社会习俗和礼仪。
- 当地的规定和法律。
- 如何用当地话表达一些简单常用的语句。

你可能不是一个旅行者，但是有的时候你可能会觉得自己身处异地——也就是当人们说话很快的时候，还有就是你尝试着去弄明白人们在干什么的时候。

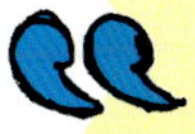

我觉得小朋友们对我很刻薄，
又或者他们当我不存在。
—— 一个11岁的患孤独症谱系障碍的男孩

有一些孤独症谱系障碍儿童对于他们的生活经历的描述就是“仿佛来自另一个星球”。至少在有的时候，你可能会觉得对于这个世界来说你就像是个外星人一样。如果是这样的话，你可能需要一本参考指南手册，一本记录了习俗和礼仪的小手册。好吧，现在你就有这么一本，就在这里，作为你的社交急救包的一部分。如果你能熟记这些习俗和礼仪，那么在社交活动中你会更加游刃有余。

如果你愿意，可以把这部分内容中提到的主意写在一个小本子上。然后当你需要提醒的时候，你可以拿出你的个人小手册查找翻看一下。

日常会面：当你进入一个房间，或有别人进来的时候，要说“你好”或者“嗨”，或者招招手。在家、在学校，还有在你碰到熟人的时候你都可以这样做。当你或者他人离开的时候，也记得要说“再见”。除非你碰到了熟人，否则走进商店或者在家附近散步的时候你可以不必和任何人打招呼。

正式会面：当你第一次见到某人的时候，有一些原则你需要遵守。如果你是坐着的，请站起来，礼貌地微笑，并和对方对视一会儿。如果眼神接触对你来说比较困难，那么这里有一个小技巧能够帮助到你。你就在脑海里告诉自己“我想知道这个人的眼睛是什么颜色的”。快速地看一下并且找到答案（关于眼神交流的更多内容见本书第82页），然后说：“你好，我的名字是__________（你的名字）。很高兴认识你。”

互相介绍：有的时候你需要介绍别人给大家认识。比如说，你有一个朋友到访，这时另外一个朋友也过来了。如果他们两人互不认识的话，你就需要像这样来介绍他们：

“杰登，我给你介绍一下我的这位朋友，这是李。李，这是杰登。”

或者：

“杰登，这是李。李，这是杰登。”

回答你的“听众”：你并不需要非得站在演讲台上才会有听众。你身边的所有人，你的家人，学校里的人，和你交流的每一个人都是你的听众。他们倾听你的话语并且观察你的行为动作。因为你的孤独症谱系障碍，你可能不会觉得你身边被他人围绕——他们是有着自己的想法和感受的人。你可能一直以来相信你的想法和别人是一样的，但其实不是这样的。每个人对他自己认为的都是独一无二的。

“特别的”孩子们在这方面都有着自己的个人意识。即便是在很小的时候，人们也已经知道需要去改变自己的说话方式和行为举止去适应不同的听众。比如说，某一个时刻一个小孩子正在和朋友们淘气，但是如果父母或者老师一进入房间又会发生什么呢？这个孩子可能就会注意到并且停止调皮。当大人一离开，他又很快会恢复到之前的淘气状态。

这里还有一个例子：一群男孩聚在一起，站在那里讨论女孩们怎么怎么“女性化了”“都喜欢粉粉嫩嫩闪亮亮的东西”什么的。即便有一些男孩不知道是怎么一回事，他们也会点头然后继续聊下去，就好像他们也是这拨人中的一份子一样。这时如果有女孩走过，所有的男孩都会突然安静下来或者换个话题，这样女孩就不知道他们在聊些什么。他们知道女孩可能会因为他们的谈话感到受伤或者恼怒，所以他们安静下来。这是他们的一种听众意识——即使这个女孩只不过是路过而已，也有可能根本不是他们谈话中所提到的。

孤独症谱系障碍儿童通常需要付出更多努力才能达到大多数孩子已经拥有的这种认知水平。虽然需要不断地练习才能提高这项技能，但是你能够做到！在成年人的帮助下，你可以学习根据你交谈的人以及交谈的地点来调整你的交谈方式及内容。

如果你和比你小的孩子们在一起时……

你要有耐心，并且说话要更慢、更清晰。

当你和同龄人交谈时……

可以说些口语化的语句或者直白地说出你喜欢的和你不喜欢的。

如果你和老师说话时……

你需要更礼貌一些，以表示你尊敬他。

在图书馆里讲话时（轻言细语）……

是不同于

在吵闹的体育馆里讲话的（大声说话才能听见）。

更多的情况是要取决于你的谈话对象（们）的。你需要学会调整你的语言以及声调的方法，从而提高你的“听众意识”，这是一项你能够受用终身的技能。

客气话：作为患有孤独症谱系障碍的孩子，你可能非常诚实。这是一个值得一直拥有的很好的品质。讲真话很重要，同样，真实地说出你的想法也是重要的。如果你正是这样做的，坚持下去！但是在有些情况下，孤独症谱系障碍儿童又太莽撞了（莽撞的意思是说你说话太唐突，没有想到要把你的话修饰得温和点儿）。我们来看一个鲁莽的范例：“你的发型看起来真糟糕，你为什么不换个发型呢？”这时，你是说出了真话，但是你说的话会伤害到别人的感情。所以最好是做一些客气的修饰。比如，你可以用一种更友好的方式说：“我看到你剪头发了，你喜欢你的新发型吗？”或者是你可以避开发型而不谈，只是聊些别的：“我喜欢你的绿夹克。”或者“你觉得作业难吗？”

如果你并不知道什么时候你就表现得唐突鲁莽了，这时请求一个成年人来帮你一起解决这个问题是很有必要的（寻求父母或者你的帮手团队帮助。你可以多参考一下第7章中关于专属“帮手”团队这一部分的内容）。这些成年人可以在你有一点唐突的时候帮你指出来，他们能够帮助你用一种更礼貌的方式来措辞。

随着时间的推移，你可能也慢慢地能够注意到别人对你说话时的反应。你将能够更好地读出对方的肢体语言和面部表情（请看本书第80~89页）。这些都能告诉你，你说的话都产生了什么样的影响。

内心想法：这一点和讲话唐突是有所关联的（请看前面一页）。因为你的孤独症谱系障碍，你可能会大声讲出你的想法，但是有的时候可能把这个想法藏在你心里反而会更好。很多孩子都有这个问题，即使他们没有患孤独症谱系障碍！在他们的大脑想阻止前，嘴巴已经说出来了。然后——啊！——麻烦来了。有的人就会因此感到受伤或者最终变为生气。

把想法藏在心里，是一项言语治疗师和孤独症谱系障碍专家们可以帮助你掌握的技能，你的父母也可以帮助你，它需要进行训练。你需要学习知道你想要表达的是否是恰当的。另外，你需要别人帮助你注意到那些因为你已经说出去的话所导致的他人受伤和生气的情绪。所有的这些都需要时间。随着你逐渐长大，你将能够越来越好地感觉出什么是恰当的，什么不是。坚持寻求帮助。

说抱歉：有的时候，你会犯错或者是伤害到别人。这时你该怎么做？道歉！简单的一句话——“对不起”——能够有很大的不同。

承认犯错需要勇气，特别是在争执过后。你可能还在生气、沮丧，那么这些强烈的情绪就可能呈现在你的道歉方式中。经常练习很有帮助，和父母或者别的成年人一起，你可以练习不同形式的道歉。比如：“这是我的错，对不起。”或者“我愿为我所做的道歉，你可以原谅我吗？”

寻求帮助：当你感到迷茫或者疑惑的时候你最常做的是什么？你会清楚地表达出来吗？例如，如果你在数学课堂上，有一些知识你弄不明白了，你会举手让老师知道吗？这样做是很重要的！实际上，这也是一项技能。

承认你需要帮助并不是软弱的表现，这不意味着你不聪明。任何人都有感到迷茫的时候，或者会遇到难以理解的事。但是如果你不说出来，没有人会知道。举起手并且说出来：“我对你刚刚讲的东西感到疑惑。可以请你再慢慢地重复一遍吗？谢谢。”

你可以在任何情境下应用这项技能，甚至是在交谈当中。在第11章中，你能够找到很多交流的小技巧。但是，即便你学会了这些技巧并且经常练习，你仍然会有不理解别人在说什么的时候。当这种事情发生的时候，你就可以说："对不起，打断一下，我没有理解你刚刚说的是什么。可以请你慢一点再说一遍吗？"你可能觉得有点尴尬，但是当你迷惑的时候应当诚实一点。否则，你可能会误解了别人的意思，最后导致交流失败。

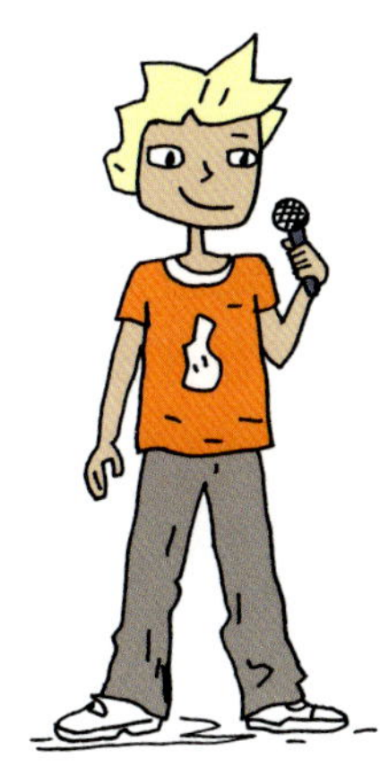

3号工具
坚持己见

即便你天生是一个平和的人，你不喜欢打架和争执，但有时冲突仍是会发生的。冲突往往发生在人们不能公平对待每一个人的时候。当发生这些冲突的时候，一项很重要的解决冲突的能力就是：清楚明白地说出来。当你能坚定又不失礼貌地清楚说出你的想法的时候，你就做到了坚持己见。

有的时候冲突可能来得猝不及防。比如，你正在打电视游戏，然后你的一个兄弟姐妹冲进来说："该我用电视机了！"你并没有发起这场争论，但猝不及防的你已经处于其中。有的时候，冲突总在发生。可能你的朋友总是选走你要玩的游戏。可能你的姐姐总是觉得她应该优先使用电脑，因为她比你大。又或者，可能是你的同学偷看你的作业并抄袭。

在每一种情境下，你没做错任何事，但你可能感到恼怒、挫败和受到欺骗。这些情感对你来说都是挑战。它们让你的日子变得艰难并且增加了你的压力。你该怎么办？**如果你能够运用坚持己见的技巧并大声为自己代言，那么你就能帮到你自己。**

第8章（第63~65页）中提到了用"停止一思考一去做"的方法来掌控来自家庭中的冲突。你也可以在和朋友或者同学起冲突的时候用到这种方法。

这里有一些如何自信而清楚地表达出自己想法的示例：

"让我们按顺序选吧，这样更公平些。"

或者：

"我今天4点到5点需要用电脑做功课。"

又或者：

"请不要抄我的作业，这不合规矩。"

有的时候你很难想象要这样说出你的想法——但你可以做到！用一种友好而又坚定的语调。和父母在家多练习练习，看看是否能够让你的声音充满自信而又不严厉。通常，如果你可以和对方有眼神的交流，那么表达你的想法会显得更有影响力（多读一下第82~83页讲的眼神交流方面的内容）。如果眼神交流对你来说比较困难，那么就多练习声音的运用，直到对坚持己见更加充满自信。

说出自己的想法通常会起作用，但也不是总有用。如果你说了你想要什么，但别人又不同意怎么办？这种情况下，你不得不更加捍卫自己。这里有一个例子告诉你该怎么做：

你："请你不要抄袭我的作业，这不合规矩。"

别人："我没有！"

你："我看到你看我的作业了，我之前也看到过你这样做。我不会再让你继续抄我的作业了。"

（注意这里的"我"这个字，当你说"我"的时候你的语气要听起来平静而直截了当。如果你这样说："你看我的答题纸了"或者"你是个大骗子"，别人就会觉得被指责了并感到生气。）

别人："哦，是吗？那你准备怎么阻止我？"

你："如果我再看到你抄我的作业，我就报告给老师。"

（平静地说出来，让别人知道如果必要的话，你会寻求大人的帮助。）

别人："你个蠢蛋。"

你：“离我远点。”

（如果别人给你起绰号，这不意味着那就是真的！不要让自己陷入对称呼的争辩当中去。比起给对方也起个绰号作为回应，不如说你想自己待一会儿。）

别人：“随便。”

即便别人一开始就停止了做让你不高兴的事，但在一场争论过后你仍可能觉得心情沮丧。那么就做几次深呼吸试试。如果你在学校里，你可以找一个安静的地方休息一会儿，比如说资源教室、多媒体中心或者是教师办公室。告诉你的老师你可能要做些什么来让自己平静下来和让自己觉得好一点。你也可以参考第18章中的其他建议来帮助你平复自己。

有时候，如果别人不同意某个观点，他们可能会大叫起来。这种情况发生时，冲突会加剧而不是改善。这时尝试着用一种坚定而又有礼貌的方式来维护自己十分重要。这是一种每一个孩子都需要学习的语言技能，不仅仅适用于那些孤独症谱系障碍儿童。练习用坚定、坚决的语调，而不是吼叫。

还有些时候，争执中的人们会用他们的双手而不是语言来表达。那就是击打、推搡、肢体冲突的开端。肢体暴力永远不是一个好的解决办法。如果说和某人的争论逐渐开始失控，赶紧走开。去寻求你信任的成年人的帮助。

4号工具
欺凌探测雷达

希拉每天都害怕去学校。有个女孩总针对希拉，那个女孩总是小声说一些刻薄的话，比如说“你真难闻”“大傻子希拉来啦”，还有“你为什么不在家待着？这样别人就不用每天都看见你了”。希拉惊恐地感受到这些话语，哪怕过了很久，这些话语仍然会在她的脑海里回响。

安德鲁有着相似的问题。一个叫塔特的男孩儿总是不让他一个人安静地待会儿。塔特和他的朋友们总在没有老师的时候过来找安德鲁，他们称安德鲁为“精神病”和“安德鲁巨怪”。即使安德鲁与同龄孩子相比长得高大，这些孩子也不怕他。他们知道那除了能把他整哭以外没什么作用。有时候，他们用手指弹安德鲁的脸颊，或者在走廊里试图把他绊倒。

西奥，一个五年级学生，渴望被喜爱和赞扬。在加入足球队后，他认为他拥有了一帮好朋友。队里有些男孩喜欢开玩笑和搞恶作剧。他们很有趣，逗得西奥很开心。但有的时候，情况又相去甚远。他们弄断他短裤的腰带，把球扔到他的脸上。有的时候，西奥的队友会让他去闻女孩的头发或是站在午餐室里，打一个大嗝。当他这样做的时候，别的孩子都在笑。有一段时间，西奥觉得这都是友情的一部分并接受了这些。但有一天，他的辅导员把他叫到一边，并问西奥知不知道朋友们一起笑和别人笑话他之间的区别。西奥把辅导员的话想了一整天，并且意识到他不喜欢当玩笑和恶作剧的牺牲品。他决定他得要更加小心提防队友们利用他了。

在上述的事例里，有些人被欺凌了。欺凌就是一个人或一个群体有目的性地一遍又一遍地伤害、恐吓、刁难另一个人。被欺凌的人往往是难以自我保护的人。你可能已经知道欺凌的表现就是推搡、击打、撞击、侮辱别人，但不是所有的欺凌都能被轻易辨别出来。这就是为什么你需要有一个欺凌探测雷达的原因，它可以帮你接收到比较难被识别的欺凌的信号。

迭戈的故事

新的校园生活很艰难——那么多不熟悉的面孔、班级和老师。12岁的迭戈充分认识到他不得不在这个新地方开始学习生活。现在，他在一所小型私立学校里上学，之前他在另一所公立学校上学的时候，已经和他所有的朋友、同学一样，从五年级升上了六年级。但那所学校太大了！迭戈已经被它的面积和每一节课程不得不变换教室给压垮了。学年中旬，他的父母帮他转了学。他们找到了一所小一点的、安静一点的、更容易转遍的学校。

但是在这里的学习生活，迭戈过得并不轻松。在原先那一所学校，孩子们都知道他有孤独症，虽然不是所有人都对他友好，但他有朋友，可是现在这些朋友们都不在他身边。迭戈在新学校的走廊里徘徊，看着别的孩子们交谈、嬉笑，他感到十分孤独。

在迭戈的新学校里，孩子们身边没有过患有孤独症的同学。他们似乎不能理解当迭戈觉得沮丧的时候他为什么要大声说话或者不停地拍手，孩子们都用诧异的眼神看他。

迭戈感受到新学校里也有很多美好的事情，它更安静并且迭戈知道可以期待些什么。教室很小，老师们对迭戈也很好。但是即便是这样，迭戈的社交能力似乎变得更糟了。就在前几天天下午，他最喜欢的钢笔丢了。这天早上，他的科学课文件夹不在他的储物柜里了。然后到了中午，他的午饭又不见了！所有的孩子都在去餐厅的路上，但是迭戈只能站在储物柜前，他感到无比困惑。

他决定去传达室给妈妈打电话，他告诉她自己把午饭忘在家里了。“不，迭戈，你并没有把午饭忘在家里。”妈妈说，“我看到你带着午饭一起出的门，你是不是把它忘在校车上了？”

“可能吧。”迭戈说，“我也很确定我把午饭放进我的储物柜里了。但是柜子没有锁，妈妈。”

一定是有人把迭戈的午饭拿走了，迭戈并不愿意相信。但是其他的物品似乎也丢了，又该怎么解释呢？

麻烦并没有就此停止。星期五，在学校的最后一天，迭戈走到储物柜前去拿他的文件夹。让他惊讶的是，储物柜空了，柜子里除了灰尘什么也没有了。他的书去哪了？他的日用品呢？他的运动鞋呢？迭戈哭了起来。

同学们都飞奔着向校车跑去，只有迭戈留在了那里。他走回教室，试图找到他丢失的物品。但很不幸的是，他找遍了每一个角落，依然没有找到。迭戈该怎么做？打电话给妈妈？这时迭戈意识到他已经错过了校车！教学楼里空无一人。迭戈坐在他的柜子前，把头深深埋进了膝盖。

他的妈妈和校长后来在那里找到了他。迭戈的妈妈将他抱进怀里。“我没有看到你和其他的孩子一起从校车上下来，我很担心！发生了什么事情？”

迭戈告诉妈妈他的东西都神秘消失了。“妈妈，这不是我的错。我没有丢东西，是有人拿走了。”

“迭戈，这当然不是你的错。”妈妈说。

迭戈的妈妈和校长找到管理员一起来帮迭戈找他的东西。“你在这儿继续找你的东西。”校长说，“我和你的妈妈要到我的办公室聊一下。我们要把这个问题解决一下。在校园里应该要让你感到安全，迭戈。”

迭戈放松了下来。当他们在礼堂的角落找到他丢失的背包，看到所有的东西都在里面的时候，他感觉更加放松了一些。

下一周的周一，一项通知告知大家到学校礼堂开会。所有的学生都要参加。校长、老师和辅导员们说的都是关于如何让校园成为一个无欺凌的区域的事项。那就是说所有的学生都不能打架、随意骂人、给别人发粗鲁的邮件及信息，或者是偷别人的东西。他们说，“所有的学生在校园里都应该感受到安全和照顾”。校长说，“如果有学生看到了或听到了欺凌事件的发生，都应该马上报告”。

这之后迭戈觉得好受多了。他知道如果他再被欺负，他可以直接找老师或者校长帮忙。

那天稍晚的时候，也就是午饭后，迭戈在他的柜子里发现了新的惊喜。一张手写的纸条上写着“迭戈，对不起。”

寻求帮助不是打小报告

由于孤独症谱系障碍的原因，有时你会发现你处于别的孩子取笑你、骂你或者用其他方式欺负你的处境。大部分的孤独症谱系障碍儿童都说过那些所谓的“正常的”孩子们通常对待他们都不太友好。你有被骂过“蠢货”“失败者”“怪物”或者别的什么吗？这些称呼都很刻薄，它们伤害了你的感情并且让你产生怀疑。不幸的是，人们有的时候总是用他们所不了解的事物来取乐。虽然现在你还没有被别人用这样的方式取笑过，但在未来的某个时候它可能会发生。这是生活的一部分，艰难的那一部分！

每一个孩子都曾经被骂过或者被欺负过。这是一个哀伤却真实的事实！为什么人们要用这些伤人的称呼？可能是他们觉得说话刻薄点能使他们看起来更强势（其实并不会）。你只需要牢牢记住，他们说的都不是事实，你是一个值得受尊重的好孩子——这才是真正重要的。

如果其他人来招惹你，你可以高昂你的头（展示自信），用坚定的话语来捍卫你自己。像这样表现得坚定些，让别人知道你敢于面对对方，即便你内心里其实很害怕。你可以说：“走开”“别惹我”，或者是“我不喜欢你这样说，请离我远点”。另一种选择就是忽略他，什么也不说，转身就走。

有的时候这样做就足够了，但有的时候还是起不了作用。如果说你被嘲笑、欺负得太厉害了，就让大人们来帮你吧。在学校，你可以告诉你的班主任、你附近的老师、班长、社工，或者是辅导员、校长、心理咨询师、你的言语治疗师或者别的老师，又或者是任何一个你在学校或者操场上能找到的认识的大人。让你的父母和其他家里的大人知道这些事情也是有帮助的。

如果别的孩子因为你举报了他们而把你叫做“打小报告者”或者是用别的更粗鲁的称呼怎么办？努力尝试不要让这种称呼过于困扰到你。因为你没有“打小报告”——你只是把你需要帮助的处境告诉了大人。对你来说最重要的事是要让你感受到安心和支持。

你曾经在学校或者小区里被欺凌过吗？有没有人像这样对待过你？比如对你说刻薄话、推搡你、抢走你的东西或者让你做些什么来供别的孩子取乐。被欺凌是可怕的也是充满压力的。你会觉得紧张、不开心、孤独甚至是无助。

但是你并不是毫无办法。你可以对欺凌你的人表明你的立场。下面有10条对策可能会对你有所帮助：

1. 忽视欺凌你的人。不要和他有眼神接触，假装他说的话你都没有听到。继续做你自己的事情：写作业啊，玩游戏啊，和朋友继续聊天。

2. 如果可以的话，尽量不要流露出自己的情绪。欺凌者们喜欢从被欺负的人身上得到回应。他们希望看到别人哭泣、沮丧或者生气。即便你觉得害怕、受伤，也要努力试着保持表情平静。你之后可以把你的感受说出来，或者是写下来，来抒发一下。

3. 告诉他们，让他们离你远点。用最直白的方式说出来，基于这种情况，你可以说："我不喜欢你这样讲""那不是真的""离我远点"，或者"别来惹我"。要用坚定、坚决的语气。如果有人路过听到你这样说就更好了。他们可能能够意识到你被欺负了，并对你给予帮助。

4. 快快走开或者跑开。去一个有更多人的地方，这样欺凌者们就不会再继续招惹你了。找到大人并告诉他（她）发生了什么。你可以说："麻烦你，我被欺负了，我需要帮助。"

5. 你要知道真正的朋友是不会欺凌你的。如果一个你把他当做是朋友的人欺凌你，那真是个特别困难的处境。但是真正的朋友不会让你尴尬或者伤害你的感情。如果朋友让你做的事情让你觉得不舒服，停下来并且直接说"不""我不想做这个"，或者"我拒绝做你让我做的事"。即使你之前做过这件事一次两次，但不意味着你要继续做下去。你有权停下来，并做出你自己的决定。

6. 马上让家人知道这个问题。告诉你的父母，这样他们就可以为你提供保护，他们所要做的是把这些欺凌事件告知学校。这样老师和校长才能知道都发生了些什么。如果你的哥哥、姐姐和你在一所学校，你也可以告诉他们发生了什么。这样他们就能够在学校的走廊里、校车上，还有其他繁杂、拥挤的地方留意、照看到你。

7. 从你信任的大人那里寻求帮助。如果你的家人对你来说不是最有力的依靠，你可以找你信任的、能够给你帮助的大人来帮你解决欺凌问题。你被欺负了但这不是你的错，你应该在学校、家里和你所处的其他地方感受到安全、安心。

8. 在学校让自己处于人群之中。和朋友们一起在学校里走，休息的时候和你的朋友们待在一起，避免自己单独一个人待在学校的卫生间里（你可以去申请使用一会儿医务室的卫生间）。欺凌者们喜欢在落单的人中寻找目标。

9. 小心网络欺凌。这种情况会发生在网络上或者是手机社交中。网络欺凌者会在网上聊天室里逗弄别人或在一个人的网络空间、聊天群或者朋友圈上发布粗暴的消息。他们会发送恐吓邮件或者是把有损他人形象的语言或图片发到网上。他们会一遍又一遍地给某人打电话，或者是发送粗鲁的文字信息。应该只在家长允许的情况下使用网络和手机，并且确保你清楚地知道网络安全的规则。如果你在网上或者手机网络上被欺凌了，告诉大人。并把所有的记录留下来当证据。

10. 不要把贵重的、特别的东西带到学校，尤其是有别的孩子会抢你的东西的时候。用印迹持久的马克笔把你的每一个笔记本、每一件衣服、每只鞋子的鞋底都标记上你的名字。

你知道还有谁能保护你不受欺凌吗？你又知道是谁会在你感受到迷失、被忽略的时候，能够帮助到你吗？是朋友。不论你境遇好坏，朋友们都会陪伴着你。他们帮你走出逆境，逗你开心，并且教会你如何与他人相处。在第13章中，你会学习到友情的重要性。坚持使用你的社交急救包，继续往下读！

第13章

交朋友，处朋友

交朋友对于每一个孩子来说都是一项终身技能——无论他是否患有孤独症谱系障碍。这是一项你现在就可以开始练习、并且随着你的学习和成长不断提高的技能。每个孩子都可以提高你交朋友的技能——甚至是和成年人。去和成年人交谈，你就会有新的发现！你或许也听说过朋友可以教给你生活中很多重要的事情：

- 分享兴趣爱好和活动
- 共度美好时光
- 与他人保持更亲密的关系

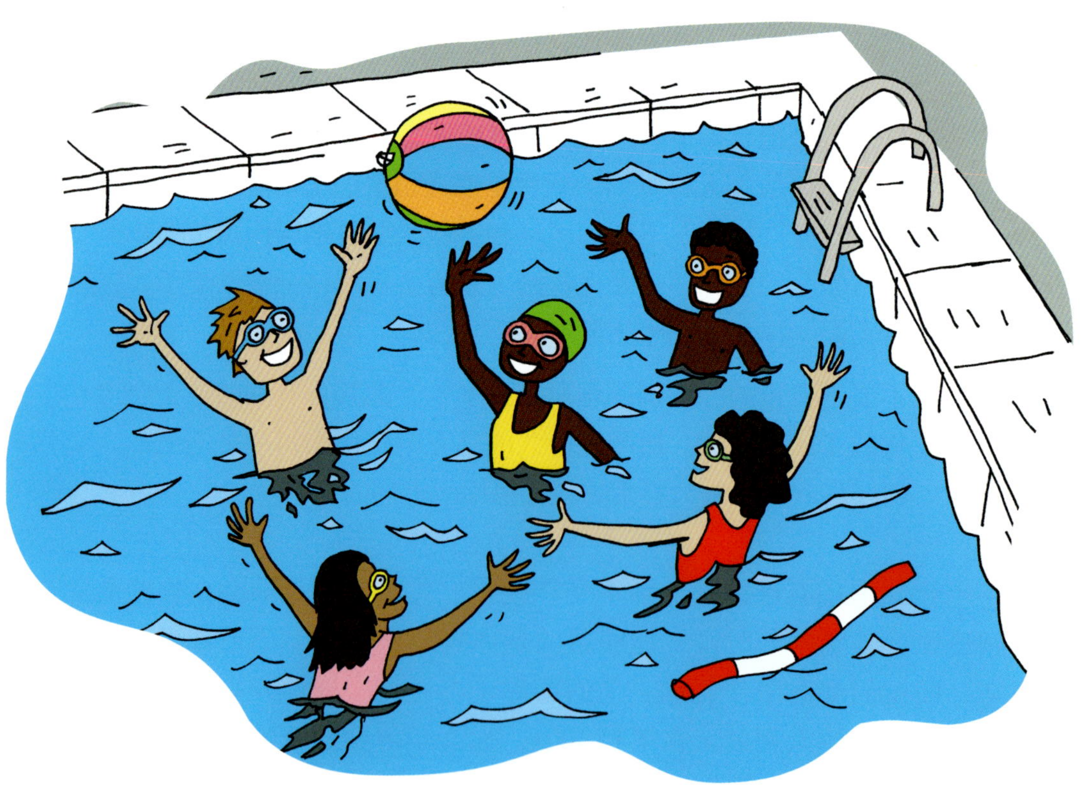

朋友，换句话说，是对抗孤独的护盾。你有感到孤独的时候吗？或许你是一个比较喜欢享受独处的小孩并且有很多比较酷的爱好，但你仍旧需要朋友。人类是社会生物——即使他们存在社交障碍！我们都需要有与他人存在联系的感受。我们需要那种被喜欢和被接受的感觉。

克劳斯是一个患有阿斯伯格综合征的男孩。在他的书《阿斯伯格综合征青少年生存指南》中，他描述了周五他从学校回到家的经历。他会等待父母工作归来："我会……进入我自己的房间，关上门，躺在我的床上。然后我凝视着天花板，内心充满了孤独及与世隔绝的感觉。没有人可以联系，没有人可以一起玩。没有人。什么都没有。"直到他认识了一个九年级的朋友，这一切都变了。他的新朋友，也是一个患有孤独症谱系障碍的男孩，他帮助克劳斯感受到了友谊的乐趣。之后，他再未感受到过孤独和被孤立。

什么是友谊呢?

这似乎是一个很简单的问题……但实际上它比你想象的要复杂得多。孤独症谱系障碍儿童不是总能分辨出什么是朋友、什么是熟人。

那么，这两者之间的区别是什么呢?

"认识的人"就是你经常见但是并不太了解的那个人。你或许知道那个人的名字或能认出他（她）。你或许会对他说"嗨"或有过短暂的交谈如"你好吗？"或"有什么新鲜事吗？"认识的人或许包括：同班同学，学校中高年级或低年级的孩子，邻居，或队友（如果你参加了某个团队）。那些与你去同一个社区活动中心或公园的孩子都是你认识的人。你认识的那些成年人也算是——你父母的朋友、同事，图书管理员，教练或邻居。

"熟人"是你几乎每天都见或一周见几次的人。那个人或许对你很友好，那个人也可能会和你简单地聊几句。他（她）或许会和你一起出去玩，共度短暂的时光。但是这些常常不是友谊，友谊更大、更好。

而“朋友”是那种可以花时间在一起做你们都喜欢的事的人。你们之间有种特殊的默契，这种关系非常有意义，也很值得共同维护。你们或许会去对方的家里做客。你们会一起进餐、看电影、玩游戏。你们也可能会一起聊天并开心地大笑。你们在某些方面有共同之处——爱好，活动，或收藏。你们享受彼此在一起的时光。和他们在一起，你会感到很开心。

最重要的是亲密无间。朋友会和你一起消磨时光。他（她）会给你打电话或邀请你去他（她）家做客。你们会花时间一起去很多地方而不仅仅是去学校。

我有一个最好的朋友。他对我非常包容并且很了解我。自从幼儿园起我们就是好朋友。虽然他没有孤独症，但是他并不在乎我是个孤独症患者。

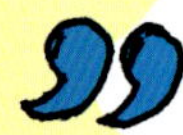

——一个14岁的患孤独症的男孩

一些患有孤独症谱系障碍的儿童认为同班同学也是朋友，但其实这是有差别的。即使一些孩子在你上幼儿园时就认识，你们坐在同一个教室，每天见面都打招呼，但那未必就是友谊。但是这种关系也可以逐渐转化为友谊！首先，你要表现出来你想和他们成为朋友的意愿。你可以这样做：

- 放学后邀请他们去你家玩。
- 经常QQ、微信互动（如果你们都有电脑或手机并且被允许可以使用QQ或微信）。
- 加入同一个俱乐部或者同一个团队。
- 与他们周末相约——例如，去公园或电影院。
- 请你的父母帮忙为你和那些你想发展友谊的孩子做一个社交活动计划。

这些方式都有助于你找到那个很可能和你成为朋友的人。这个人首先要对你很友善，不嘲笑你，而且在某种程度上看起来很关心你。选择那些和你有共同兴趣爱好或者在学校经常和你聊天、休息时间邀请你一起玩、邀请你回答问题或似乎很想和你成为朋友的同学。

你或许会说："我发现你已经报名象棋班了，我也报名了。你想什么时候来我家我们一起玩一局吗？"假如对方说好啊，你就可以要他的电话号码，并且约个时间请他过来一起玩。你的爸爸或妈妈也可以提供帮助。

交新朋友确实花了我一段时间。你不能跑过去对别人说：'嗨，你想和我做朋友吗？'别人或许会以为你很奇怪。但是假如一个人经常和你聊天，或向你招手，或对你说'嗨'，这就意味着他或许很想和你成为朋友。

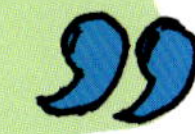

——一个14岁的患孤独症的男孩

为什么交朋友这么难呢？

很多孩子努力地找朋友，但他们或许缺乏社交技巧，或许他们非常腼腆或总是被人嘲笑，又或许他们更喜欢享受独处时刻。有很多种原因会让他们感到交朋友很困难，但是尝试是非常重要的。为什么呢？那是因为交朋友有助于我们保持身心健康。那些有朋友的孩子说朋友让他们感到更快乐，压力更小，因为他们有人可以依靠（除了家人之外的人）。

有什么事是我想告诉那些似乎不太了解我的人的吗？那就是：我不咬人。

——一个11岁的患阿斯伯格综合征的男孩

如果你是一个孤独症谱系障碍儿童，那些"正常的"孩子或许认为你与他们不一样，但他们或许并不知道原因。对于他们来说，你或许有点奇怪或在某种程度上比较孤僻，他们或许认为你并不喜欢交朋友。或者，他们（错误地）认为你喜欢独处。如果过去在学校你的某些行为导致其他孩子比较害怕你，或者在某种程度上，他们并没有意识到你在不断地进步。你的同学或邻居或许都已经有了亲密的朋友，而你却落单了。或许这些情况你都遇到过了——现在意识到并不晚！你依旧可以交朋友，你也可以学着做他人的一个好朋友。什么时候学习这些都不晚。

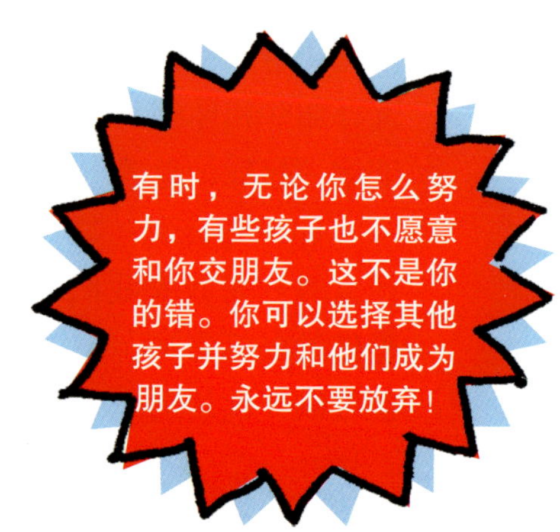

做一个好朋友

友谊意味着有更多的共同兴趣和爱好，同样意味着你们可以分享自己的心事。你需要谈论你的想法和感受，即使这很难，但这是你获得友谊的关键。有时，你也可以分享你的见解和建议，你也可以分享你的秘密（比如你最尴尬的时刻或者你的梦想）。这才是真正的朋友。

交流与对话是友谊的一部分。你需要学会这些技能才能成为他人的好朋友。即使这看起来很困难，但不要害怕。你这个年龄段的孩子都在学习这些技能，不仅仅是孤独症谱系障碍儿童，也不是只有你要学。你并不需要完美的沟通（没有人能做到！）或者成为世界上最健谈的人。尽你自己最大的努力，要明白这些技能都是可以随着时间慢慢提升的。

对你的朋友敞开心扉——让他们知道你正在做什么。你可以这样说：

"我可能总是打断你的讲话，但我正在努力改善。我希望你可以对我耐心点，如果当你讲话的时候我打断了你，你可以告诉我。"

"有时候，我经常后悔自己说过的话。如果我的某些话伤害了你，你一定要让我知道。不要不告诉我，因为我自己可能没意识到。"

"有时候我说话声音太大，你可以提醒我吗？"

利亚姆的故事

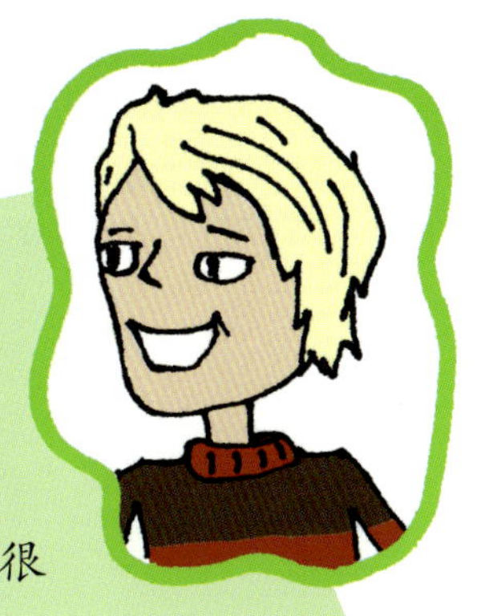

利亚姆是一个五年级的患孤独症谱系障碍的男孩。他知道班里及其他年级所有孩子的名字，他非常喜欢举手回答问题，因为他很聪明而且很好学。在学校吃午饭的时候，他总是喜欢坐在其他孩子旁边。在体育课上，他总是被选中玩躲球游戏。利亚姆认为他在学校有很多朋友，而且感觉很好。

但是出了学校，利亚姆并没有太多的社交生活。他几乎从来没有被邀请去过其他孩子家里玩，也从来没有人邀请他参加在朋友家过夜的聚会。利亚姆很难理解为什么放学之后没有朋友和他玩。有时他听到其他孩子谈论什么时候去玩或者参加某人的生日聚会时，利亚姆感到自己被遗忘了，他很难过，因为他没有收到邀请。

利亚姆知道他有孤独症谱系障碍，但他也不知道这到底是一种什么样的病。他成绩很好，其他孩子对他非常友好——但是利亚姆总是感觉生活中好像缺少点什么。他决定告诉他的妈妈这个情况。

利亚姆告诉妈妈他很孤独，他不知道是不是自己哪里做错了。妈妈告诉他如果交朋友对他来说很困难，这并不是他的错。妈妈还告诉他交朋友对于很多孤独症谱系障碍孩子来说都是一项挑战。但是，她说，孤独症谱系障碍儿童可以通过学习一些社交技巧获得友谊。利亚姆感觉好多了，尤其是他的妈妈帮他制订了一些交友计划的时候。

作为这个计划的一部分，利亚姆的妈妈打电话给卡尔的妈妈。卡尔和利亚姆自从幼儿园时就在同一个学校，并且乘同一辆校车。幼儿园的时候，利亚姆参加过卡尔的生日聚会，而且他们还一起出去玩过几次。但是这种关系在他们上一年级的时候就结束了，因为卡尔在学校和足球队找到了其他好朋友。

利亚姆的妈妈从电话那头获得了一些有帮助的信息。之后，她告诉利亚姆，卡尔说学校的其他孩子都有一点害怕利亚姆。利亚姆几乎不敢相信自己的耳朵！他们害怕我什么呢？妈妈解释说其他的孩子认为利亚姆是“年级里最聪明的男孩”，他们喜欢与利亚姆坐在一起吃饭。但是听卡尔说，利亚姆有时说话声音太大了，然后其他孩子认为他很爱生气或烦恼。还有一点，一些孩子认为利亚姆与他们坐得太近了。他们不知道怎样让他挪开，所以他们都尽量远离利亚姆。

利亚姆对他所听到的感到非常困惑，因为他从来没有意识到他讲话声音太大或与其他小朋友坐得太近。但他知道这种局面可以改变。他很开心其他小朋友认为他很聪明，但是他想让他们知道自己不仅聪明——也很友好而且很有趣！他向妈妈求助他该如何去做。

“非常棒”，他的妈妈说，“你想告诉班上其他孩子什么是孤独症谱系障碍吗？或许这样做有助于他们更好地认识你并了解你。”

利亚姆考虑了这个建议。他的同班同学或许会取笑他或者认为他很怪异。但另一方面，孤独症谱系障碍也是他生活的一部分。他决定在他妈妈的帮助下告诉其他孩子什么是孤独症谱系障碍，这样其他小朋友或许可以更好地了解他。他的妈妈告诉利亚姆，她将请他的老师，吉尔伯特先生，帮助利亚姆告诉全班同学。

吉尔伯特先生告诉全班小朋友：“所有的人都是与众不同的。每个人都有他的优势，每个人都要接受挑战。今天，利亚姆要告诉大家一些关于他自己的大家可能不知道的事情。”

之后，轮到利亚姆讲话了。他很紧张，但是他注视着妈妈，她在微笑并且看起来很自豪。利亚姆深深地吸了一口气，想象自己是一位站在教室最前方正在讲课的老师。他说：“我是一个孤独症谱系障碍患者，或者说是孤独症患者。这意味着我有一些社交障碍。”他继续描述他的症状，例如说话声音大或者意识不到站得或坐得离别人太近。他最后说：“我并不介意你们问我关于孤独症谱系障碍的问题。我非常希望你们可以和我成为朋友。”

立刻就有小朋友举手提问，“你是如何患上孤独症谱系障碍的？”“你感觉怎么样？”“这是你为什么如此聪明的原因吗？”利亚姆尽自己的最大努力回答这些问题，有时他的妈妈或吉尔伯特先生也会帮他回答。

然后，令利亚姆惊讶的是，所有的孩子都鼓掌了。他回到座位上后，感到非常轻松和快乐。他知道除了聪明他还有另一个优点：勇敢。

像利亚姆一样，很多孤独症谱系障碍的孩子也可以告诉其他同学关于孤独症谱系障碍的事情。这是一个很好的方法，可以帮助其他人更好地了解你，了解你的行为及交流方式。现在，该轮到你——你的家人——来决定像利亚姆这种做法是否适合你了。因为一些孩子和家庭更愿意将病情保密，仅告诉一些亲戚或非常亲密的朋友。在你做决定之前和你的父母或监护人商量一下。

如果你已经有朋友了，那非常棒！你或许还需要一些建议来维持这些友谊。友谊很有趣，但也需要用心维护。保持联系需要付出努力，以下这些建议你可以尝试一下：

变通。做你朋友喜欢做的事，即使有的会是你不太喜欢的活动。变通非常重要，否则你的朋友会感觉到总是你在制订所有的规则和做决定。轮流选择活动，输得起的人是没有抱怨的。关于如何做一个好玩家，请看第61~62页。

主动。即使你不习惯主动打电话或发信息给你的朋友，你也需要迈出这一步。邀请你的朋友来你家，计划一次有趣的外出活动，例如去游乐场，或者参加在朋友家举办的聚会。

一起出行。这有助于建立更加牢固的友谊。一起出去，你们将会有一些共同的关于外面世界的经历，而不是仅仅在家里或者学校。你们的出行不一定要花很多钱，你们可以去免费的音乐会或博物馆，或者徒步旅行，或者逛公园。如果你可以花一点钱，可以去溜冰场，室内游乐场，或水上公园，看电影，参加体育项目，或者一起做志愿者。如果外出游玩对你来说有困难的话，要相信你的朋友会支持你并且让你的经历更加有趣。

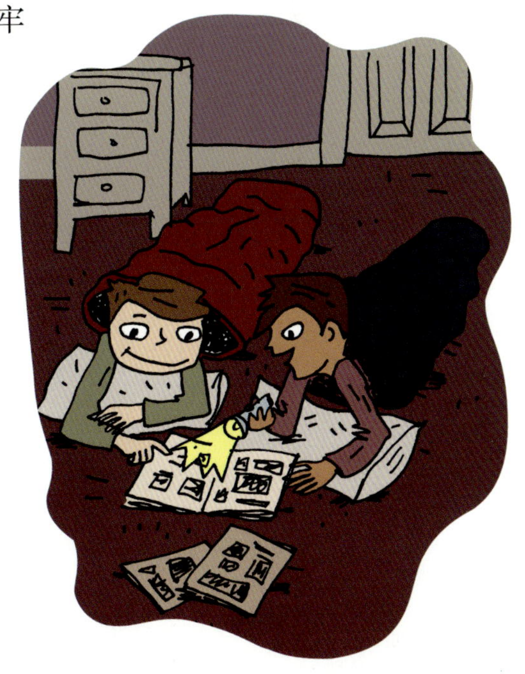

表达欣赏。让你的朋友知道你很在乎他。可以做一些简单的事：做一张生日卡片或发一封有趣的邮件，说一些赞美的语言，帮朋友一起做作业。如果你在外地旅游，可以给朋友发一张明信片或一条动态。给朋友送一些小礼物，例如一支好看的铅笔或一块漂亮的橡皮，或者你自己做的手工。你不必经常送礼物，但是如果要送，就应该是经过精心准备的。

忠诚和关心。如果你的朋友考试没有考好，你要说一些安慰的话，例如："你看起来心情不太好，我可以帮你做点什么吗？"也可以用其他的方式表示你的关心。例如，如果你的朋友被人取笑，这时你要支持你的朋友。当朋友生病在家不能去上学时给他（她）打个电话。如果允许的话，吃午饭或坐校车时为朋友占个座。有时在朋友的柜子上留个有趣的便条。

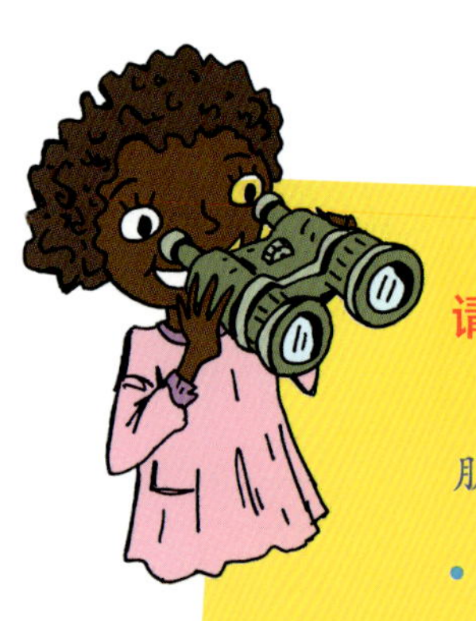

请注意！

在这本书里学到的很多其他技能也有助于你交到新朋友：

- 你一直在努力与家人更好地相处吗？（翻看第8章。那一章中所讲到的技能有助于你与朋友更好地相处。）
- 你尝试过第9章中的那些建议吗——加入一个俱乐部，创办一个社交技能小组，或者找一些有相同爱好的孩子？如果这样，你认识的孩子很可能成为你的好朋友。
- 你练习过第10章中那些倾听的技巧吗？做一个优秀的听众也是建立友谊的关键。
- 第11章中的那些沟通技巧有助于你在与朋友聊天的过程中变得更加自信。
- 最后，第12章中所说到的社交急救包有助于你在很多情况下建立自信。

纪子的故事

纪子是一个10岁的小女孩而且非常的独立。每个人都告诉她的父亲她很成熟。他们说她“几乎与成年人一样负责任”。有时，人们对纪子的父亲说：“大家一定都很喜欢她。”

纪子对于人们对她的称赞感到非常骄傲，但她也有点难过，因为她没有太多的朋友。实际上，她一点都不受欢迎。在心底里，她知道是否受欢迎其实并不重要——重要的是她想有几个好朋友。但是孤独症谱系障碍让纪子很难以别人理解的方式社交。

在学校，言语治疗师帮助纪子练习她的社交技能。纪子正在学习合适的与他人开始交流的方法。她正在练习提问，她也在努力学习如何成为一个好的听众，这样就可以参与餐桌上或休息时的谈话。与其他女孩儿在食堂吃饭的时候，纪子也在练习。一切都在往好的方向发展。其他女孩儿也开始注意到她了，她说话的时候她们也不会走开。

今天在排队买饭的过程中，纪子问了梅根一个问题：“你喜欢吃什么？”

梅根说，“我喜欢吃饼干。但是我妈妈不让我用饭卡里的钱买饼干。你相信吗？”

这让纪子有了一个想法，这天，她在她的餐盘里放了一块饼干——不是给她自己而是给梅根的。纪子知道这是对其他人喜欢的东西表示出感兴趣的做法，这是她在治疗的过程中学到的。然后她就走向梅根的桌子并坐在她旁边。“这是给你的，梅根。”纪子微笑着说。

“谢谢！”梅根说。纪子可以从梅根的脸上看出她很开心。

第二天午餐的时候，纪子用她的饭钱买了两块饼干。一块给了梅根，另一块给了一个叫贾内尔的女孩。之后，梅根和贾内尔对纪子格外好。她们每天吃午餐时都爱坐到她的桌子旁，当纪子给她们更多饼干时，她们看起来很兴奋。回家之后，纪子告诉她的爸爸她交了两个新朋友。

1个月之后，纪子继续给梅根和贾内尔买饼干。她们似乎非常喜欢和纪子一起吃午餐，很长一段时间里，纪子第一次感觉到她已经融入她们了。

但是有一天放学后，纪子的爸爸找纪子谈话。他说收到一条来自学校的通知，她午餐卡中的钱全花光了。他很惊讶，因为已经预付过好几个月的午餐费。纪子告诉爸爸她的新朋友喜欢吃饼干，所以她每天都为她们买饼干。“爸爸，我必须要买饼干。”她解释说，“梅根和贾内尔喜欢吃饼干。”

纪子的父亲告诉她真正的朋友不需要你为她们买任何东西。他说偶尔买些零食或小礼物是可以的，但是这不是必需和经常性的。你没有必要一直这么做。“对于维持友谊来说有很多东西更重要”，他说，“例如你们在一起很开心，一起玩，相互帮助。”

现在纪子很困惑。她做错什么事了吗？有可能梅根和贾内尔只喜欢她的饼干而不是喜欢她吗？如果她不给她们买饼干吃了她们还会每天坐在她旁边吗？这是一个很值得深思的问题。

“爸爸，我应该怎么做呢？”纪子问。

他抱着女儿说：“我有一个主意。”“倘若你这周五放学后邀请梅根和贾内尔一起来家里玩。你们可在家里共度时光，就可以更好地相互了解啦。”

纪子同意了。然后她有了一个想法。“我知道她们在这里的时候我们可以做什么了！”她说。

“什么？”她爸爸问。

“我们烤饼干啊！”纪子笑着说，“我要给梅根和贾内尔做一堆饼干，她们可以带走作为一周的零食。”

友谊是永恒的。问问你身边的成年人是否他们有一些儿时或青年时代就认识的朋友。大多数情况，他们都会说是的。或许他们已经做了20年或30年的密友——甚至更长。继续学习你的交友技巧，这样这些友谊才能随着你的成长而发展。你的友谊才会更加持久。

第14章

成功的学校生活

很多患有孤独症谱系障碍的孩子都认为：上学对于他们来说，比大多数孩子难得多。学习知识和（或）融入学校生活都是挑战。上学具有挑战性是因为学校生活有以下的“附加”条件存在：

- 拥挤的教室和走廊。
- 很响的上下课铃声，扩音器里面传出的说话声，以及课间休息时的吵闹。
- 从一个科目换到另一个科目，从一个教室转到另一个教室。
- 要求保持整洁，甚至是书写。
- 午餐和课间休息时间，你得自己给自己找点儿事干。
- 必须持续保持倾听状态，即使很困难。
- 有困惑的感觉或不知道接下来会发生什么。
- 总要完成从学校带回来的家庭作业，完成后还要带到学校去。

上学很难并不奇怪！即使你喜欢某些科目而且成绩不错，但总有几科会比较难搞定。你会不止一次地有这种想法：自己一个人拿着书和一台电脑坐在安静的房间里会容易得多，这样你就可以按自己的方式和节奏来学习了，那样也就没有各种附加的要求了。但这并不是我们提倡的，除非你是在家自学。在学校的环境中，成为“社会”的一员是学习过程中的核心内容。

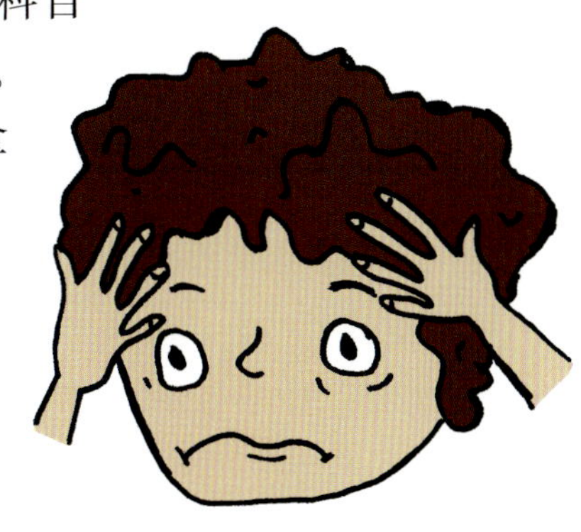

上学有好处也有坏处。不好的是，当你处于全是学生和老师的建筑物内时，你的感知觉（见第3章）压力会增加。你会被亮光、突发的声音、人群和排队等困扰。当你一整天周围全是同龄的孩子时，你的社交技能便一次次受到考验。你必须倾听、交谈、互动，这都会增加你的焦虑感。回到家你会觉得筋疲力尽。又或者，你会因为紧张的学校生活变得亢奋。

但学校生活也有益处。除了学习之外，上学的好处之一就是你每天都有机会在困难中成长进步。每天都是对你社交技能的考验，这也是你探索新世界的机会。每天你都会更加了解自己，知道自己需要什么，怎样可以得到它。

再看一下第73~77页，在如何融入对你有益且有趣的特定活动的建议中，许多机会都是从学校开始的：俱乐部、乐队、管弦乐队、学校剧团、体育运动、志愿者活动，等等。这样的活动有助于扩展你的知识和提升你的脑力——这是上学的部分好处。

你的IEP

IEP指的是个体化教育方案。这是书面计划，列出你作为一名学生需要的学习计划和服务项目。因为你有缺陷（患有孤独症谱系障碍），它影响你在学校学习的能力，所以你需要一个特别的计划。1975年，美国通过的一项法律，现在被称为《残疾人教育法案》（IDEA），有助于确保所有儿童，包括残疾儿童都有权利接受高质量的公共教育。

你可能不认为自己有缺陷，只是认为自己有些“古怪”或“与众不同”或“独特”。这些都有可能！但有个IEP依然重要。这个计划可以让学校的老师和其他成年人更好地了解你。

作为一个学生，你不需要自己来订这个计划。这是你的父母、监护人和学校的工作。制订IEP之前有些必需的步骤，例如由一名医生或相关专家通知学校接收你的诊断表，拿这个表给家里的大人看，这样他们就可以了解IEP的内容，或者让你知道你的IEP已经准备就绪了。

如果你愿意，也可以参与你的IEP制订会议。那些会议是在学校举行的。参加者包括你的老师、一名专门的指导老师，以及其他能提供帮助的专家。

根据你自己、父母、监护人和老师的要求，IEP会在很多方面由学校的工作人员为你提供帮助。父母可能希望他们的孩子可以：

- 坐在老师附近，即使换了教室也不必换座位。
- 允许每天在需要的时候进行“感官休息”，在学校的资源教室或其他地方。
- 考试时获得额外的时间。
- 在演讲、社交技能或职业康复方面获得特别帮助，如写字（如果需要且同意的话）。
- 有一个助手帮助补习功课。
- 在学校需要人安抚或者需要冷静时，可以打电话给家长。
- 允许在学校使用专门的卫生间。
- 有额外的教学用具（如迷你蹦床，一个有弹性的健身球，弹力背心或毯子，耳机或通信工具）。
- 建立奖励制度，鼓励积极的课堂行为。
- 家庭作业较多时可以延长上交的期限。
- 在家里多备一套课本用于学习或做功课，以防忘在学校。

每个学生的IEP都是不同的。你的可能包括上面所列的想法，或是还有别的其他的东西。你需要协助去制订IEP，从而让教育你和照顾你的大人们了解更多你在学校的经历：

- 什么对你来说很困难？什么对你来说比较容易？
- 你喜欢学校的什么和不喜欢学校的什么？
- 哪些地方你可能需要额外的帮助？
- 怎样能让你在学校里的日子过得更顺利？

克杨的故事

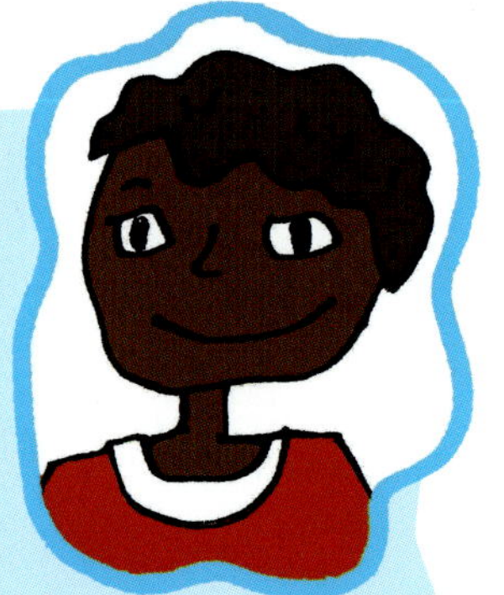

克杨上小学四年级，因为患有孤独症，他有感知觉方面的问题。有时在学校里，他会对各种噪声、灯光和人感到不适。IEP计划教会他的老师以特定的方式来帮助他冷静下来，使他更好地专注于学习。克杨的老师在教室后部给他专门辟出一块空间用来休息。其他学生需要的话也可以使用这个空间，这使克杨感觉很好，对他有帮助的东西也能帮助到别人！

今天在科学课上，学生们要用气球做实验，克杨会被巨大的声音吓到。老师猜想克杨可能不想参与，所以她提前把实验内容告诉了克杨，然后问他是否愿意戴着他特制的降噪耳机在一边看。克杨表示宁可去看关于实验的书，所以，实验开始之前，他就可以坐到教室后方的安静角落去看书。

实验开始时，克杨走到那个角落，那里用一个书架与前边隔开。架子的后面是克杨爱坐的巨豆袋椅。他有一份事先打印出来的实验步骤，还有一个带耳机的CD播放机。克杨打开它听着舒缓的音乐，屏蔽掉教室里嘈杂的声音。

在上学之前和你的IEP制订之前，你要和父母或者你的“帮手”团队成员谈谈（更多的关于这个团队的内容见第7章）想法，让他们清楚怎样帮助你在学校里顺利地度过一整天。你的家人和团队成员最了解你——他们能帮助你更好地制订IEP，让你的学校生活焕然一新。

当你的IEP不太奏效的时候，家庭成员有权利做出更改。由你的父母或监护人来告知学校，决定是不是需要再次开会讨论修改IEP。你和你的家人有权利维护你的需求。你不必等！

帮助你变得整洁的工具

你可能是那种拥有干净的储物柜、物品摆放有序的书包和一张整洁桌子的孩子。也许你喜欢规则有序和让事物井井有条的感觉，这有助于你集中注意力并感觉安全。这说明你已经把精力放在建立组织性上了，真是太好了。这对你上中学和高中都有很大的帮助，因为到时候你会有更多的课程，也会有更多的老师和作业。

然而，许多患孤独症谱系障碍的孩子并没有很强的组织能力。这是因为他们的大脑运转方式是独特的。这不是智力问题，而是某些大脑执行功能区的能力比较薄弱的原因。这是什么意思呢？大脑的执行功能区帮助一个人进行规划和组织，这就像你的头部有一个“私人助理”，告诉你如何掌控你的一天。不要担心你的大脑“助理”在这项工作上不是那么出色，有许多工具可以帮助你更好地集中注意力、规划和组织。当你需要它们时，它们就在你的手边。

便携的规划工具

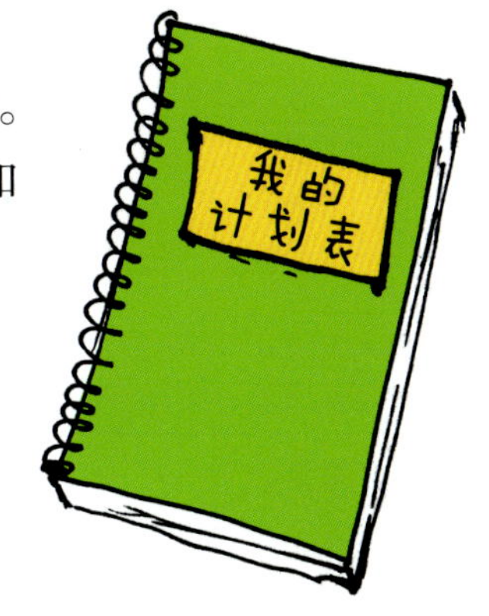

使用每日计划是知道接下来该干什么的关键。当你知道接下来要干什么时，你会感到更加舒服和自信，更能在你需要的时候得到你所需的东西。

有了有效的每日计划，患有孤独症谱系障碍的孩子就可以做得更好。你是否已经开始使用可视的时间表、计划或日历？如果没有，请家里的大人帮助你规划一下从早到晚一天的时间，这样你就会拥有一个可靠的日常规划。

第142页有一个每天在家使用的时间表范例。有些家庭是使用一种特殊的计划表或可擦板。时间表需要放在一个你可以很容易看到的地方。勾掉每个完成的项目——完成任务的感觉真是好极了！

在学校时，尝试使用一个一天一页的计划，这样你就有更多的空间来记录所有的活动（见第142页的底部）。写下你所有要做的家庭作业和要带回家的资料。因为有可能当你忘记带你需要的课本或文件夹回家时，或者当你做完了家庭作业却忘了把它带回学校时，会感到有很大的压力。

周三

早晨：

- ❑ 7:00 关闹钟，穿衣服，整理，准备去学校要带的午餐
- ❑ 7:20 洗脸刷牙
- ❑ 7:40 吃早餐
- ❑ 7:45 玩耍、等校车来
- ❑ 8:00 乘车

放学后：

- ❑ 15:30 回家，吃零食，放松
- ❑ 16:30 钢琴课
- ❑ 17:00 钢琴课结束——自由时间
- ❑ 17:30 完成两项工作表中的工作
  更多的自由时间

晚上：

- ❑ 18:00 吃晚餐（尝试一种新食物）
- ❑ 19:00 做作业（请爸爸帮忙）
- ❑ 20:00 和妈妈玩
- ❑ 20:30 准备睡觉
- ❑ 21:00 上床，关灯

星期：星期一　　**日期：**3月3日

作　业	完成时限
阅读： 语文课本，第140～150页——拿语文课本回来	明天
数学： 练习题，考前讲义——拿数学文件夹回来	明天
语文： 查找图书馆里面关于诗歌的书——拿借书卡	下周二
英语： 周五考试（复习本课单词）——单词表在家里	
科学： 今晚没有作业！	
社会活动： 写报告30分钟——材料在家里	周五

教师信息	家长信息
基拉（美术老师）要求带一些绘图纸	

整洁仪

你可能都不知道自己没有条理。也许你不在意凌乱或者是已经习惯了。但是邋遢的桌子、储物柜或书包会拖你的后腿。有时候会因此很难找到你所需要的东西，交给老师的作业比预想的更乱。是时候打开你的“整洁仪”了！扫描一下你的周围。

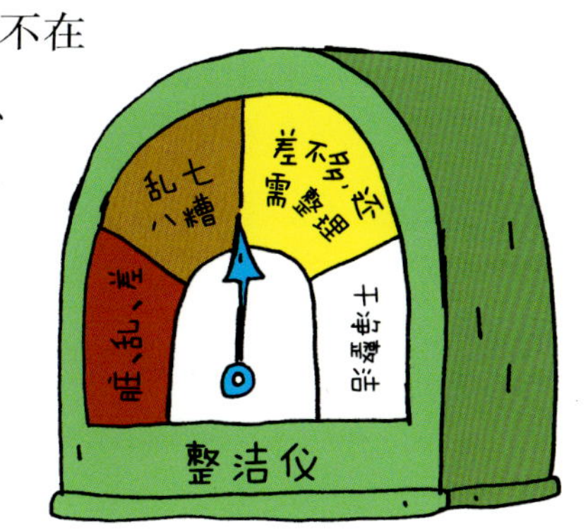

从学校的书桌开始，里面有什么？

扫描一下储物柜。里面是不是一塌糊涂？有无废纸、过期的食物、过季的衣服（比如去年冬天的漏指手套）？

现在再扫描你的书包。把所有的东西都拿出来，看看还剩下什么？底部有几支旧铅笔？皱巴巴的、撕破的纸？剩零食还是旧纸巾？

请父母或其他值得信赖的成年人帮助你清理这些地方，让它们更整洁。最好是和别人一起而不是独自去做。清理工作是一项长期

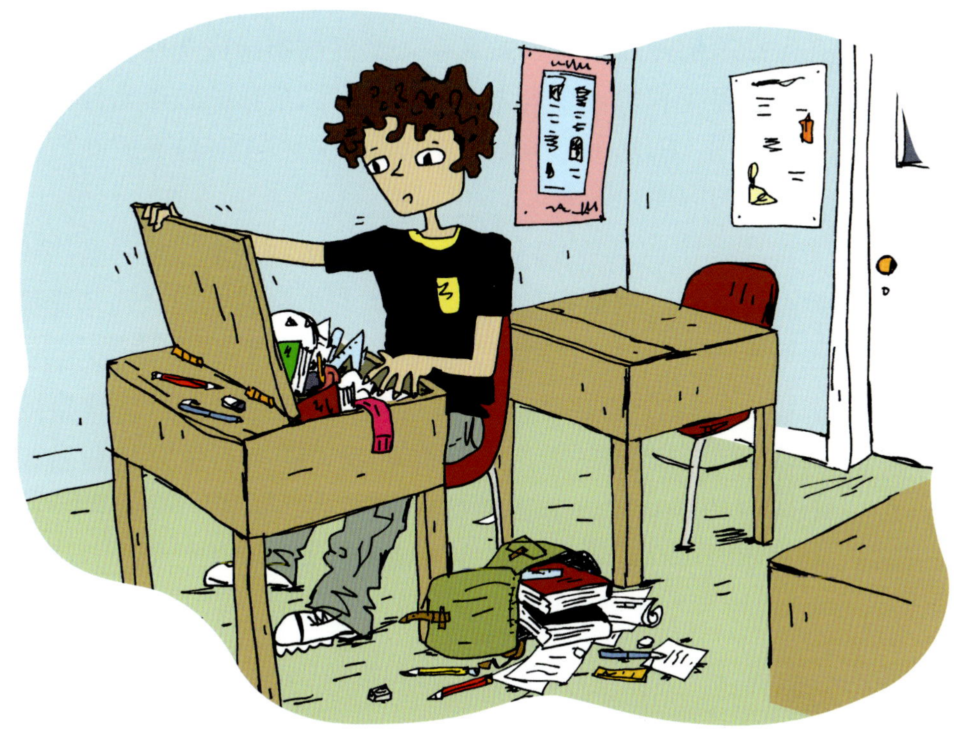

而艰巨的任务。你可能不知道从哪里开始，也不知道如何继续。有帮手就有动力。那个人可以帮忙给你的物品分类，也可以购买你需要的归纳用品，如新文件夹或铅笔袋。

一旦你收拾停当，就剩下保持你的“整洁仪”开启状态和适时调整了。看看要怎么做?

- 储物柜。用挂钩把你的夹克衫挂起来，在底部的架子上摆放多余的鞋子或靴子。最上面的架子可以放你的书和笔记本。不要把食物留在你的柜子里，因为它会腐烂。
- 饭盒。记得每天回家时带上你的午餐盒。确保你有自己的保温瓶、水壶等。回家把饭盒交给你的爸爸或妈妈洗净，第二天早上重新装好要带到学校的午餐（你能自己做这些更好）。
- 书桌。每星期结束时，检查一下你的桌子里面。有可以带回家的资料吗?有需要削尖的铅笔或补充的标签吗?你的胶水瓶上有瓶盖吗?你的文件夹和笔记本堆放整齐了吗?有没有食物或糖果要丢掉?
- 文件夹。使用不同颜色的标签为不同科目的文件夹做标记，在上面写清楚每个科目的名字，然后按顺序把文件夹放进你的书包里（如果你今天先上数学课，就把你的数学文件夹放在最前面。如果下一节是科学课，就把科学文件夹放在数学文件夹的后面，等等）。
- 文具袋。可以装铅笔、钢笔、小尺子、橡皮、标记笔、胶棒、计算器、纸巾和其他日常需要的小物品。把这些东西都装进文具袋，它们就不会在书包里乱跑或者是被书压坏了。
- 书包。每晚在家里检查书包。把学习资料放进对应科目的文件夹，拿出第二天不用的课本或文件夹。做完作业后，把课本和作业放进书包，这样就不会忘记了。最后再一次查看你的每日计划，确定你已经完成了所有的作业。

- 运动包。如果你有一个运动包，一定要定时清洁。拿出脏衣服清洗，给鞋子透透气，洗干净水瓶，下一次训练前把所有的东西打包好。

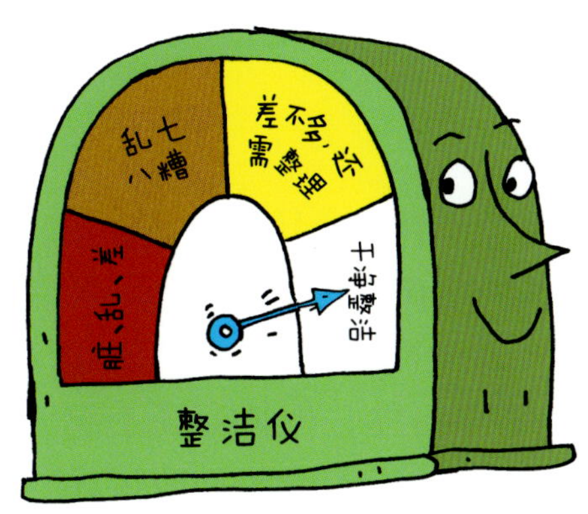

保持整洁是一个好习惯。你可能会发现，有一个干净整洁的书桌、书包和储物柜，会让你更容易找到你的物品和家庭作业。所有这些都可以提高你的成绩和增加自信。继续努力，这是值得的！当你的“整洁仪”上的指针偏向“乱七八糟”这边时，你可以随时寻求帮助。

家庭作业

家庭作业是“必须做”的。不好玩，但是你必须把它做完！为了确保你可以高效地完成家庭作业，你需要养成以下这些好的习惯：

- 在一个安静的地方放一张书桌或者桌子——家庭作业专用。上面有一盏明亮的台灯，让你能看得更清楚。
- 准备好所有你需要的文具。这样你就不必在写作业的中途去找记号笔、铅笔刀、胶水等。
- 吃一些健康零食。比如一片水果，这样你就不会饿了。手边放一瓶水备用。
- 首先做最困难的作业，在你精力充沛的时候完成它。（晚上晚些时候，你可能会更累。）
- 注意要用工整的书写和正确的握笔姿势。这有时会令人崩溃，但你可以做到！
- 设定休息时间。也许你需要每隔15分钟站起来伸展活动一下身体。

- 当你完成作业后，请父母或其他成年人检查一下。做必要的更正，然后把你的作业放回对应的科目文件夹里。把你所有的文件夹和课本放进书包里，把拉链拉上，就大功告成了！

在学校的零散时间

在学校的大部分时间都是固定的，就是说有完成任务和活动的时间表。例如，你在上数学课时，你的老师站在教室前面讲课，学生需要听讲和学习课本。这是大多数学校课堂上的一天，体育课也是如此。在体育课上，你可以玩游戏或锻炼身体，但体育课上仍然有规则，得有一个成年人监督着，以确保孩子们做他们应该做的事情。

那零散的时间呢？当你穿过走廊时，或是休息和午餐时？许多患有孤独症谱系障碍的孩子说学校的零散时间对他们来说是最难熬的。午餐时间看起来应该很容易度过，你所要做的就是吃，对吗？而且，似乎所有的休息都是纯粹的乐趣——叫闹着，四处奔跑。但对于大多数患有孤独症谱系障碍的孩子来说，这些时间是吵闹的、拥挤的、晕头转向的。这些时候没有他们指望的有明确规则，每次发生的事情都不一样：同学们坐在哪里，他们在谈论什么，和谁在一起玩，玩什么游戏。

可能午餐时间、自由活动时间和休息时间对你来说都很难熬，也许你在这段时间感到紧张。其实你从来没有意识到这些时候也会变得很好，你可以告诉学校和家里的成年人，他们的很多建议你都可以去尝试。

在走廊

- 可以要求在你的IEP里面加上“比别的孩子早离开教室5分钟”这一条。这会给你足够的时间趁走廊还安静时，走到你需要去的地方。

- 如果你不想独自行走，或者在教学楼附近找不到路怎么办？可以要求每次请一位助手、一位老师，或者其他学生陪你。
- 在你的口袋里或书桌上放一副耳塞。在去走廊之前戴上它，这样可以帮你挡住一些噪声。
- 为了进一步阻挡噪声和混乱，你可以背诵一些简单的东西：乘法口诀表、英文字母顺序，或者你喜欢的内容。

课间休息时间

- 试着加入一个游戏，捉迷藏，或追逐。这是融入大家或者社团的一个简单方法——有规则的游戏！
- 去荡秋千，使自己平静下来。或者，试试玩滑梯。排队、等待轮到你、向上爬、滑下来的节奏，会让你感到熟悉和安慰。
- 避免独处。在游戏场地四处闲逛，不知道该做什么或是和谁玩是很有压力的。至少还有一两个你可以信赖的朋友吧？提前跟那个人约定好。比如说，“想在课间休息时和我一起玩吗？”然后在一起！
- 找个休息的伙伴。如果交朋友对你来说很困难，你需要一些社交技巧来帮助，那么找个休息伙伴就是个不错的选择。这个学生在课间休息时有帮助你的特殊责任。你们可以一起玩，参加游戏，或者练习对话。你的妈妈或爸爸可以帮你安排这个人。
- 在课间休息时带一些特别的玩具来玩。例如，扑克牌、玩偶或球（当然首先要征得学校同意）。你可以邀请其他的孩子和你一起分享这最直接的快乐。
- 有些时候，你可能不需要休息时间。的确，课间休息是锻炼的大好机会。不过，可能有几天你需要有独处的时间来安定下来，消除压力。看看学校里有没有一个地方可以让你在课间休息的时候待一下。

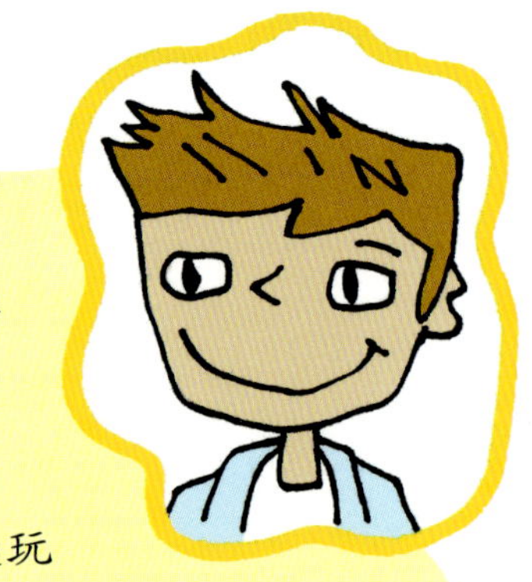

乔丹的故事

课间休息时间很有趣，但也会让有的人发疯，比如乔丹，一个三年级的学生。课间休息时间里所有的尖叫声和四处奔跑的孩子都使他心烦。他试过一直戴着耳塞，但从单杠或者滑梯上下来的时候它们会掉落。乔丹的孤独症使他很难和其他孩子一起玩游戏。他喜欢安静的活动。

令人感到沮丧的是，其他孩子似乎都知道该怎么做。他们中的一些人跑到体育馆，其他人很快就开始了“急冻人”的游戏，操场边上有几个人在聊天。等到乔丹鼓起勇气想加入进去的时候，已经到该去吃午饭的时间了。

今天乔丹的班级正在进行室内活动，因为下雨了。所有的学生都要去多功能教室。乔丹认为那里很吵，而且他也不想去。然后他想起书包里的弹珠。他把它们带来，想在课间休息时间展示给自己的同学。

乔丹喜欢他的弹珠，其中一些弹珠是他祖父在他小时候给他的。它们都是彩虹色的，他喜欢它们滚动和撞击在一起的声音。

之前，乔丹问他的老师是否能把弹珠带到学校在休息时间去玩。她说可以。“太好了，”乔丹想，“今后我有事情可以做了！”

他走到一个安静的角落去玩，以确保弹珠不会滚走而丢失。乔丹玩弹珠玩得很开心，他没注意到一群男孩子已经围在了他旁边。其中一个问：“嘿，乔丹，我们也可以玩吗？”

这简直令他不敢相信！通常，他是那个问别人“可不可以一起玩”的人。乔丹向男孩们展示他的弹珠，教他们不同的弹珠游戏。“也许你可以开始自己的弹珠收藏。”他告诉他们。乔丹希望他们中的一些人会，然后他们就可以互换弹珠、一起玩更多的弹珠游戏。

到吃午饭的时候，男孩们帮助乔丹收拾弹珠。“很高兴和你玩，乔丹！”他们说。“任何时候！”他说。他是认真的。

午餐时间

- 如果在自助餐厅排队等候对你来说很困难，你可以每天带午饭或一周带几次去学校。
- 如果噪声是个问题，你可以选择坐在比较安静的学生的桌子旁。
- 想出一个可以谈论的话题，然后用午餐时间练习（更多相关内容见第11章）。
- 如果谈话对你来说有些困难，就从简单的倾听开始。做一些眼神交流，在适当的时候点头，或者和别人一起笑（参见第10章中关于倾听的更多内容）。
- 邀请父母偶尔来和你共进午餐。这是一起度过美好时光的好机会。

充分利用学校时光

在学校，你可以向很多人寻求进一步的帮助。如果你在特殊教育机构中，你的老师接受过培训，他们就会来帮助你解决问题，提出改进行为和社交技巧的建议。你可以每天花一些时间在资源室获取额外的帮助和短暂的休息。你也可以和职业治疗师或言语治疗师合作。学校辅导员或社会工作者也是经过专门培训的，他们都会来帮助你。

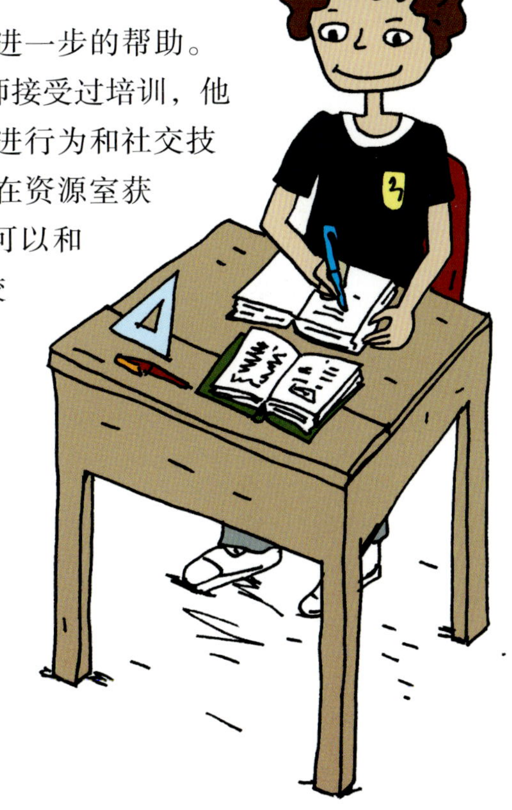

任何时候，你在学校面临严峻的挑战时，与你的父母、老师、校长或助手（如果有的话）交谈。他们可能会有充分利用学校时光的好主意。你可能需要某个科目的辅导老师，或者通过专门的测试来让专家找出适合你的学习方案。探索选项是很重要的，这样你就能找到帮助你成功的方法。

但你在自己的成功中也扮演着重要的角色！需要怎么做？努力学习你所有的科目，完成你的家庭作业，并确保你的作业整洁和正确。无论什么时候出了问题，都要大声说出来。IEP可以随时更改。这是帮助你顺利度过学校生活的一个重要工具。

学校不仅教你学习知识，而且教会你如何与同龄人相处。你的学校是一个能够发现你的才能、让你交到朋友和学习的地方。所有的学习都会使你更聪明、更强壮，更好地为未来的生活做准备。把学校当成你生活中的积极因素，即使有时候你的日子会因为你所面对的社交需求而显得艰难。你是一个特殊的孩子，有很多潜能，你的日子还很长。永远相信自己！

第三部分

身体和大脑

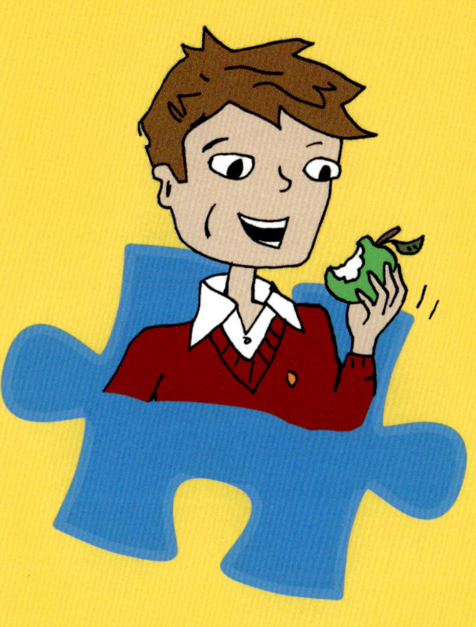

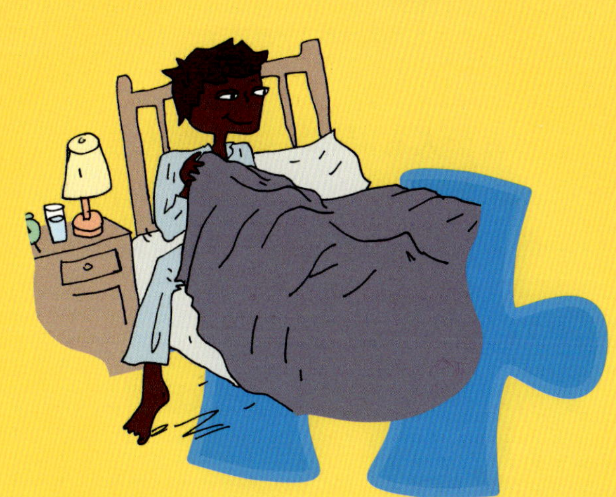

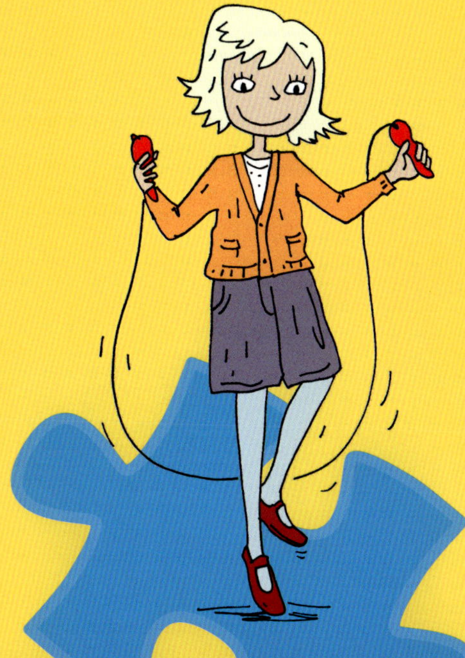

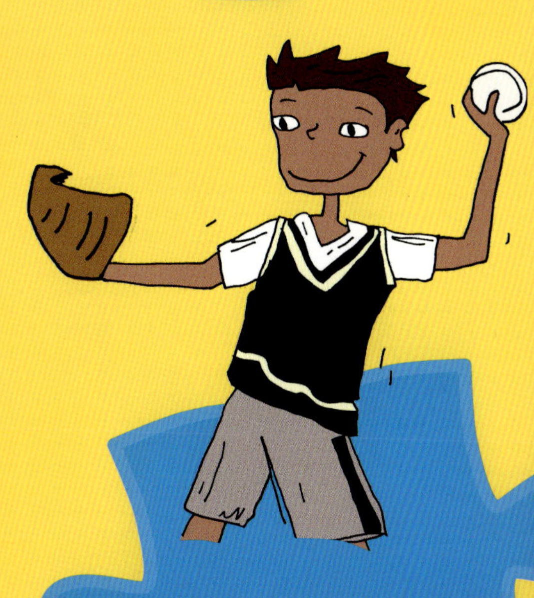

第15章

如何处理“棘手”的情绪问题

患有孤独症谱系障碍的儿童常会说自己很有逻辑性，这是一笔巨大的财富！使用逻辑可以帮助你分析形势，并预测下一步可能会发生什么事。很可能你是一个事实爱好者——对信息和琐事有着深刻记忆的人。但轮到需要理解和表达情绪时，这些对你来说可能就是个挑战。

每个人有时都有强烈的情感，但是当你患有孤独症谱系障碍时，你会有很多强烈的情绪突然出现。你可能很难控制你的情绪，特别是如果你有像在第3章中所描述的那样存在感知觉的问题时。

这对你意味着什么？嗯，这意味着你的坏日子比好日子多。或者一天里总有些时侯你觉得自己无法承受压力。这会增加你已经存在的紧张感，压力常常导致那些难以处理的情绪增多。这样反反复复，好像你陷入了一个循环中。

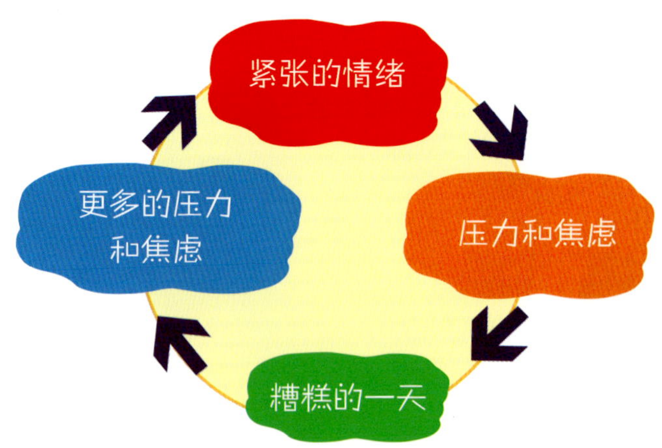

最糟糕的是，你可能会发现很难表达出是什么在困扰着你。例如，如果有人在学校打扰了你，你可能不知道当时该说些什么来让这个人停下来。或者你不喜欢坐公共汽车或校车，因为你讨厌那些颠簸和噪声。

你的反应可能是沮丧和“关机”。在家里，你可能会对你所要做的家庭作业或家务琐事感到烦闷，这会让你产生一种无法描述的负面情绪，当你有这种感觉的时候，你可能想大叫或者独自一人待着。有时说出这样的话很难：“帮帮我，我很有压力。”但是求助是缓解那些糟糕情绪的关键。

问题所在

很多孤独症谱系障碍儿童的共同点是情绪对他们来说就像一个谜，对他们自己的情绪和其他人的都是如此。例如，研究表明孤独症谱系障碍儿童看人的方式与普通人不太一样。他们看的不是对方的眼睛，而是对方的嘴巴或鼻子。

眼睛给了我们很多信息，它们被形容为心灵的窗户。如果你不从“窗户”往里看，你可能会错过关于另一个人情感的重要线索。有时候，别人说的话与他的真实感受并不相符，但你不一定知道，除非你看着对方的眼睛来“阅读”这些情绪。

你可以在第10章和第11章中找到更多关于“阅读他人的思想和感受”的内容。在你接受挑战去理解别人的感受之前，一个重要的目标就是先学会识别你自己的情绪。

如何识别你的情绪

你如何开始识别你的感受？以下是表明你感受的各种迹象。

你感受
怎样？

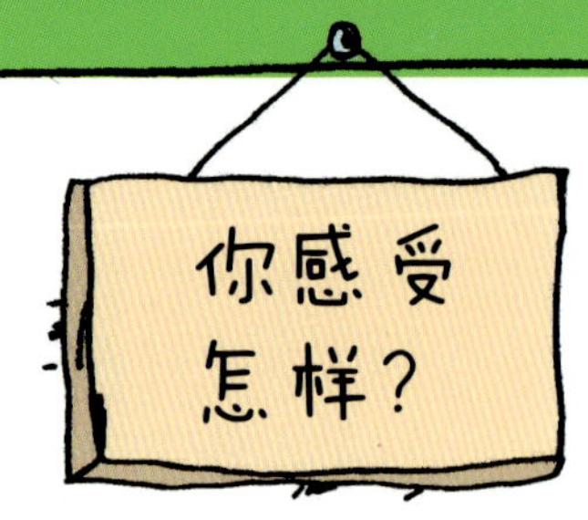

你感受好的迹象

“好”是一个总称。大多数人在日常用语中用它来表达感受“还行”或感受不“坏”，所以，“好”意味着你能感受到下面感受中的任何一种：

高兴　愉快　安全　健康
幸福　强壮　注意力集中
激动　自信　有条理
准备好去玩了　安静　冷静

表现出以下的迹象：

头脑清晰，思想积极
微笑和柔和的表情
肩部放松
心率正常（不太快）
呼吸平稳（不急促）
手部温暖、掌心无汗
肌肉放松不紧绷
脚和脚指温暖
精力充沛

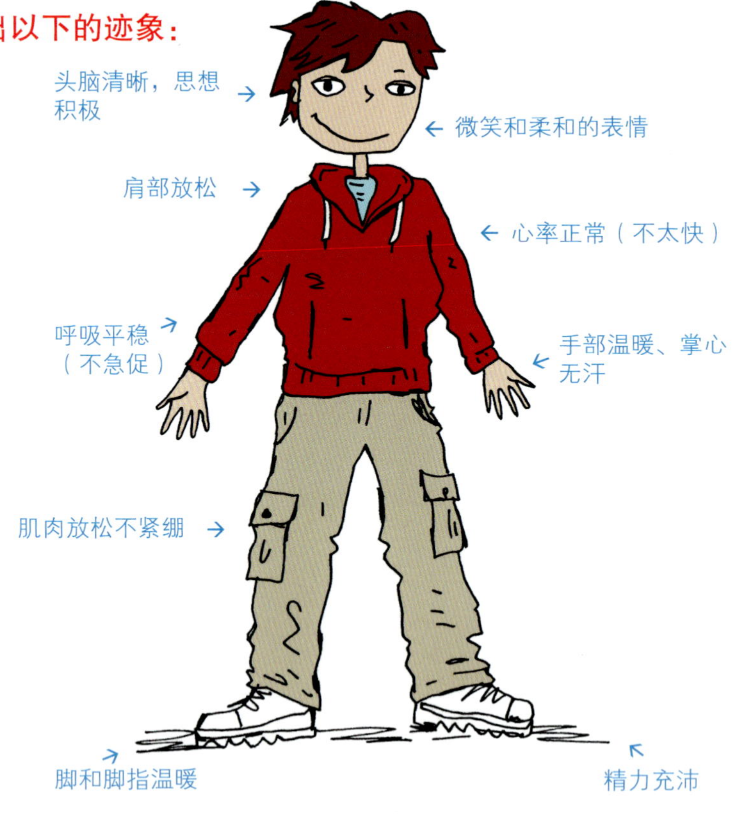

当你有这种感觉时，你是平衡的。此时你已经准备好学习了，你能够倾听并跟随。你感觉更友好、更放松。感受很协调……很棒。

你感受“坏”的迹象

在这种情况下，“坏”是另一种通用术语，是人们用来描述负面情绪的词语。感受“坏”并不意味着你是一个“坏人”，也不意味着是不好的。糊涂了吧，是不？

当你感受坏的时候，你可能会有以下的感觉：

担心　不高兴　沮丧　生气
难过　害怕　有压力　孤独　懊恼
恶心　心烦意乱　失望
焦虑　忧虑　惊恐　迷惑
超负荷

表现出以下的迹象：

头脑混乱
口干、牙疼、皱眉头
想跑掉、躲开或有想哭泣的冲动
肩部和颈部紧张
心率快
呼吸急促
掌心有汗、手凉、握拳
胃部痉挛或者恶心
肌肉紧绷
激素水平上升
脚和脚指冰凉

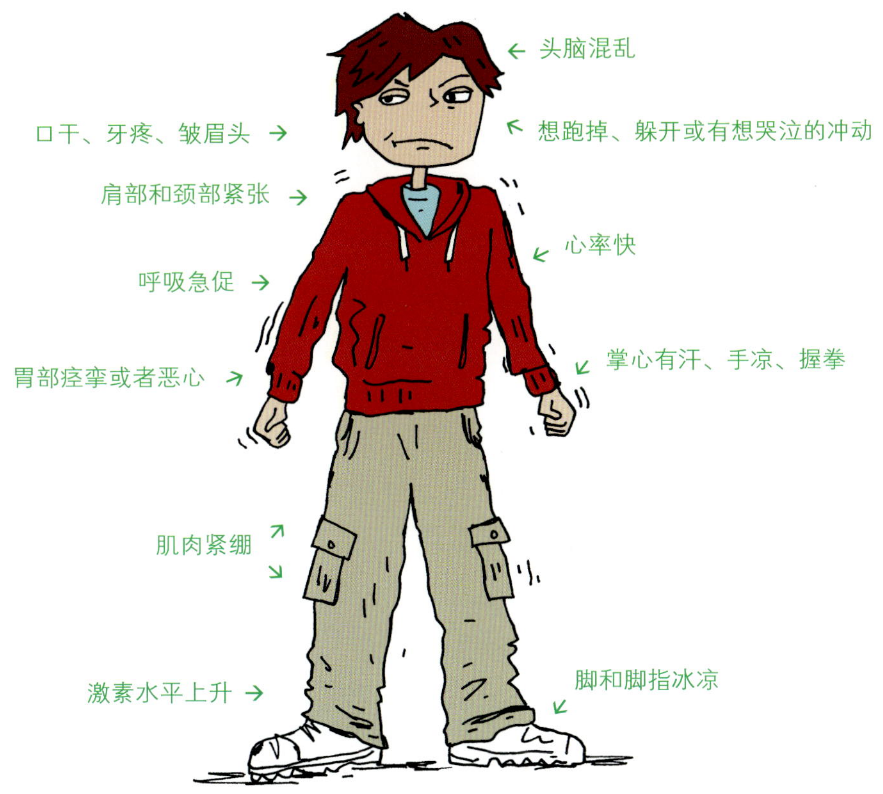

或者出现当你感到悲伤、沮丧和孤独时的负能量

这些身体和情绪上的表现是你感受不平衡的征兆。你的身体充满了肾上腺素——增强能量的化学物质，使你想要逃走、躲藏，甚至回击。刹那间，你可能感觉情绪失控，这会导致崩溃。

有时，患有孤独症谱系障碍的青少年会感到崩溃，是因为他们的情绪是不受控制的。你经常（或有时）生气或紧张吗？

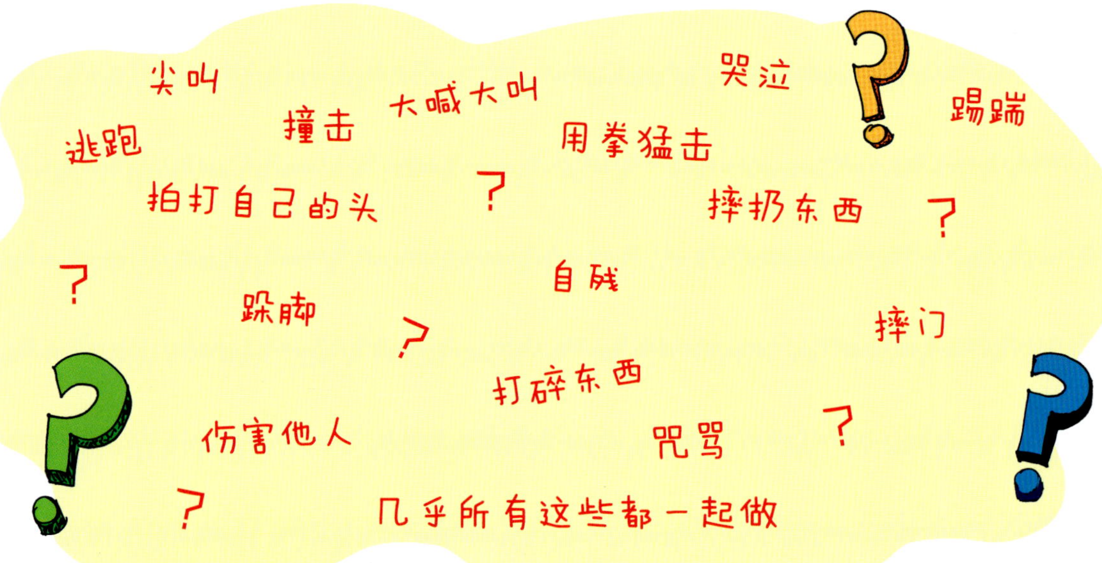

崩溃对每个人来说，都是很糟糕的感受！当你感觉失去控制或者马上要失去控制时，会很害怕。当你崩溃的时候，你可能会感觉到一种力量。但是这之后你可能只剩下负面情绪——悲伤、后悔和困惑。你可能担心会受到惩罚，那种感觉绝对不好。

当你处于崩溃的边缘时，你肯定不会顾及别人的感受。但事实是，他们可能会和你一起感到沮丧，或者生气、心烦意乱、受伤。

如果你在学校，一次强烈的、愤怒的爆发和崩溃会使你受到负面的关注，其他学生可能会对你说些不太好的话，事后你可能会感到尴尬。在某些情况下，其他孩子甚至可能试图让你再狂怒一次，他们只是为了看看你是否会有另一次爆发。

在家里，你的家人可能也很难处理你的崩溃。你的父母和兄弟姐妹在你心烦意乱时也会感到心烦意乱。通常，他们就是那些清理你在愤怒中损坏了的物品的人。崩溃之后没有人会感觉好，连你也不会。

那该怎么办呢？你可以学会在崩溃开始之前制止它。这需要做一些功课和练习，但它是值得的。有很多有效的方式可以用来处理情绪问题。

怎么开始？你可以在一天中的不同时间做自己的“情绪自我检查”，花点时间问问自己“你感觉如何？”。注意你的呼吸、心跳、体温。你冷静吗？专注吗？清醒吗？这样做好极了！

看看周围。当你感到积极和自信时，你和谁在一起？什么活动能让你有这种感觉？你在哪里感觉良好？（在家里，在学校，还是在课外俱乐部？）你什么时候感觉良好？（白天或是晚上的特定时间？）你为什么感觉良好？有没有什么是你正在做，并且可以做得更多的？

或者，你是不是有点紧张和担心？你的身体感觉失衡吗？你有什么想法吗？

再一次，问问你自己：谁？什么？哪里？什么时候？为什么会这样？注意会导致压力或其他困难的原因。

如果你在任何时候感觉都不好，没关系，深吸一口气，准备好使用你处理情绪工具箱中的工具。

处理情绪的工具

有4种工具可以帮助你控制和处理你的情绪。它们不是像锤子和剪刀一样的工具，它们是你脑海中想象出来的一套虚构的工具。

当你情绪不好或情绪激动时，每一种工具都可以用来帮助自己。

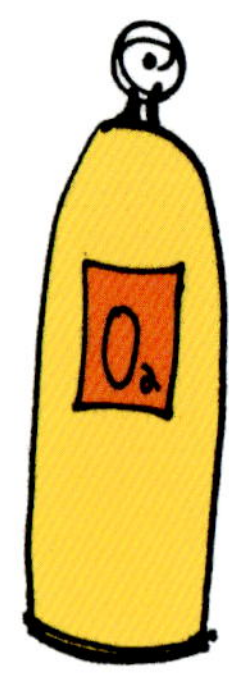

工具1：氧气

一旦你开始感受到“坏”或感受到失衡时，就闭上你的眼睛和你的嘴巴，用你的鼻子做一次深深深呼吸。浅呼吸时只到胸部，深呼吸时到你的腹部。当你深呼吸时，你的腹部会隆起。

现在通过你的嘴呼气，一遍又一遍地做。给大脑供氧有助于你更清醒地思考（参见第18章“学会放松”）。

工具2：天线

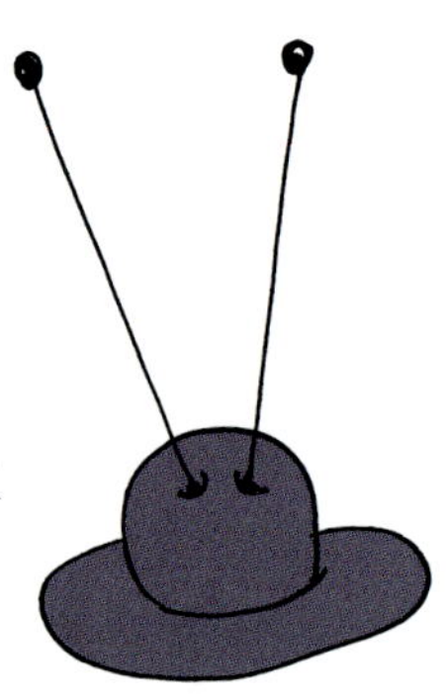

你的脑袋上虽然没有长天线，但是它可以向你提供关于你自己和你周围环境的信息（这肯定会派上用场）。通常，患孤独症谱系障碍意味着你与自己和周围发生的事情不合拍，这会导致前面提到的感受失衡。

有时候，当感觉不舒服时，最简单的方法也能帮上忙。可以问问自己一些基本问题：我渴了吗？饿了吗？累了吗？我需要上卫生间吗？

请注意！

本章所说的“工具”是用来帮助你弄清楚你的感受，为什么会有这样的感受，以及如何应对紧张情绪的。你可能会认为读完这一章后，转眼就会发生转变，从此以后你就能变成情绪专家。可惜情况不是那样的。

学会读懂自己的感受需要时间和练习。事实上，许多人一生都在研究这个问题，不管他们是否患有孤独症谱系障碍。作为人类，我们是感性的生物，即使我们有逻辑思维能力。具有强烈的情感时，会让我们处于困惑状态而不知何去何从。

学会理解你的感受并表达它们是一种现在就需要开始并且要永远练习的技能！你做得越多，就越容易掌握。

一定要通过喝水来保持身体一整天所需要的水分，要在两顿饭之间吃一些健康零食，及时休息。当你有想去洗手间的感觉时，马上就去——不要等到最后一刻。记住照顾好自己的身体，这有助于你保持感受和情绪上的平衡。

工具3：对讲机

当你感受到失衡、压力过大或心烦意乱时，你能做的最好的事情之一就是和别人交流。走过去和某人交谈！去找父母、老师或你信任的其他成年人。有时候，张开口并不容易，所以要记住一些你可以用到的短语：

- “我很难过。你能帮我吗？”
- “我有不知道该如何处理的感受。”
- “我想和你谈谈。”

如果你需要的话可以哭，也可以通过交谈来表达这些感受，听听别人怎么说。这个人也许能帮你解决这个问题，他可能会找到一个让你平静下来的地方。

记住试着把感受说出来，而不是用行动表达（行动表达是用你的身体代替你的言语做某事，比如打、踢、敲击、毁坏物品或伤害你自己）。要让别人知道你的感受，以便其他人能够帮助到你。

> 现在我长大了，当我烦恼的时候，
> 我可以更好地表达自己。
> 有些时候，我是一个冷静的人，
> 但是和别人交谈是缓解我压力的好方法。
>
> ——克劳斯，摘自他的书《阿斯伯格综合征青少年生存指南》

家长请注意

孤独症谱系障碍儿童很难控制自己的情绪，他们会生气、心烦意乱，或崩溃。这对你来说很有挑战性，你越平静，你就越容易让这些孩子逐渐平静下来。保持冷静和耐心，引导你的孩子深呼吸。对于你的孩子和你来说，任何烦恼之后要平静下来都可能需要一段时间。可以参考一下第18章中关于在家里创造一个平静空间的建议。

工具4：橡皮筋

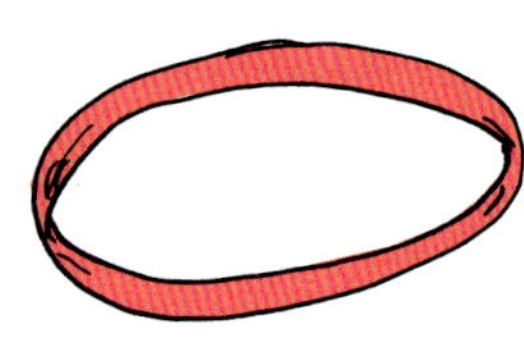

想象一下橡皮筋。它是什么样的？橡胶的、有弹性的、灵活的。你可以向各个方向扭转它、拉伸它，但橡皮筋不会被破坏，它仍然会回到原来的形状。

这跟你有什么关系？就是说你应该像橡皮筋那样，使自己变得更灵活。

孤独症谱系障碍的表现之一是喜欢事物以某种固定不变的方式存在。也许你害怕改变，也许当你知道每天都会发生什么时，你会感到更安全。例如，也许你只吃某种食物；也许当你在学校过得艰难，当遭遇了意外的事件，比如换了老师时，会觉得难以接受；你可能害怕尝试新事物，因为新事物会让你感到害怕或受到威胁，即使新事物是有趣的，比如看一部新电影或尝试新食物。

所有这些都是思维僵化的表现，不过你可以做得更好。你不喜欢或没想到的事情发生的时候，你可能会突然感受到“坏”（第155页提到的身体感受）。你会很快变得沮丧和愤怒，因为你被锁定在一个特定的思维方式里。这就是所谓的刻板。

但你可以学会灵活。你知道自己可以通过弯曲和伸展肌肉使你的身体更灵活，你的思维同样也可以变得更灵活。

使用你的“橡皮筋”工具（想象你自己也愿意弯曲），你的思维会一点点发生变化。随着时间的推移，这些小小的改变会对你的感受产生很大的影响。

有时，事情不按你所希望的方式进行，这时可以让你的思想稍微变通一点。先深呼吸，尽量不要做出反应或行动。相反，告诉自己：

- “没关系。我能找到解决这个问题的办法。”
- “我可以尝试，即使我很害怕。”
- “有人会帮助我。我可以去找他（任何一个你信任的成年人）。”

你是橡皮筋，记得吗？你可以用新的方式弯曲而不会折断或变形。需要帮助时就要去寻求帮助。

灵活（变通）是你在家和治疗中需要练习的技能，这是治疗孤独症谱系障碍症状的一部分。你练习得越多，你就会越灵活。这意味着你会经常感觉良好。

回顾第154页中“你感受好的迹象”。这就是你想要的平静和自信的感觉，即使你在弯曲和伸展。你能办到的！

当你面对那些难以处理的情绪时，想象一下你的处理情绪工具箱。使用这些工具帮助你开始感觉更好：

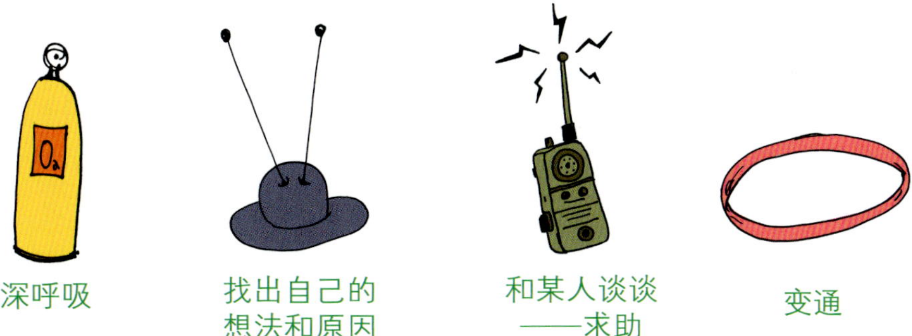

随着时间的推移和不断练习，一些“坏”的感受可能会越来越少，到那时，你会有更多的好心情。

杰克逊的故事

杰克逊上小学四年级，他患有孤独症。他大部分的在校时间都花在四年级的常规课程上。他有一个帮手，或者叫助手，有时会陪着他。

让杰克逊发愁的一件事就是离开教室去学校的其他地方。杰克逊讨厌走廊，那里太吵了，噪声还会伤害他的耳朵。包括他听到的脚步声、说话声、开关门的声音和钟声。对杰克逊来说，走廊太拥挤、太混乱了，那里令他感到紧张不安。

今天是星期三，杰克逊有体育课。他不喜欢去体育馆，因为他必须穿过一条走廊到学校的另一边。他知道体育馆本身会很吵，有太多人在那里活动。孩子们会尖叫，球会在空中飞。他无法知道接下来会发生什么事。但不管它是什么，都不会是好事。

通常，去体育馆让他感到焦虑，让他拍着自己的脑袋试图逃跑。但是今天杰克逊和他的助手正在尝试采用一些变通的方法以便让上体育课变得更容易一些。他们要比其他孩子提前5分钟去体育馆，那时候比较清静，这意味着杰克逊将有更多的时间来放松自己。

当他和他的助手走在走廊里时，杰克逊保持冷静，努力回想医生教给他的放松的方法：缓慢深呼吸，把思绪集中在一个平静的地方。他现在这样做了：深呼吸，告诉自己“保持冷静”。

当杰克逊到达体育馆后，他坐在角落里，深呼吸着，等待着其他孩子的到来。他的助手向他微笑。

“安静的走廊帮了忙，”杰克逊自言自语道，“也许深呼吸也是。”

第16章

兴奋行为

> 我从来都坐不住，我老是敲来敲去、走来走去、跳来跳去的……
> 大部分时候，我都和我的同伴分开，
> 一个人孤独地待在我自己的小世界里。
> ——约翰·艾德·罗宾逊，选自他的关于阿斯伯格综合征的自传《看看我的眼睛》

那些写出他们孤独症或阿斯伯格综合征经历的儿童通常会提到他们会做一些有节奏的手势动作并且反复重复。这些重复的手势动作就是专家们提到的“自我刺激行为”或“兴奋行为”。当人们做出这些行为时，被称作“兴奋”。或许你会这样做：

- 前后摇摆。
- 轻拍双臂或轻抚双手。
- 拍打头部或者把手指点在物体表面。
- 一圈又一圈地旋转、打圈子。
- 哼哼。
- 摩擦衣角或者别的东西。
- 盯着图案看或者观察转圈的物体。
- 把物品用特别的顺序排列起来。
- 把链子或者别的东西悬吊在眼前，或者用眼角看东西。
- 抠或掐自己身体的某个部位如（鼻子、指甲、粉刺、痂）。
- 踮脚踱步、走路。
- 用舌头舔或者用嘴碰触物体。
- 一遍又一遍地问同样的问题，或重复说喜欢的话。
- 其他一些你会重复做的、对你来说是独特的事情。

查斯顿的故事

查斯顿是一个患有孤独症的三年级学生。他很喜欢链子，并随身携带——他一直在这样做。他的妈妈有他在 2 岁的时候手上就拿着链子的照片。

在他更小的时候，查斯顿喜欢把链子放在眼前晃来晃去。当他上学以后，别的小朋友不能理解为什么查斯顿总是带着他的链子。有的时候，他们会在查斯顿把他的特别的链子拿出来晃来晃去的时候嘲笑他。因此查斯顿就学会了把链子藏在口袋里不拿出来。上学过程中，自始至终，他都把手放在口袋里，确保他的链子一直都在口袋里。摸着链子会使他感觉很好。

这天早上，当查斯顿来到学校后，他摸摸他的口袋，发现链子找不见了。早些时候他还摸着了的，现在他感到很着急。他在他的书包里翻找，没有链子；他在他的课桌里找，没有链子。查斯顿哭了起来，他非得要他的链子不可。他来到走廊上试图平静下来，但他哭的声音太大了，老师就把他带到了办公室里。因为他哭得停不下来，保健员给查斯顿的妈妈打了电话。他的妈妈赶到学校并决定先把他带回家。当查斯顿坐进车里以后，他仍然感到心烦意乱。就在此时，查斯顿看到了它——他的链子。它就躺在车里的地板上，一定是早上上学时掉出来的。

查斯顿捡起他的链子，高兴地晃了晃，然后问妈妈他是不是可以回到学校去了。他知道他可以保持平静了。今天将会更好，因为他已经找回了他的链子。

兴奋行为通常是无意识做的，你一般不会注意到它。但有的时候，你会有目的性地去做这些兴奋行为来让自己平静下来或者缓解担忧和无聊。兴奋行为可能是你感受“安全”的方式，因为这种兴奋是相似的、平和的。

每个人都有各种各样的爱好——你的某一些爱好碰巧就是你的兴奋点。孤独症谱系障碍儿童的一些兴奋行为其实和“典型的”孩子们一样，捻头发、咬指甲或者踮脚尖。但是如果说每个人都有爱好，为什么兴奋行为会成为一个特殊的名词呢？而且为什么兴奋行为通常是看起来似乎应该及时停止或者要控制的事情呢？

这些问题很难回答！取决于回答对象的不同，答案是不同的。父母、医生、行为治疗师、老师，还有其他的专家都有着不同的观点。孤独症谱系障碍儿童也是一样的。下面有些不同的观点：

- 老师会注意到某个学生的兴奋行为就是上课走神儿。在他们看来，过多的这种兴奋行为会影响其他孩子的学习。
- 很多行为治疗师认为这些兴奋行为会将孩子与大众隔离开来。这些行为看起来有些“古怪”，它们可能引起来自别的孩子的嘲笑。对于治疗师们来说，如果治疗目标是促进社交行为，那么这些兴奋行为通常应该少做（至少不在公众场合做）。
- 有的时候兴奋行为会成为医疗问题。有些患孤独症谱系障碍的孩子们会抠鼻子一直抠到流血，或者他们会一直抓挠皮肤直到疼痛，那些拍打头部的孩子会有受伤的风险。
- 在一些家庭里，父母或者其他家庭成员会觉得这些所谓的兴奋“烦人”或“毫无意义”，或者甚至是“有害的”。这看起来确实不公平。但是这可能是这个家庭对他们所爱的人的一种保护方式。他们希望他可以适应并感觉舒适。
- 还有一些家庭里，父母更能接受这些兴奋行为。他们似乎把这看作是一个症状、怪癖，或者就是简单地出现又消失的一些事情。
- 职业治疗师们关注这些行为与感官之间是如何相互联系的。他们会问“这种兴奋刺激会对孩子的感知觉系统有些什么作用？”，或是“什么样的内心感受是孩子所渴求的或所产生的？”。
- 大部分孤独症谱系障碍儿童会说这些兴奋真的能使他们舒心、放松。有的说这些兴奋行为能帮助他们更好地集中注意力或者更好地思考。他们想知道，为什么孤独症谱系障碍儿童的行为不能成为我们所共有的这个世界中可以被接受的一部分？

正如你所看到的，有很多不同的观点。即使是你的“帮手”团队的成员们（参见第7章）对这个话题都可能意见不一致。关于兴奋行为的理解，还有个问题就是“谁才是真正的专家？”，这都是让人感到很困惑的问题。

好吧，或许在这一方面你可以做自己的专家。想一想你的兴奋点是否存在以下情况：

- 能够唤醒你的大脑和身体的一种方式。
- 能使你感到宽慰、放松的一种方式。
- 可以使你从压抑的精神和情绪中逃离出来。
- 是你想要去学习改善的一个症状。
- 作为你的一部分——那些你还没有准备好或者不愿意去改变的事情。
- 你独一无二的感官需求的结果。

或许你的不同的兴奋行为会在不同的时间产生不同的感受。你怎样去搞清楚呢？可以通过当你做这些行为的时候去注意它们。随身携带一个笔记本，这样你就可以在你注意到这些行为的时候把它们写下来。或者让大人帮你指出来。通过这种方式，你可以更多地了解自己，你就会开始直面自己的情绪以及学会掌控它们的独一无二的方式。你也会对这些兴奋行为对自己有什么样的作用有更好的了解。

根据你自己的感受，父母、其他家庭成员或者治疗师可以在你做兴奋行为的时候为你录制视频。之后你可以通过看视频来自己做决定：这些兴奋行为你是想要改掉它，还是说你想要减少这种行为的频率？你更愿意私下里自己一个人的时候做，而在学校和朋友们在一起的时候不做？你可以仔细思考这些问题，找出你的答案，并且告诉你信任的大人。

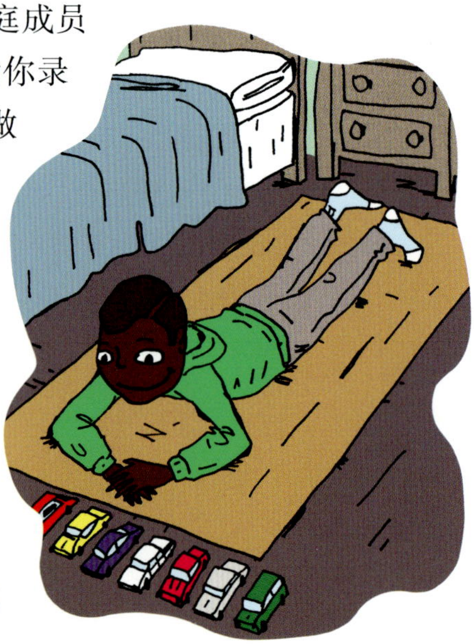

可能目前的兴奋行为对你来说不是一个大问题，随着你逐渐长大，你的一些兴奋行为自然而然地就会消失。或者，你会发现它们慢慢地有了变化。

为纠正这些行为，下面有一些建议可以尝试：

让它们私密化。让兴奋行为只发生在你的房间或者在家里。

设定一个秘密信号。约定好如果你在公共场合或者和朋友们在一起的时候，你无意识地出现了兴奋行为，让家人给你传递一个秘密信号（一个信号提示比直接说“不要那么做！”的效果更好）。比如家人可以轻拍你的肩膀，碰一下你的手或者用悄悄话告诉你。

尝试别的行为。找出另一种方式，让你也可以同样感受到兴奋行为带给你的感觉。比如说，如果你喜欢拍打，或许你会喜欢打鼓；如果你总是哼哼，尝试哼唱一首歌曲或者用卡拉OK或者唱歌游戏软件；如果你总是踱步，你可以试试慢跑或者在跑步机上快走；如果你喜欢用双手做些什么，可以和木偶玩儿，做一些编织手工，或者弹弹钢琴键。去尝试不同形式的艺术。

做耗费大量精力的活动。通过做一些可以给出更多刺激感受的活动来获得你所需要的那种感觉：在蹦床上弹跳，在公园里打秋千，在摇椅里前后摇摆，在家放一个你能用的转椅（坐在上面或者就只是看着它转），在草地里翻跟头、打滚，或者摔跤。找出你的身体和大脑需要什么，然后去完成。

致力于学习放松技巧。学会这些技巧可以使你有更多的办法来让自己平静下来。第18章中会讨论到很多放松的方法。

“我喜欢用我的玩偶来演绎视频游戏里发生的事，我在脑海里一遍又一遍地想象着游戏。当我做这些的时候，我把脸凑得离玩偶很近，用我的手来移动它们，这样它们就能做出我在脑子里想象的事。我看着玩偶们的时候就好像是我在看脑子里的视频游戏一样。我喜欢这种方式的重演。我把它叫做‘舞台剧’。当我一个人待着的时候，我觉得这样做很有趣，这样做的时候我也感觉很好。”

—— 一个10岁的患孤独症的男孩

第17章

卫生间里的时光

我们的身体非常有趣：它可以跑步、跳跃、思考、睡觉、交流、微笑和大笑。它被建造成高效、运转良好的“机器”。许多“机器”为了更好地工作需要“燃料”来支持。比如：汽车的燃料是汽油，而身体的燃料则是食物（详见第21章）。每天吃的各种水果、蔬菜以及其他食物都会转化成为能量，以维持我们进行工作和娱乐。

当汽车使用燃料时，它会产生废气，并以尾气的形式排出。人体同样会产生废气，人体的废弃物包括尿液（由肾脏合成排出的液体废物）和粪便（由肠道合成的固体废物）。或许你可以用其他词汇来形容这些废弃物，如小便、屎或大便。在这一章节，我们主要讨论小便和大便的问题，并尽可能地通俗易懂。

上厕所是人的基本需求，但是并不意味着这件事很简单。许多患有孤独症谱系障碍的儿童存在如厕障碍。本章节讨论了这一类如厕的问题以及如厕过程中如果需要帮助你该怎么做。如果在这方面你没有什么问题，那么你可以直接跳转至下一章节。

卫生间理论

如果你患有孤独症谱系障碍，卫生间可能会是让你感到惊慌或不舒服的地方。有些孩子并不喜欢卫生间、水池还有浴室地面的冷色调。另一些孩子讨厌噪声、回声、杂音，特别是冲水马桶的声音。你也许会担心细菌污染，或者不知道如何正确使用厕纸，或者是在如厕时有人靠近你时感到不安。所有的这些问题都会让你感到焦虑，让你觉得如厕时压力倍增。

另外，并不是所有的卫生间都和自己家里的一样。在家里，你熟悉马桶冲水的声音，知道如何锁门、厕纸如何从卷筒上滑落，也知道怎样打开水龙头洗手，你可以顺利地找到香皂和毛巾。但是在学校的卫生间是完全不同的：马桶冲水的噪声很大，卫生间的厕纸机可能很难用，私密空间很狭小。如果你在男生卫生间，那里还有家里没有的小便池。因为和家里的设施不一样，你可能不想在学校上卫生间，除非你真的憋不住了。

一些患有孤独症谱系障碍的儿童在餐厅、剧院以及其他地方的公共厕所都非常不适应。某些场所的公共厕所很大，但会划分成一个个的小隔间，这让他们觉得压抑；有时可能会打不开厕所门上的锁；或者发现马桶圈坐垫很脏……甚至有时不能确定冲便器是否可以正常工作。还有公共厕所弥漫的气味——你可以想象到那些公园、广场的简易式厕所的气味有多么糟糕吗？所以，在人群密集的地方上公共厕所对他们来说真的是一种挑战。

上厕所问题也很难去探讨。许多患有孤独症谱系障碍的儿童需要面临如厕的挑战，但我们是很长一段时间以后才知道的。为什么？因为部分孩子会对这些问题保密，或者他们并没有意识到可以向家长求助。

艾丽莎对学校厕所的嘈杂声感到不安，这些声音让她很焦虑，因为她知道这可能让她上厕所的时间延长，这就意味着她听噪声的时间也会更长。所以艾丽莎选择忍着，直到回家再上厕所，甚至肚子疼得厉害她也不愿在学校解决上厕所的问题。这种情况让艾丽莎解大便更加艰难，有可能等她酝酿好准备去上厕所时肚子已经疼得走不动路了。

萨米尔总是不能准确地判断什么时候需要小便。他可能正忙碌着，或者对某项活动感兴趣，于是就忽略了身体提醒他的某些信号，这意味着他有可能会“尿裤子”。有时候萨米尔尿裤子会引起其他孩子的注意，孩子们会觉得他身上有类似尿的味道，萨米尔并不想被称为是一个“有味道”的家伙，但是他不知道应该如何去做。

苏菲需要解决的问题是排便后如何清理。有时候她排便后会用一大沓厕纸，这可能会堵塞厕所的下水管道，这让她感到很惊慌。有时苏菲上厕所会用很少的纸，不够擦干净自己的屁股。她觉得很恶心，因为手指、内裤上一不小心可能会沾上大便。苏菲并不想讨论这个话题，即便她很需要他人的帮助。

如果你有任何关于上卫生间的问题，不要试图隐瞒或者忽略它，这只会让问题更糟糕。艾丽莎、萨米尔、苏菲的例子的共同之处在于，他们最终向家长讲述了自己的问题，这是一种挑战，同时也意味着很快就会有解决方案。

艾丽莎的妈妈知道了孩子在学校上厕所存在的问题，并制订了解决方案。他们将艾丽莎的情况告诉了学校班主任，艾丽莎被允许把音乐媒体播放器（MP3）带去学校，仅在上厕所的时候悄悄地使用。当艾丽莎需要去上厕所时，她戴上耳机听着MP3就可以掩盖厕所的嘈杂声。这样不但可以让她放松，而且也使她不再排斥上厕所。总算松了口气!

萨米尔向他的父亲诉说了他“尿裤子”的困扰。父亲意识到也许制订一个上厕所的时间表对萨米尔会有所帮助，这样就可以避免他由于长时间憋尿而导致尿裤子。在家里，萨米尔可能会频繁地上厕所，即使并不一定是真的需要去厕所。在学校，他遵循这样一个规律：在第一节课开课前、午饭前以及下午体育课后，去上厕所。同时他会带一套备用的内衣和内裤放在储物柜，如果有突发情况，他可以及时去更换衣物。

苏菲决定和妈妈谈谈关于自己上厕所的问题。她的妈妈明白了孩子的苦恼并帮助了她。妈妈在厕纸上做了特殊标记，并告诉女儿，多少张厕纸够她用一次，多少张就超量了。苏菲的妈妈还告诉苏菲，马桶冲下去两张厕纸绝对没有问题，如果苏菲上完厕所没有完全擦干净也不用担心。第一次冲完马桶后苏菲可根据需要再用厕纸擦拭，并再次冲马桶（她们称之为“双冲洗”）。妈妈还买了卫生湿巾，可以让苏菲擦干净自己。现在苏菲感觉更加自信了。

卫生间挑战是很多孤独症谱系障碍儿童所面临的挑战，所以你并不孤单。如果你和你的父母、医生或者老师去沟通，就可以提前制订方案。有些孩子会在学校有自己的上厕所计划，比如：只会在人少的时候去厕所，或者有助手可能会来帮忙。通常在这种情况下，就像在使用一个与众不同、更具有私密性的独立卫生间一样。

如果公共厕所对你来说是个问题，你可以在男士洗手间和女士洗手间旁边寻找家庭卫生间。家庭卫生间通常拥有比较大的空间，这样父母就可以陪同孩子一起解决难题。而这一类卫生间更安静，也更具有私密性。

小便的困扰

许多孩子——不仅仅是患有孤独症谱系障碍的儿童——在解小便时有着不同类型的困扰。有些孩子很难按时去上厕所，有些孩子常常忘了去上厕所，等想起来的时候往往已经憋不住了。这是一个在任何年龄段都可能发生的通病：失禁。

请注意！

许多患有孤独症谱系障碍的孩子常常忘了上厕所是一件私密的事，所以一定记得要关门，这样其他人才不会看到你在里面做什么，还要记得上完厕所后要及时冲马桶（要知道没人真的想看到你留下了些什么！）。

要应对这项挑战首先应该去看医生，明确自己是否有生理性问题。可以做一些专门的测试来协助诊断。如果诊断一切正常，那就有可能是其他因素导致的结果。

忘记上厕所

解决这个问题最好的办法就是在父母或者医生的帮助下，制订一个上厕所的时间表（这个时间表对于那些由于长时间等待上厕所而造成失禁的情况同样适用）。

家庭上厕所时间表（样表）

什么时间去：

早上起床后

每次用餐后

在离家上学、户外活动前以及睡觉之前

学校上厕所时间表（样表）

什么时间去：

抵达学校后（上课铃响之前）

2小时后

午餐之前

午餐之后

课间休息

坐校车回家前

对于一些诊断为孤独症谱系障碍的儿童和青少年来说，小便的困扰通常是错过了机体发出的信号所导致的结果。当你需要解小便时，身体会“告诉”你。比如：你会感觉到膀胱充盈，或者会在下腹部膀胱处感受到压迫感。任何时候当你的膀胱感到充盈时，一定要注意这个信号，应停下你正在做的事，即便它很有趣或者你觉得自己很忙还可以再忍忍。仔细感受身体发出的信号，只要你觉得有尿意，它就是在督促你赶紧去上厕所。

尿床

如果你晚上尿床，这同样是个挑战，尿床比你想象的更常见，这让人感到很沮丧。你必须分辨出是不是因为偷懒、不想去或者因为年龄小而发生的尿床。经常尿床是因为在我们的大脑和躯干之间的某些联系并没有成功建立起来。这种联系通常在白天我们清醒时更具有优势，但是当我们入睡后，同样大脑会给身体发出“睡觉”的指令，也许你睡觉很沉、睡得太香必须要叫醒才会去上厕所；也许已经形成了“我要上厕所”的指令，但并没有及时地反馈并唤醒你及时去上厕所。

如果你经常尿床或每晚尿床，以下方案会对你所有帮助。这些方法对于许多儿童、青少年均有良好的效果。

液体限制：这意味着你从傍晚开始直到夜间需要控制你的液体摄入量，在这期间喝得少就意味着夜间产生的尿量也会减少。当你

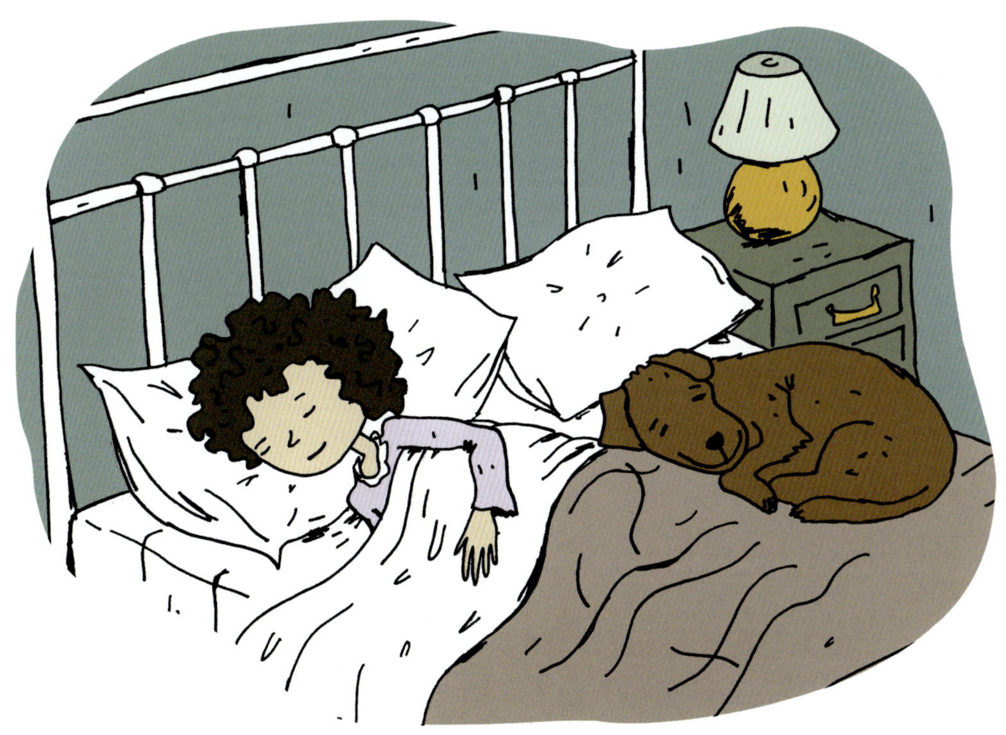

睡觉的时候膀胱不会感到充盈，那么夜间尿床的概率也会下降（或者尿量也会减少）。尽量不要在睡前2小时摄入液体，尤其是含咖啡因的液体（比如苏打水、咖啡或者茶），它们会让你上厕所的频率增加。

时间安排表：建立一个夜间上厕所的时间安排表，这样你就可以在睡前规律地“去”上厕所。比如：从傍晚到睡前你可以每小时设定一个时间点去小便。如果你的父母睡得比你晚，你可以让他们在准备睡觉前叫醒你，这样你可以在熟睡前至少上一次厕所。

尿床警报器：这种装置可以在你准备尿床时唤醒你（它们会在感知液体时发出声音或振动）。警报器叫醒你的目的是在尿湿整个床单之前，阻止你继续尿床并让你起床去上厕所。在多次使用后，这种警报器可以训练你的大脑对于膀胱发出的指令更为重视。警报器通常贴在你的睡衣上，并通过一根电线连在内裤上——只要电线的任何一部分沾湿，那么警报器就会发出声音或振动提醒你。

这个装置需要在医生的建议下使用，警报装置是安全的，并可以帮助到很多人。但需要注意的是，尿床警报器发出的声音会很大，有些孤独症谱系障碍儿童可能会被警报声吓着，以至于很难再次入睡，在这种情况下，可以将警报器更换为振动模式来代替声音模式。

药物：有些药物可以减少尿床，但这需要医生的处方。这些药物大部分需要每晚服用，其他的只有在夜间需要时才服用（如果需要在外过夜或者露营的话）。

尿垫：你的父母可以购买一种特殊的垫子来吸收尿液。有些可以用来代替内衣；另外一些由防水材料制成，可以铺在床单的上面。你也可以考虑用成人“尿不湿”或特大码的儿童“拉拉裤”。

尿床让人感到尴尬或者沮丧，但值得一提的是：以上的各种建议都是有用的。同时你的医生可以给予专业的意见，或者你的父母可以找到有关防止尿床的书籍或者网页。还有更多的好消息：随着你的年龄增长，大脑之间的关联会越来越完善，尿床的问题也会减少。

家长请注意

尿床并不代表孩子“不能控制”。尿床的孩子更需要呵护，而不是对他们表示愤怒和失望。即便你觉得筋疲力尽，也不要在午夜或每天清晨更换床单时大声喊叫而让孩子感到内疚。这只会让家庭中的每个成员感到更加沮丧。相反，多买几床可吸收防护垫、使用更容易清洗的毯子来代替羽绒床垫或是必须干洗的床上用品，那样或许更简单。

排便的问题

排便只是我们人生中必须做的事情之一——这是生活的一部分。但对有些人来说，这是一个很难处理的问题。

许多患有孤独症谱系障碍的儿童感到排便困难是因为这是一项感官活动。有噪声和气味，再加上有一些难以言喻的内在感受，这些都可能成为排便的阻力。换而言之，你会尽量避免排便或者推迟到忍无可忍时再去。不过，这样对身体并不好，因为身体需要排出大便以保持健康。

以下是一些对你有用的建议。但是首先应该和父母谈谈你在厕所中遇到的麻烦。

- **尽量遵循时间安排表**。如果可以的话，排便应当是清晨第一件事或是在吃过早餐后进行（这样你还可以待在家里，更容易放松）。吃一顿饭常常是一种信号，提醒自己的身体是时候排出废物（大便）了。
- **保持充足的水分**。这会使得排便更容易。白天要尽量多喝水。
- **经常锻炼**。运动有助于你排出大便，你的活动量越大，排便就会越轻松。

- **花点时间来放松，当你放松时更容易排便**。比如：带一本书或是音乐播放器去卫生间静静地先坐一会。
- **改善排便的感官问题**。如果卫生间的坐垫又硬又冷，可以请你的父母给你准备更软材质的坐垫来保暖；如果脱了裤子坐上去感觉到冷，可以在卫生间放置便携式加热器或套上坐垫套；如果不喜欢臭味，你可以在排便时准备好空气净化剂或是除味剂。
- **改变饮食习惯**。有时候，患有孤独症谱系障碍的孩子由于饮食结构非常单一从而更容易患上便秘（便秘的意思是排便困难）。也许你经常吃热狗、薯条、奶酪和牛奶——而这些食物往往容易导致便秘。第21章中讨论了吃健康食品的重要性。如果你有便秘，排出大便将是件痛苦的事情，可能在最开始会伴有胃痉挛。为了避免这种情况，你需要多吃新鲜水果蔬菜、多喝水，这样或许可以改善。

如果你尝试过这些建议后仍然有问题，那么就有必要和医生谈谈了。医生会检查一下，以确定你的身体各脏器功能是否正常。如果需要的话，医生会让你服用一些药物，这样可以使你更轻松地排便。

最后的冲洗

一般来说，患有孤独症谱系障碍的孩子去卫生间时需要更多的练习。这听起来有些奇怪，但是如厕是一项技能——就像洗澡或者刷牙这些自理能力一样。给自己一点时间，也请家人多一点耐心。不要害怕，要从容地接受外来的援助。

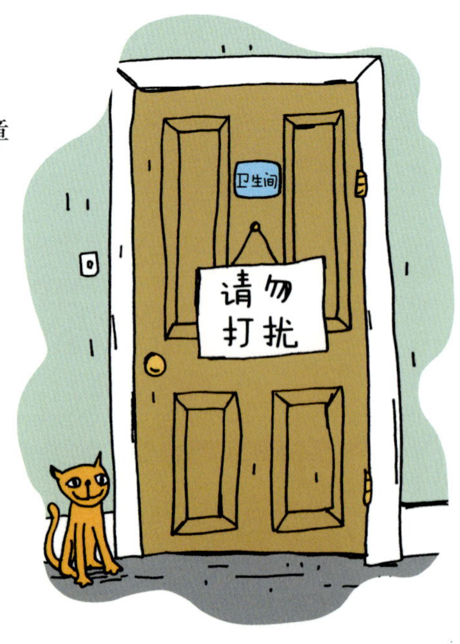

第18章

学会放松

“放松！”“冷静下来！”“不要急躁！”有没有人和你说过类似的话（当你看起来紧张、不安或者沮丧时）？当然如果有人这样建议你时你能做到立即放松，这是特别棒的。——但是这并不太可能。经常是听到需要放松时你反而会感到更紧张。

有孤独症谱系障碍可能意味着你比普通人更容易焦虑。为什么？可能是感觉神经的问题；也可能因为你存在社交困难，这使得你紧张；或者可能是由于在你的大脑和身体里有更多的导致紧张的激素。无论是何种原因，压力并不会因为有人告诉你要放松就不存在了。

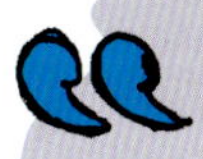

我不喜欢孤独症谱系障碍的一点是我比其他人更容易紧张。

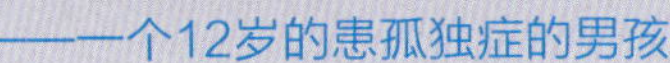

——一个12岁的患孤独症的男孩

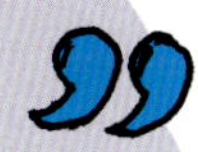

这一章节是关于如何放松的内容。你知道放松是一项可以学习的技能吗？一旦你知道如何做，你就可以在感到有压力的情况下使用这个技能使自己平静下来。你可以使用以下3种办法帮助你获得这种技能。其中有些办法在家里最有效，有些可以用在学校或其他地方。

平静空间

当你感到紧张、害怕、愤怒或沮丧时，你可以找一个让你平静下来的地方。像一个家里的地方，在那里你可以感到平静。让父母帮你设计一个特别的地方——平静空间，那里是你的专属，那里不需要很酷炫。

你的平静空间可以是:

- 你的床
- 豆袋椅或舒适的椅子
- 你衣柜中的一个空间
- 你觉得舒适的铺着毯子的桌子
- 家中别的一处你感觉很舒适的地方

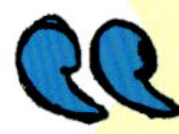

我躺在我房间的豆袋椅中，很多次我都觉得它能让我平静下来。

——一个11岁的患孤独症谱系障碍的女孩

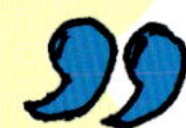

找到这个地方让它成为你的平静空间是很重要的。当然，当你进入平静的空间时，你的家人要知道你在哪里，并且你在那里也会很安全。

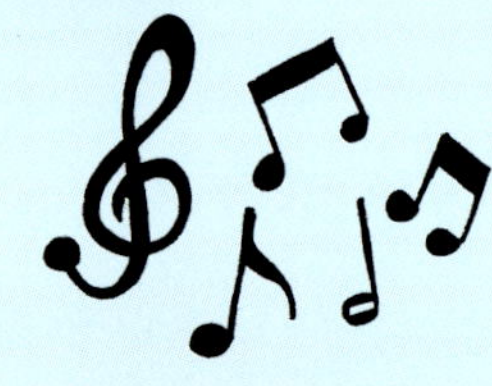

如何让自己的这个平静空间更加舒适：

- 在手边就近放一些毛毯或者枕头。
- 那里有音乐播放器和耳机，这样你能通过听音乐使自己放松，比如爵士乐或者古典音乐。
- 使用隔绝噪声的耳机或者耳塞。
- 将光线调暗或者关闭（如果你不能控制光线的明暗，那么喜欢的话可以戴太阳镜）。
- 抱紧什么东西，比如毛绒动物、小枕头、睡枕等。
- 手边就近放一个水杯。
- 有日记本和铅笔，可以随时记录或者画画。

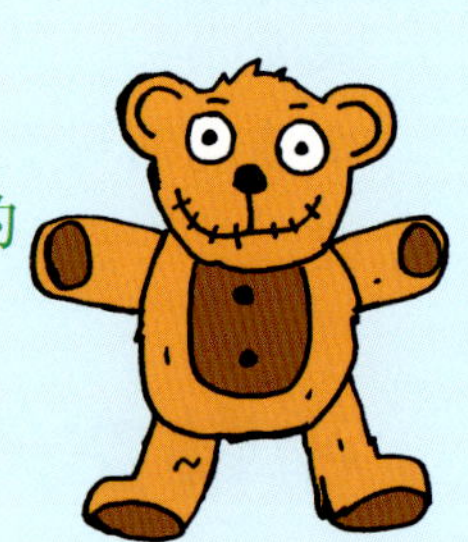

一个让你平静的空间可以让你感到很放松，以至于你想要一整天待在那里。但是陪伴家人和朋友同样重要！

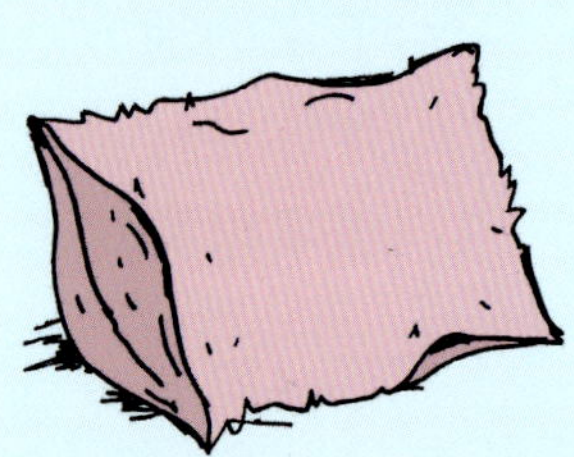

可以让自己冷静的方法：

- 大哭
- 冲着枕头大吼
- 扔沙包
- 蜷缩在毛毯下面
- 写下或者画出自己的感受
- 睡个午觉
- 思考、做梦、回忆、祝愿或者祈祷
- 尝试腹式呼吸（下面有具体的介绍）

腹式呼吸

你可能不信，呼吸这么简单的事情居然可以帮助你释放压力，还能控制你的情绪。腹式呼吸是一种特殊的控制你呼吸的方式，这样可以使你感到平静和放松。

当你感到不安、担忧或者紧张时，你可以使用这种呼吸方式。这是帮助你冷静的方式，让你在失控之前可以控制住自己的情绪。

腹式呼吸有以下3项功能：

1. 缓解你的紧张。
2. 放松你的肌肉。
3. 帮助你释放压力或者产生化学物质以减轻疼痛，增加能量，帮助你感到积极和快乐。

请注意！

有时，孤独症谱系障碍的孩子感到不安时会离开家，找个地方让自己平静下来。对于家人来说这是一件很可怕的事情，因为他们会认为自己心爱的孩子走失了或有可能会受到伤害。还有时候，这些孩子可能会藏在家里、院子里或者车内等某个地方，以此来获得平静和安静，并且意识不到父母在到处找自己。**所以，你应该确保让你的平静空间是家人都知道的地方，在他们需要的时候可以去那里找到你。**让自己的家人知道，你喜欢一个人在那里，并且在你愿意出来交流的时候你就会出来的。

如何进行腹式呼吸?

- 想象自己的肚子里有个气球。
- 一只手放在肚子上。
- 用鼻子慢慢呼吸。从1数到3，在每两个数字之间停顿一下（1，停顿，2，停顿，3）。感受想象中逐渐充满气的气球。
- 通过嘴慢慢地呼出气体。由1数到5，每两个数字之间停顿，想象气球逐渐变瘪。当你呼气时想象自己不好的情绪已经随着呼气离开了自己。
- 重复腹式呼吸数次。注意在呼吸时放松肌肉。

即使你已经有了其他能帮助自己平静的办法，腹式呼吸也更能让你放松自己，获得快乐——尤其是当你学习这样做时。例如，你还可以使用一个纸风车，在你冲着它呼气时它会转动。或者，你也可以使用一个小的吹泡泡玩具，当你呼气时朝着它吹，观察吹出来的气泡平静地在空中飘浮。

放松练习

有时，你可能需要更长时间的放松运动，以帮助头脑和身体平静下来。任何你需要的时候，都可以使用以下任意一种方法来实现从头到脚的放松。

请父母或者其他你信任的成年人协助你，在你做以下训练前把它读出来。等你按照这个顺序做了很多遍后，你可能已经记住了，那时就可以自己来做了。

1. 找一个安静的地方(如果可以，在户外——因为户外新鲜的空气会使人心情愉悦)。
2. 在草坪上躺下（或者地板上——如果在室内的话），让自己感到舒适。
3. 闭上眼睛，但不要睡着。

4. 深呼吸，意识专注于一呼一吸之中，吸气时从1数到5，呼气时从5数到1，慢慢来，不着急，每个数字间停顿一下，不要数得太快。
5. 当你感到平静一些的时候，继续深呼吸，这段时间随着呼吸说“放松”。
6. 在深呼吸时，从头到脚放松自己的肌肉。从自己的额头开始。吸气时收缩肌肉，呼气时放松。
7. 继续收缩和放松你的肌肉，向下转移到你的颈部和肩膀、胳膊、胃部，到你的腿和脚。
8. 当转移到脚时，先收缩再放松。然后休息一下。保持深呼吸。
9. 慢慢地睁开双眼，现在你已经放松了。
10. 享受这种感觉。

不要等到你已经感到很紧张了再来学习本章节中的技巧。当你有时间的时候并且有大人可以帮助指导你时，你就可以在家里练习了。一旦你学会了如何进行腹式呼吸和深呼吸，你可以在任何感到生气、恐惧、紧张或不安的时候使用这些方法。如果你有专业治疗师，他可能会告诉你其他可以平静和放松的办法。你可能也想学习瑜伽，瑜伽是一种运动形式，涉及拉伸及专注呼吸。

第19章

孤独症谱系障碍要吃药吗？

医生和其他专家认为孤独症谱系障碍是一种医学疾病，许多医学疾病都有药物或者治疗方法。孤独症谱系障碍是否也有专门的治疗手段呢？

目前还没有可以治愈孤独症谱系障碍的确切方法，但是有一些治疗方案可以让你的生活发生积极的改变。

也许你正在通过一些治疗去改善你与他人的沟通和相处模式。你的治疗可能在家里、学校，或者特殊治疗中心。许多家庭一直在努力寻找治疗方法去帮助孩子缓解孤独症谱系障碍的症状，让他们过得更好。可能你也正在努力获得更多的新技能。

在寻求帮助的方法上，你的家人可能会选择去看医生，医生会建议你服用针对某些特定症状的药物。只有医学专业人士，通常是医生，才可以开具处方（或指导用药）。医生很有可能会问你很多问题：你晚上睡得好吗？在学校里集中注意力对你来说是简单还是困难？你有很大的压力或烦恼吗？你如何解决它们？你控制愤怒的情绪时有困难吗？医生的这些提问是要获取你身心健康的信息，这有助于他更好地了解你以及如何用药（短期用药）可能对你会有帮助。

当你需要药物治疗，或者你的家人认为是时候应该尝试一下时，一开始你可能会感到困惑和担心。你可能好奇药物治疗是怎样的，它会给你带来怎样的感受，等等。医生可以回答这些问题，所以有疑问要去问医生（让你的家长或让你的监护者陪同你一起去问）。

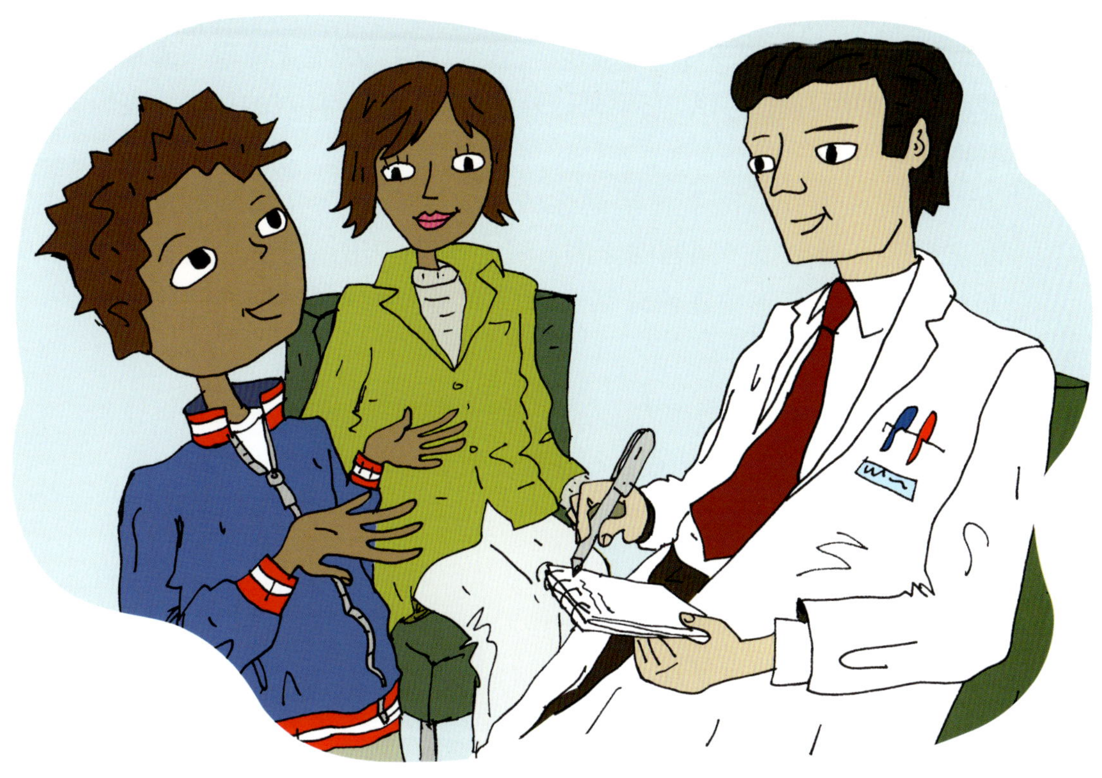

通常，药物是片状的或是胶囊，你可以吞服或嚼碎，或者是液体形式的药物，你可以喝下去。甚至有些药物是以敷料绷带的形式穿在你的身上。有些人一天吃一次药，而有一些人一天需要吃多次药。在某些情况下，可能会多种药物联合服用。

药物治疗：三个重要的步骤

第一步：确定哪种症状需要治疗

回忆第1章的内容，你了解孤独症谱系障碍的症状了吗？你会发现因为患有孤独症谱系障碍时大脑中的差异，使得你很难去和周围的人沟通，缺乏和别人的交流以及拥有广泛的兴趣爱好。同时，孤独症谱系障碍也会影响你的感官系统：视觉、嗅觉、听觉、触觉、味觉，等等。这是否意味着你服药以后就会让你“交流无障碍”或是能找到更多的朋友呢？不，它不是这样的。药物治疗针对的症状会更为具体。

这就是为什么医生在帮助你的家人决定是否可以选择药物治疗之前需要提出很多问题的原因。针对孤独症谱系障碍的儿童，很多处方药将重点集中在治疗某几种特殊类型的表现上。包括以下4类症状：

1. 缺乏注意力和集中力。一部分孩子很难坐得住、听从指挥或是集中精神。他们可能会很快地去做事情，但事先从不思考。
2. 焦虑与重复思考。这一类型的症状包括很难一个人独处，在需要做出改变或是更换新的环境时就会感到紧张、焦虑。有这些症状的孩子可能会一遍又一遍地做同样的事情，或者一次又一次地重复提问。
3. 好胜心强。很多争吵、叫嚣和打击属于攻击性行为。有这方面倾向的孩子可能会经常失控地大哭，或者在他们害怕或沮丧的时候拍打或抓伤自己。
4. 睡眠问题。有些孤独症谱系障碍儿童晚上难以入睡，或者在半夜、清晨时分提前醒来。

每种类型的症状都需要不同的药物治疗。你的父母、老师以及其他志愿者可以帮助你决定哪些症状需要药物治疗。你可以将日常生活中让你感到纠结、困惑的事情列个清单，以此作为开始。父母会记录下在家时让你头痛的事，你的老师也可以提供一

请注意！

本章节主要讲了关于孤独症谱系障碍的药物治疗方面的内容。本章节并不会建议你应该或是不应该使用药物治疗。这个决定取决于你的家人、你的主治医生以及其他志愿者。

些建议，帮助你在学校时做得更好。一旦你的主治医生掌握了这些信息，他就能确定你有没有上述症状，并针对那些你最需要解决的症状进行药物治疗。

第二步：讨论药物治疗及其副作用

第二步需要和你的主治医生沟通哪些药物可以缓解你的症状，你也可以了解用药后可能出现的副作用。在用药期间出现的副作用通常是意料之外的结果。比如说：你使用一种药物治疗失眠，但有可能会出现头痛的症状。有些药物的副作用是轻微的，有些则不是；有些是短暂的，有些可能伴随用药一直存在。所以你和你的家人和医生沟通时，可以询问任何与用药有关的问题或是你的顾虑。

你的主治医生会针对不同的症状选择不同的药物。他会斟酌每一种药物可能发生的副作用、服药剂量以及费用。有一些药物，用药前必须首先检测血液和检查心脏，在药物治疗期间你可能还需要做进一步的检查。

对于一些患有孤独症谱系障碍的儿童来说，身体其他部分的健康状况也很重要。如果你因为任何原因已经开始了药物治疗，你的家人需要向你就诊的医生告知既往你的身体健康状况。这样医生才可以确保不再开具你已经服用但效果不好的处方药。

第三步：随访症状是否改善

随访是应用新的药物治疗的重要组成部分。你的医生、你以及你的家人都希望药物对你的生活能起到积极的影响。同样，随访也有助于父母或监护人每天仔细地观察和记录你的变化，每次看医生时都带上日志，给医生看一下上面记录的具体内容：

- 你什么时候开始服药的。
- 你每天什么时候服药。
- 你忘记服药的时间。
- 服药后你注意到有什么改善。

- 可能已经出现的副作用。
- 副作用是轻微的还是严重的，持续多长时间。

如果你出现了副作用，你的医生可能会尝试用以下这些方法来缓解副作用：

- 更换药物。
- 调整剂量。
- 调整服药时间。
- 叮嘱你与食物同时服用。

你的医生可能会需要你再次复诊。那时，你和你的家人可以和医生商讨是否需要继续用药，或者是更换药物，或者是直接停药。

保持沟通

要找到一种合适的药物需要经历一个漫长的过程，这个过程不是每一个家庭都能选择坚持下去的。你的家人会帮你决定什么药物对你最合适。

在你服用药物期间，沟通在整个过程当中是非常重要的。沟通可以让你的家人知道用药是否让你感到症状缓解、有没有副作用，然后你的家人可以告诉你的医生哪些药有用、哪些药不合适。

最重要的是，一定要遵循医生给你的用药指导。注意复诊。你和你的家人以及你的医生可以一起跟踪你的病情发展，并找出对你最有帮助的治疗方案。

维姬的故事

维姬今年8岁，患有阿斯伯格综合征。她有很多朋友，她充满活力、爱好广泛。有时她觉得自己的脑袋里充满了奇思妙想。

当维姬温习数学时，可能心里惦记着她的最爱——腕带，她拥有超过200条腕带。她喜欢每天晚上整理这些腕带，并把一部分腕带放到书包里以便第二天带去学校。维姬有时会在学校遇到一些麻烦，因为她时常因为想着腕带而无心学习。

维姬的老师说她在课堂上讲话太多，总打断别人发言，让其他同学很难继续安心听课。维姬跟她的爸爸和老师一起和学校的心理专家会面，讨论这个问题。他们决定咨询医生并使用药物治疗，这对维姬可能是个好主意。

在几次会诊之后，医生给维姬开了一种药物，可以帮助维姬集中注意力。维姬知道药物可能有副作用，比如入睡困难或食欲下降。医生说，维姬如果发现自己有一些“奇怪的感觉”时一定要及时告诉自己的爸爸，比如食欲不振，越来越紧张、焦虑等。

维姬开始服药，在最初的几天她发现自己有了变化：她很容易集中注意力，说话也变少了。她可以等着轮到自己，也可以耐心地在课堂上举手提问而不再打断老师。她的老师打电话给维姬的爸爸分享了这个好消息。

维姬喜欢这种感到快乐和集中精神的感觉。但是放学后的几个小时却变得非常糟糕！白天的药效逐渐消退，维姬开始觉得烦躁。晚上在家里时，她对妹妹大喊大叫、哭泣，甚至不想玩她的腕带。

她的爸爸打电话给医生叙述了维姬的这些情况。在接下来的几周里，维姬的主治医生不断地更换药物、增加剂量。维姬的症状有所缓解，有时候维姬需要吃1片药，有时候需要吃2片。她开始觉得自己像个溜溜球，上下波动起伏。

经过几周的剂量调整，维姬的家人认为药物治标不治本。如何让维姬一整天都感觉很好才是最重要的，即使这意味着在学校她很难集中精神。

现在维姬又恢复了自我。虽然她知道自己必须更加努力才能集中精神，但是她仍然愿意尝试。在父亲的支持下，她决定长大后再尝试药物治疗。

贾马尔的故事

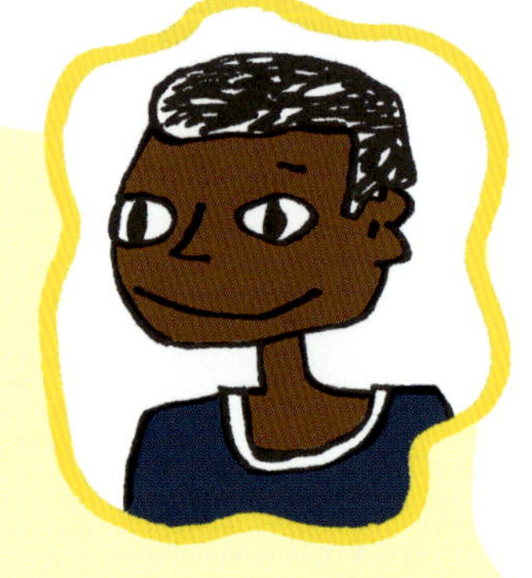

贾马尔喜欢收集、整理、分类和计数，并且有时候他自己无法停止。他喜欢东西看上去都是一个样子的，每天都是。

今天，妈妈说要去给他买双新鞋。贾马尔讨厌新鞋，他躲进自己的衣柜里，心里想着："我不需要新鞋！"新鞋总是太紧或太松！

在紧闭的衣柜门外，贾马尔的妈妈试图安抚他。她说新鞋会很棒，她甚至答应如果贾马尔合作，就给他买一套乐高玩具。

"嗯，"贾马尔想着，"我喜欢乐高。或者我应该去尝试一下？"但他不能忍受新鞋，也不想穿上新鞋试试。因此贾马尔继续待在衣柜里，最终妈妈放弃了。

不仅仅鞋子是个问题，贾马尔的妈妈还感到很难让他做许多事情，甚至包括到餐桌前吃晚饭。他不喜欢自己正在做事情的时候被打断，特别是贾马尔认为这是件有趣的事的时候，比如用他的乐高工具箱来制造东西。

贾马尔和他的妈妈都知道他患有孤独症。但贾马尔的妈妈认为，对他而言尝试新事物是很重要的一件事，而不是经常"停在原地"。所以妈妈告诉贾马尔，他们要去医生那里寻求帮助。

贾马尔的主治医生很了解他，他理解贾马尔喜欢"一成不变"，很难从一项活动转向另一项。贾马尔在学习灵活处事，但效果不好。医生建议他服用一种药物来帮助减少刻板的思维模式，并学会改变。贾马尔想："谁听说过吃药可以改变不喜欢穿新鞋的习惯或者让人愿意按时去吃饭？"但他仍然愿意尝试，因为他知道他需要帮助。

就像他的主治医生说的那样，他开始每天服用这种新药。贾马尔和他的妈妈同时在观察副作用，比如失眠或者不安。目前还不错。

几周后的一个晚上，贾马尔正在玩他的乐高玩具，思考着他可以建造的所有很棒的东西。“贾马尔，吃晚餐了！”他的妈妈喊道。

贾马尔感到饿了，就跑下楼去，然后他注意到他妈妈脸上奇怪的表情。这一刻他有些糊涂。然后妈妈笑了：“贾马尔，你今天毫无异议地来到了餐桌前！”贾马尔微笑着看着她，并为自己感到自豪。

晚餐过后，妈妈说：“或许明天我们可以买双新鞋？”

“我会考虑的。”贾马尔回答道。同时他也惊讶于自己的改变。或许药物治疗起效了？

第20章

让身体动起来

到目前为止，你已经学到了很多关于孤独症谱系障碍的知识，以及它们是如何影响你的大脑和身体的。你可能已经开始更好地了解孤独症谱系障碍，以及知道如何在“帮手”团队的帮助下管理好它了。你也发现你每天都有一些事情要处理，比如你的症状和感觉问题。猜猜有什么能帮助你更好地管理这两者？

运动！

有规律的体育锻炼能帮助你有一个更强壮、更健康的身体。你会变得更加自信、感觉更好——这还仅仅只是对于刚开始锻炼而言。研究表明，爱运动的孩子会拥有更强壮的肌肉、骨骼、心脏、肺和其他重要脏器。另外，他们的睡眠及学习成绩也会更

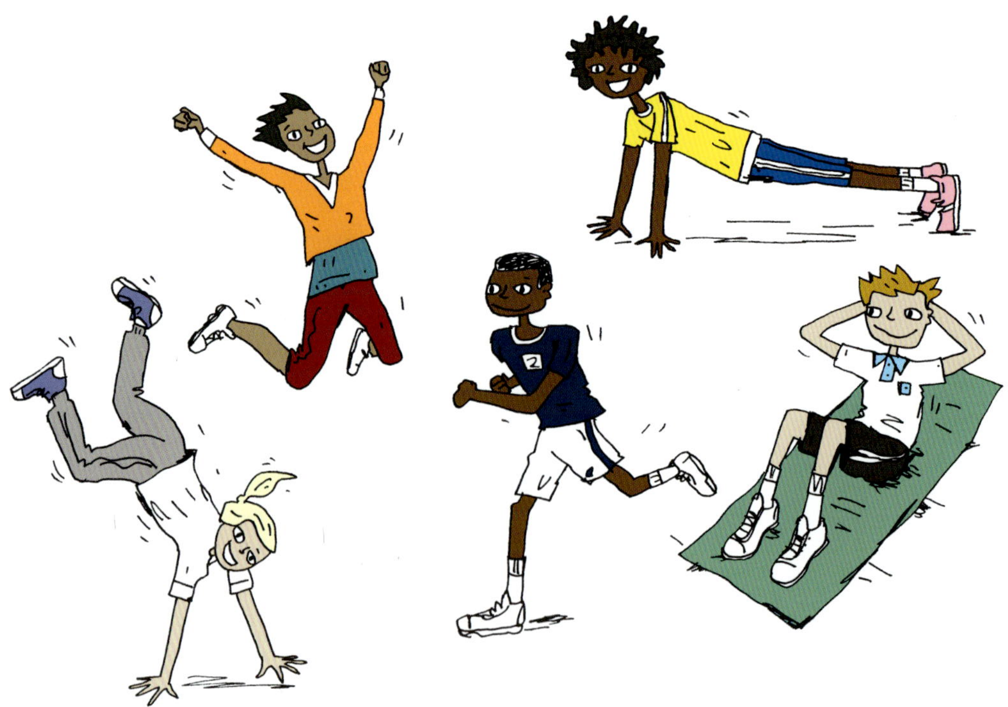

好。除了让你的身体保持良好的状态外，运动还能帮助你消耗多余的能量和应对压力。如果你从现在就开始，健康的锻炼习惯（以及它们的益处）可以伴随你一生。

变得活跃起来！

美国国家运动和体育教育协会（NASPE）的研究表明，学龄儿童每天应该有60分钟或更多时间的体育活动。如果你愿意，你也可以分时间段来进行锻炼。例如，你可以做4个小段的运动，每段15分钟，或者做2段各持续30分钟的运动。运动可使你的心跳加快，肌肉得到舒展及变得强健。

外出游戏

去跑步、慢跑或徒步旅行

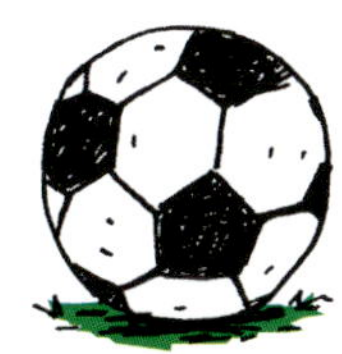

去公园或游乐园

投篮或对着墙练习投球

与家人一起远足

学习做瑜伽或简单的伸展运动

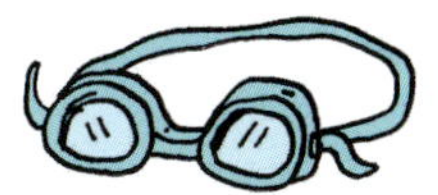

在社区中心游泳

捉迷藏或和其他多人合作游戏

与朋友进行跑步比赛

在蹦床上弹跳

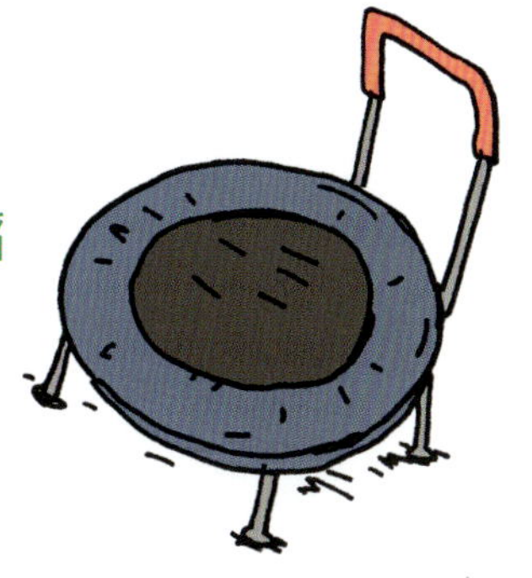

骑自行车或滑板车

练习疯狂的舞蹈

使用**Wii**和**Xbox**（家用电视游戏机）来锻炼你的整个身体——不仅仅是你的手指！

去参加一项运动或者加入一个运动团队怎么样？许多患有孤独症谱系障碍的儿童往往不擅长团队运动。也许你碰巧是一个出色的运动员或者是一个运动团队的成员——如果你是，那就太棒了！但是如果你不是，也没关系。

团队运动可能不是你所擅长的事情。团队运动对你来说可能很困难，因为团队运动有社交方面的要求，你需要领会队友的肢体语言，你必须能够预测他们在球场或运动场上接下来要做些什么，或者他们需要你做些什么。团队运动通常会产生很大的声音，团队运动也需要协调。许多患有孤独症谱系障碍的儿童很难做到身体上的移动协调。

想象一个棒球投手为了投球而采取的所有步骤：他把双臂放在头上，开始投球，转身的同时一只胳膊向后转。拿球的手对侧的脚朝前划圈，同时把球向前投出，然后很快就回位，如果球被对方击中了，马上准备跑到场地中去接球。投手们所有的这些步骤都做得很流畅，以至于观看的球迷几乎没有注意到这些具体的步骤。

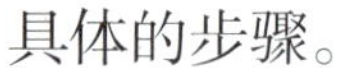

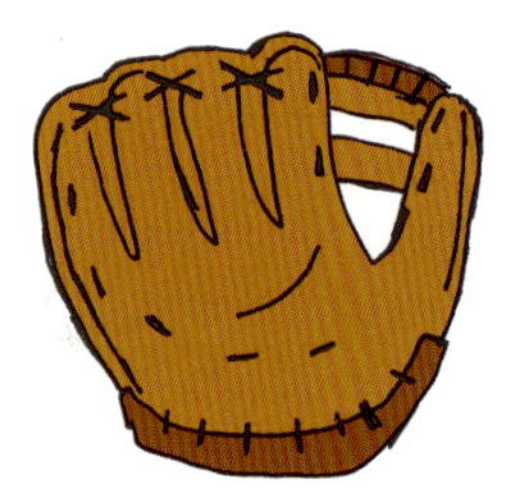

如果是你在投球，你可能要停下来思考一下每个动作：我的腿必须怎么做？我的右臂应该放在哪里？我的左臂需要去哪里？视野应该集中在哪里？如何握球、如何松手以及瞄准何处？如果你的大脑在规划运动的顺序上有困难，那么你的身体就不会像棒球投手那样快速而平稳地运动。

如果协调对你来说是个问题，你可能会认为自己是“笨拙的”。但这确实是一个需要帮助、需要时间和需要练习的事情。你必须比普通人更多地去训练你的大脑和身体，这是可以做到的。向父母、兄弟姐妹或好友请教，让他们帮助你练习打棒球、抛接橄榄球或在篮球场上打篮球。这些都是增强你的力量和获得你需要的体育锻炼效果的好方法。

如果你想参加团队运动，就要练习所需要的协调能力。观察别人的肢体语言和眼神交流也会有帮助。可以阅读第80~89页，以了解更多关于交流技巧方面的知识。

许多孤独症谱系障碍儿童喜欢单人运动，如游泳、壁球、射箭、攀岩、高尔夫球、空手道、田径、舞蹈、体操或太极。这些运动其实也涉及观察和与其他孩子进行互动。只是在这些运动中你的表现是“你的”，你可以按自己的节奏运动。棒球和垒球其实是很好的“折衷”运动。这是因为尽管它们被认为是团队运动，但焦点主要集中在每个球员的个人表现上。

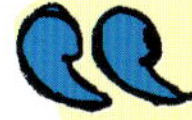

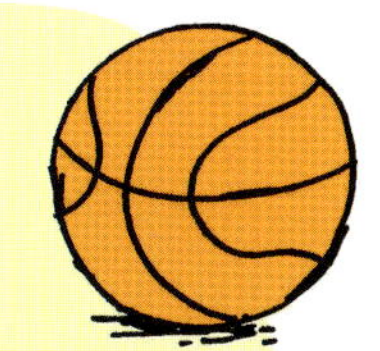

就我而言，篮球对孤独症患者来说是完美的运动，因为你可以自己做这些练习，你可以整天在后院练习投篮、运球。无论你想从事哪项运动，你都可以努力、再努力。

——杰森·麦克韦恩。摘自其书籍《我生命中的游戏》

（讲述一个关于孤独症患者应对挑战、顺利成长的真实故事）

要参加体育运动，看看学校能为你提供些什么。让爸爸妈妈帮你寻找社区运动的机会，也许有一个专门针对有特殊需要的孩子的体育项目。你也可以找当地的残疾人中心，在那里你可以使用特殊的游泳池、跑道或其他运动设施。一些社区会为患有孤独症谱系障碍或其他残疾的儿童提供马术治疗。

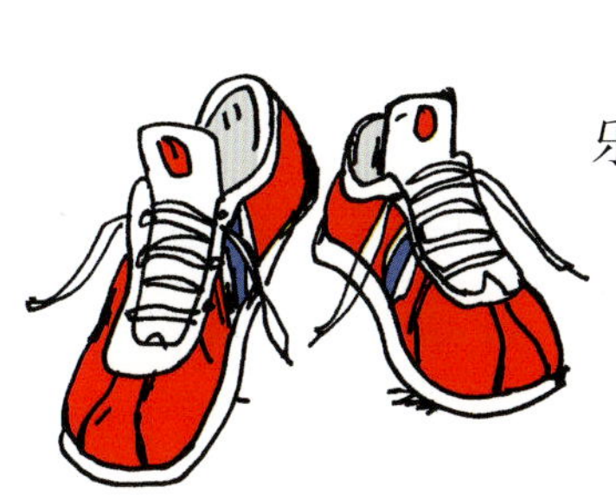

寻找有无更多的选择？每周去社区的娱乐中心几次，参加一些课程（学习踢踏舞、武术，随便什么！），课间休息时跑跑步。在学校参加体育课，多进行户外活动。请邻居或同学参加骑自行车活动，或者邀请他们和你一起带上小狗去散步或者玩玩捉人游戏。当你忙于和大家一起做运动时，谈话通常就显得不是那么主要，如果听和说对你来说很困难，那么这时这些事情就会变得更容易一些。

如果运动技能和身体协调对你来说是个问题，你可能会发现尝试物理疗法或职业疗法对你来说是很有帮助的。在第49页可以阅读到更多关于这些疗法的信息。这两种疗法都有助于你改善协调能力和强健身体肌肉。

想让锻炼成为你日常生活中的一部分吗？试试以下这些建议：

- 把锻炼作为你自己的规则中的一部分。这是特别有用的，如果你发现当有准则遵循时生活会更容易。
- 把每天的锻炼列在你的日程表、日历或待办事项清单中。
- 给自己一个有趣的奖励，例如在业余时间做自己喜欢的事情。
- 把体育活动看作是让你感觉良好的事情。

好处：运动可以算是一种社交活动，如果你参加到一个运动团队中或者训练时，你会遇到新的人。你可以在社区中心找其他的孩子一起玩。如果你去游乐场，你也一定会在那里找到其他的孩子。和别人一起运动是很有趣的。

试试吧！

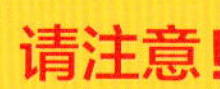

不论你是何种孤独症谱系障碍，锻炼身体对你都很重要。不要找借口，比如“我讨厌运动”或“我不擅长”。体育运动可以让你的身体内释放出让你感觉良好的化学物质，这种化学物质叫“内啡肽”，分布于人的大脑和身体中。运动还能减轻心理压力，这对患有孤独症谱系障碍的孩子尤为重要。

格雷琴的故事

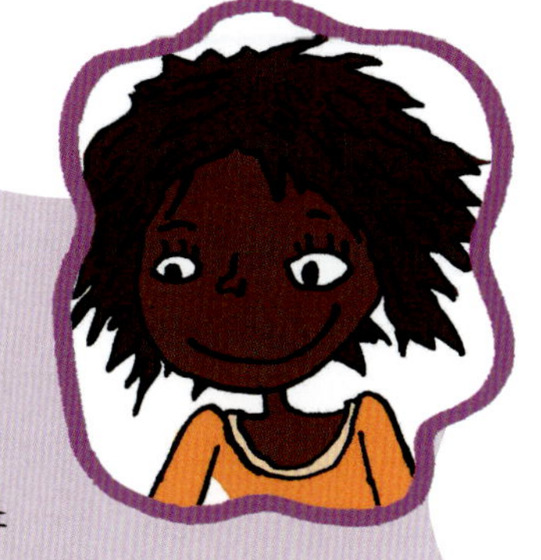

格雷琴今年10岁，患有阿斯伯格综合征。她的哥哥伊恩是一名优秀的速降滑雪运动员。格雷琴不滑雪，但她认为滑雪很有趣。他们居住的地方经常下雪，雪上运动在那里很平常。她以前试过滑雪，但感到很复杂。首先，她必须要戴上头盔。头盔对于她来说很重而且很不舒服。再有就是佩戴护目镜也很不舒服。格雷琴还发现很难让滑雪板直直地伸在滑雪杆旁。滑雪板与雪地摩擦的吱吱声让她感到很紧张。最可怕的是架空滑车。滑车太高了，它一直在移动。格雷琴看着滑车摇摆着，把人带到山顶，他们悬在那么高的空中，这看起来太危险了！

因此，至少有一阵子，格雷琴决定不滑雪。相反，当她的爸爸和哥哥滑雪时，她喜欢看窗外滑雪场的建筑，人们在那里取暖。有一天，当她这样做时，她无意地观察了一下架空滑车的升降。它由高杆、吊索和滑轮组成。格雷琴喜欢数数，所以她开始数轮子和杆子。很快她爸爸过来看她，格雷琴说："滑轮和杆子一起工作，带滑雪者到达山顶。"她的爸爸笑了笑，然后说："如果你和我一起乘坐滑车，我们就能确信你是对的。"但是格雷琴认为她还没有准备好。

那天晚上在家里的时候，妈妈发现格雷琴似乎有什么想法，就问道："怎么了，格雷琴？"

格雷琴告诉她："我想坐滑车，但是我害怕，我想滑雪，但是太难了。"

伊恩和爸爸加入了谈话。每个人都很高兴听到格雷琴想要滑雪的想法，因为他们知道这是全家人可以一起做的事。他们的愿望是去山上旅行，一家人住在滑雪小屋里。在那里，他们可以一整天在一起滑雪，而且会非常开心。格雷琴非常喜欢这个主意。

全家人共同制订了一个计划：格雷琴可以慢慢习惯滑雪。她会先戴上哥哥的头盔和护目镜，然后她就可以慢慢适应滑雪板了。最后，她可以和爸爸一起练习滑雪。

而这正是在发生的事情。格雷琴每天戴着头盔和护目镜待在屋里。她知道她看起来很滑稽，但所有这些都是为了滑雪旅行而做的准备！几周后，她学会了穿脱滑雪板，并可以在后院的雪地里穿着滑雪板转圈。这需要一些时间来熟练，但格雷琴不会放弃。

现在，她感觉准备好了，但她仍然感到害怕。她和爸爸来到滑雪场，格雷琴戴着头盔、护目镜，穿好滑雪板，穿了一件和伊恩一样的滑雪服。格雷琴的爸爸和架空滑车司机沟通后，他同意放慢速度，以便格雷琴能更容易地坐上滑车。她紧紧地拉住爸爸的手。椅子过来了……

她和爸爸一下子坐在椅子上，格雷琴闭上眼睛，把爸爸的手抓得很紧。她在乘坐架空滑车！她像所有的滑雪者一样在空中飞行。没过多久，她的爸爸说："格雷琴，我们到山顶了，下车吧。"

一切都发生得很快。她的滑雪板接触到地面，滑过了一座小山，然后她一屁股坐到了雪地上，她开心地笑了。在山顶，她几乎可以看得到整个世界！格雷琴为自己感到骄傲。她迫不及待地想告诉妈妈和伊恩她滑雪的事。

现在她所要做的就是滑下山。她认为她已经准备好了！

检查你的"发动机"

想象一下你的身体是一辆汽车，发动机是它运行的动力。是时候去检查一下你的发动机了。它经常是跑得太快还是太慢？例如，有的时候你希望处于安静状态（如在图书馆里），但当塞车后你的发动机会迅速预热起来吗？或者，当你周围的每个人似乎都在大声交谈，谈论很多有趣的事情时，或者有很多有趣的事情发生的时候，你难道只想让自己待在一个安静的角落里吗？

有时，你可能觉得你的发动机速度与你周围的"驾驶状况"不相符。有时，你的发动机可能失去控制、失去节奏，或缺少汽油。想知道那时该怎么做吗？

你可以做很多事情来加速你的发动机或让它更加平稳运行。第

198页中的图表解释了关于“检查发动机”以及转速要求的内容。无论何时你需要检查你的发动机时，你和你的父母都可以拿出这个图表。如果你愿意的话，可以把这张表复印出来。

如何“加速”或“减速”

当你的发动机速度符合你的要求时，这一天会很顺利。例如，你可能在学校上体育课之前完美地加速到“60”！当你在课后回到课堂上或准备学习时，你可能要减速到“40”。当天晚些时候，坐在校车上，你可能会在“20”，这有助于你在回家的路上恢复平静。

如果你从学校回到家的时候还在“20”，妈妈希望你开始做家庭作业怎么办？这时就需要路边服务站的紧急服务！最好拿着图表去跟妈妈说，让妈妈知道你的感受。

或者，如果你在第二天早上到学校时速度为“80”怎么办？这使得你很难镇定下来并集中注意力，这时你就需要刹车了。

有很多方法可以使你的发动机加速或减速，这取决于你需要的速度。以下有一些建议可以帮助你找到正确的方法。

运动（大量）。也许你需要弹跳、慢跑、跑步、旋转、翻滚或攀爬。跳上蹦床或旧沙发（需要事先征得同意），与朋友拔河或者去公园。如果你必须待在室内，可以上下楼梯。甚至做家务也可以帮助你得到锻炼，如拖地或扫地。

运动（少量）。如果你在课堂上，并有运动的冲动，先告诉老师，如果情况允许可以站起来，去洗手间休息一下，然后在走廊里走一走，或者喝点水。也许你的IEP（见138页）允许你在学校的一个安静的地方休息一下。利用这些休息时间来运动一下你的身体，这样你就会感觉好一些。

有些教室有太空椅，你可以坐下来轻轻旋转。另外还有感觉体验区，你可以在休息期间使用（在被允许的情况下）。如果四处走动不被允许，那么你可以走出大厅，轻轻地转动你的颈部，简单地伸展胳膊和腿，放松肩部。

检查你的发动机

你的发动机转速 **你觉得这个转速怎么样?**

80:
太快了，会失去控制（你可能会崩溃！）

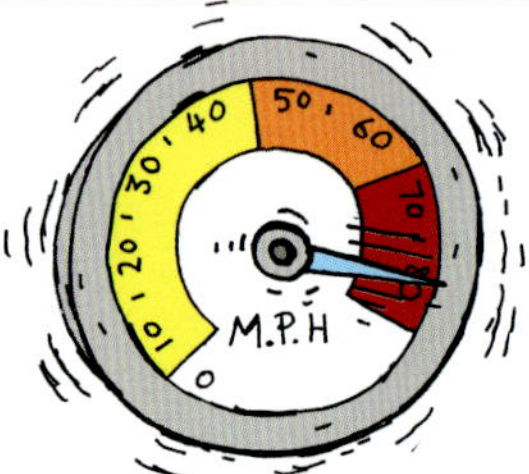

你可能会感到混乱、愤怒或恐惧。你可能想跑开或打架，或者不想理别人并想要逃避。你的行为可能太疯狂了。或者你可能觉得你暂时无法面对任何人或处理任何事。现在是休息的最好时候。

60:
能量充沛

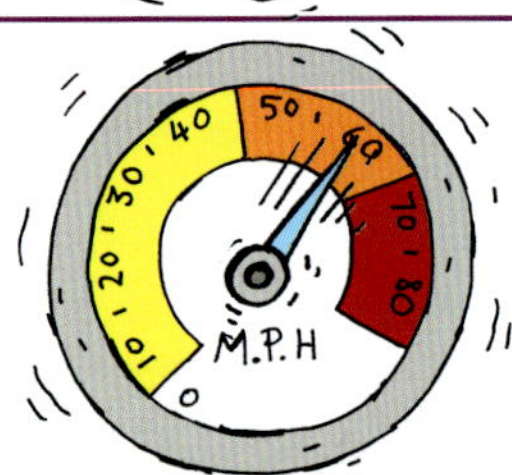

你可能会感到兴奋、充满活力，并准备去挑战。这是做一些体育活动的好时间。

40:
运行平稳

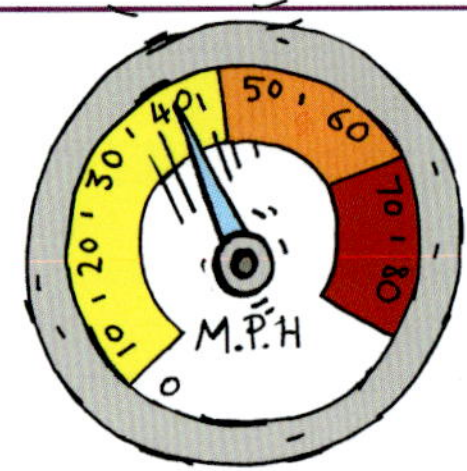

你可能会感到自信、快乐和适应。这是进行一些脑力活动的好时机，比如学习。

20:
运行缓慢但仍在继续

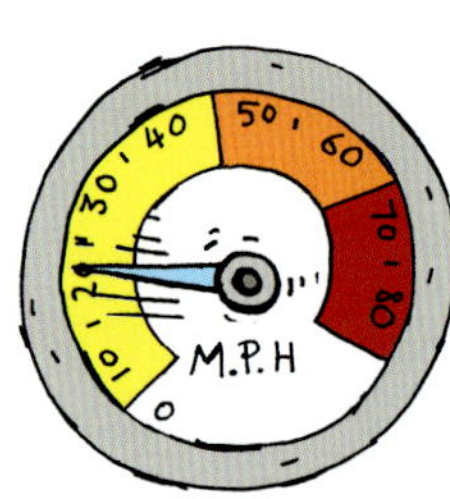

你可能感觉不到自己处于最佳状态，但你正在慢慢地达到。这是一个安静活动的好时机，人们不会对你有太多期望。如果你还有家庭作业或家务要做，你可以尝试做一些缓和的运动，这样你的引擎就会加速（但把目标定在“40”～“80”就太快了）。

0:
跑得太慢了，你需要被轻轻推一把

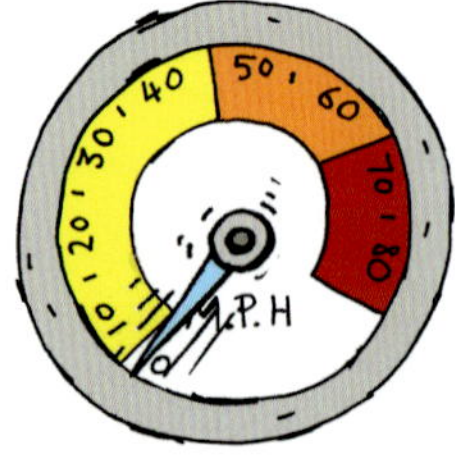

你可能会觉得无聊或悲伤。去完成老师、家长或治疗师告诉你的事情对你来说是困难的。现在适合去寻求他人的帮助和支持。

注：M.P.H为“英里/小时”，1英里/时约为1.6千米/小时。

做“有阻抗性的运动”，你可以通过阻力来锻炼你的肌肉。如何去做呢？把手臂支撑在墙上，或拉一些东西（像拉动背包一样），搬一些沉重的书籍，跳上跳下，在草地上或地板上打滚。

当没有足够的空间运动时，试着用手掌按压：把手指交叉起来，将手掌压在一起，手肘向上与肩平齐。

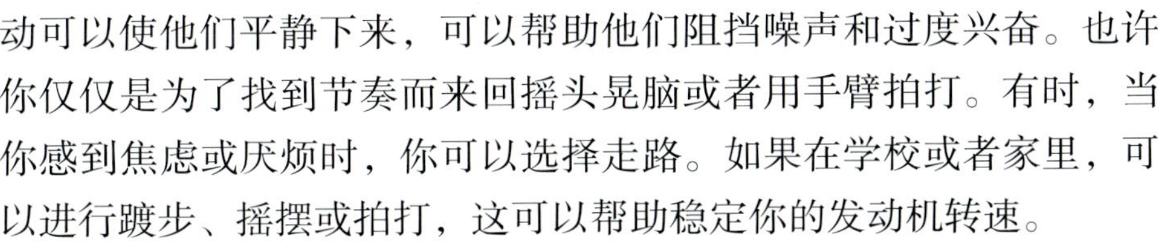

像这样的阻抗性运动有助于让身体感觉更有条理性，它可以让你的发动机转速上升或下降。

找到你的节奏。许多患有孤独症或阿斯伯格综合征的儿童发现有节奏的身体运动可以使他们平静下来，可以帮助他们阻挡噪声和过度兴奋。也许你仅仅是为了找到节奏而来回摇头晃脑或者用手臂拍打。有时，当你感到焦虑或厌烦时，你可以选择走路。如果在学校或者家里，可以进行踱步、摇摆或拍打，这可以帮助稳定你的发动机转速。

一些老师和家庭会希望你找到其他方式来获得安慰。这里有一些不同的方式可以让你放松和平静：摇摆，在蹦床上跳跃，在摇椅里摇来摇去，跳舞，或者在吊床上来回摇荡。一些家庭会准备有迷你蹦床，有些则在室内的天花板上悬挂秋千。

让你的手忙碌起来。如果你觉得无聊或烦躁，可以尝试用手去做一些事情。例如：涂鸦，画画，玩黏土或压力球。如果你需要不想引起人们注意的东西，那么在你的口袋里放一根稻草、捆扎带或者回形针。可以在口袋里把它弯曲，或者把它拿出来，在手里弯曲。

让你的嘴忙碌起来。有时候，你可能觉得需要吃些松脆的食品，吮吸冰块或硬糖，或嚼嚼其他东西。让嘴动起来可以帮助你的大脑集中注意力。在家里，嚼无糖口香糖。在学校，当你需要清醒或让嘴忙碌起来的时候，看看你是否可以嚼口香糖。在桌子上放一个水瓶，这样你就至少有东西可以喝了。你可以和你的职业治疗师在学校或治疗中心谈论更多的话题。他们通常有很多的办法去帮助敏感的、需要进行嘴部运动的孩子。

检查你的耳朵。有时，你可能觉得周围的噪声太过于强烈，巨大的噪声可能会吓到你，甚至在声音停止后依旧让你感到心惊肉跳。在其他时候，甚至是每天的背景噪声（比如电视的声音、别人谈话的声音，或者滴答作响的时钟声）也会让你很烦。

准备一副耳罩或耳塞就可以帮助到你。你也可以在公交车里或在校车上用耳机听舒缓的音乐，比如选择一些有稳定节奏感的音乐，如：海浪声或落下的雨声。

去一个安静的地方。第18章中谈到了在家里开辟一个平静空间，当你紧张时，在那里可以感到平静与放松。在房间里放置能令你感到舒适的物品，如毛毯或枕头，总之怎么舒服怎么来。

放松。虽然通过学校和治疗中心的帮助，你能体会到生活中的成功，但这一过程可能很累，有时很难坚持下去。在这样的时刻，休息是必不可少的。经过漫长兴奋的一天，你可以：

泡个热水澡或淋浴

小睡一会儿

从你爱的人那里得到一个拥抱

与某人握手

蜷起来看一本好书

关掉头顶上的灯，或者戴上眼罩

让家人按摩你的脚或者轻轻地搔抓你的背部

依偎着你的猫，或爱抚你的狗狗

观察鱼缸里游来游去的鱼

第21章

让嘴巴动起来

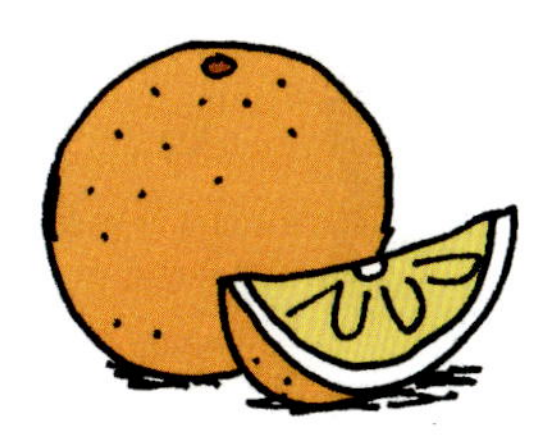

如果你看过了第20章，你应该已经学会了如何保养你的“发动机”。现在是时候检查你的“燃料供应”情况了。你的发动机的燃料不是汽油，而是食物。人体需要食物才能够生存，正常的身体机能，如消化系统和呼吸系统的能量都要依赖于食物提供。食物中含有可以被血液所吸收的必需营养素。在那里，它们被转化成血糖并被传递到细胞中。

什么是营养素？它们是食物的一部分，为身体发动机提供所需的燃料。它们包括维生素、矿物质、蛋白质、复合碳水化合物和优质的脂肪和油脂（不利于健康的脂肪和油脂在零食和甜食中比较多）。

良好的饮食能使你保持健康和强壮，而且也能缓解你的孤独症谱系障碍的症状。为什么？因为孤独症谱系障碍会影响大脑。把你的大脑想象成饥饿的身体的一部分，它渴求营养！它需要以最好的方式来运转。

获得足够的营养

不同的营养物质在大脑中起到了不同的作用：

维生素。它们存在于水果、蔬菜、果汁、牛奶、豆腐和丰富的早餐谷物中，并以补充剂的形式存在。

它们能做什么：

- 保持你脑细胞的活力与健康。
- 让你的大脑细胞处于“清醒”状态，这样你就会思维敏捷。
- 提升你的情绪。

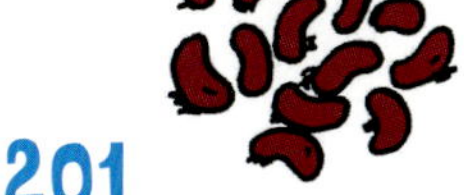

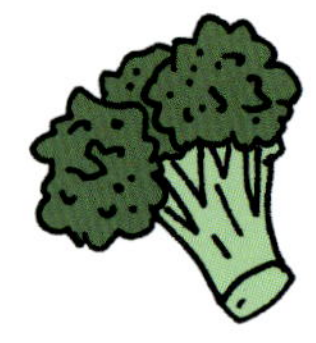

矿物质。它们存在于水果、蔬菜、果汁、牛奶、坚果、肉类、鱼类和富含谷物的食品中，并以补充剂的形式存在。

它们能做什么：

- 帮助大脑传递信息。
- 充当“爆发能量”，帮助大脑不同部位之间进行交流。

蛋白质。它们存在于蛋、肉、鱼、坚果、种子、蔬菜、豆腐、豆类制品、全谷物食品、果仁奶油、牛奶和其他奶制品（如酸奶、奶酪）中。

它们能做什么：

- 促进肌肉发育。
- 转化成大脑和身体内的蛋白质“信使”。

优质的油脂。它们存在于水果和蔬菜、鸡蛋、坚果和种子、鱼类（特别是鲑鱼）、橄榄油中。一些优质的脂肪，比如鱼油，可以作为额外的补充剂。

它们能做什么：

- 保持脑细胞壁的健康和弹性。
- 保持你的神经健康。
- 提升你的情绪。

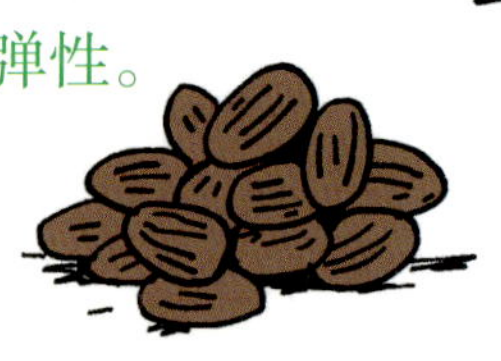

请注意！

不利于健康的脂肪和油脂存在于炸薯条、薯片、玉米片、油炸食品、甜甜圈、布朗尼蛋糕、饼干，以及各种糖果中，它们对你的身体和大脑无益。尽量试着去限制这类食物的摄入，因为它们会堵塞你的“发动机”！

复合碳水化合物。身体也需要从复合碳水化合物中摄取营养，比如面包、全麦面食（面条）、糙米和谷类食品。

处理食物过敏

有些孤独症谱系障碍儿童的父母说他们的孩子对麸质过敏。麸质存在于小麦、燕麦、大麦和其他谷物中。对麸质敏感会导致消化和行为方面出现问题。基于以上的原因，这些家庭可能决定进食不含麸质的食物。他们小心地选择不含麸质的食物和饮料，甚至是微量的也不行。

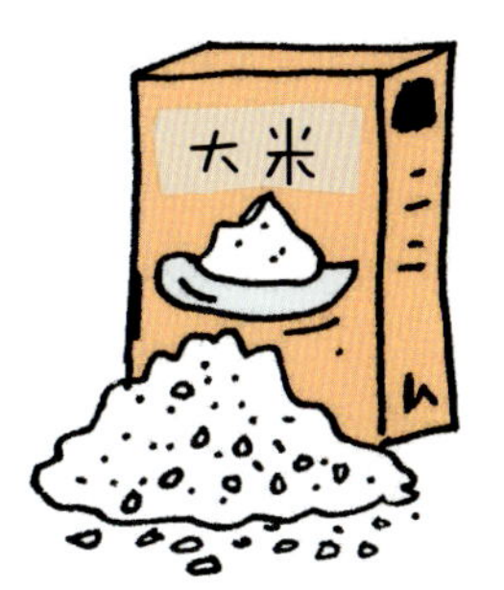

即使你正在坚持无麸质饮食，仍然需要进食复合碳水化合物。很多食品店和面包店会提供特殊的面包、比萨饼、面包圈、松饼和饼干。你也可以从糙米、玉米或土豆中找到美味的面食。

一些患有孤独症谱系障碍的孩子的家庭也选择不吃乳制品。他们发现，如果从饮食中剔除牛奶，他们的孩子会更加适应。因此，乳制品如牛奶、黄油、奶酪、酸奶和冰激凌就不能再进食了。其实还有各种各样的代替产品可用。例如，你可以找到由大豆、糙米或杏仁制成的乳制品，不含牛奶的人造黄油可以是奶油的替代品，奶酪和酸奶可以用羊奶或大豆制成。如果在普通食品店没有这些东西，那么你可以去天然食品店或者在网上订购特殊食品。如果不能进食乳制品，那么就有必要补钙，因为钙有助于骨骼的生长。

即使你患有孤独症谱系障碍，这也并不意味着你会对食物自动过敏。即便你避免进食含麸质的食物及乳制品，也并不意味着你会获得更好的效果。除非你存在消化系统的问题，并且对某些食物有反应，你的家人才可以考虑选择特殊的饮食，但这要确保是在医生的指导下，你也可以寻求过敏专家或营养师的帮助。

避免色素、化学品和甜味剂

即使你没有进行饮食控制（要求不含麸质的食物以及乳制品），也要注意饮食中影响你感觉的食物和饮料。许多有特殊需要的孩子对含有色素的食物更容易接受，这些色素会使食物变得鲜亮。同样的道理也是如此，含有防腐剂的食品可以帮助它们在货架上或冰箱里更加保鲜。你还应该避免食用像汽水、运动饮料和糖果之类的含人造甜味剂的食物和饮料。尽量远离含糖和咖啡因（它存在于咖啡、可乐饮料中）的食物，因为进食这些食物后可能会令你感到紧张和不舒服。

那你可以吃些什么？当你想要吃甜的东西时，试着用蜂蜜、红糖、糖蜜或甜叶菊来替代。可以用果汁（不是用玉米糖浆作为甜味剂的那种）来代替汽水。你仍然可以吃烘烤饼干和其他零食，即使它们是用含麸质的食物或奶制品做成的。

每天选择健康食品

在学校食堂里吃午饭可能没有太多的选择，那样的话你可以每天从家里带午饭。如果你在亲戚家或拜访朋友，你可能也需要带上自己的食物，以确保自己有适合自己的食物

请注意！

你的医生可能会告诉你，每天服用复合维生素是一个好的选择，尤其是对儿童或青少年（取决于你的年龄），这将有助于确保你获得所需的营养。维生素的剂型有各种形状、大小和口味。你可以选择咀嚼片（硬或软）、药片、液体或粉末（可添加到食物或饮料中）。依据自己的喜好（但避免那些添加色素和化学品的）尝试不同的剂型。如果你愿意也可以口服鱼油补充ω-3脂肪酸，专家认为这些脂肪酸有助于大脑的发育和身体的健康。

可以吃。如果人们问你为什么只吃自己带的食物，你可以这样说："我对某些食物过敏。"现在很多孩子都对食物过敏和敏感，所以吃不同于大家的食物通常也没什么大不了的。

选择健康食品是你和你的家人可以共同去努力的。你可以这样做：

- 每天进食足量的水果和蔬菜。
- 选择健康的蛋白质和全谷物食品（可在全麦面包和谷类食品中找到）。
- 避免进食过度包装和"加工"的食品（它们通常添加了化学制剂）。
- 通过多喝水来保持身体的水分。
- 尽可能购买有机食品或新鲜食品。
- 少吃高脂肪、高糖和高盐的食物。

最后，你可能会发现富含水果、蔬菜、优质蛋白质和成分新鲜的饮食可以让你整体感觉更好。你的身体发动机会运转得更平稳、效率会更高，你会更健康！

如果你是一个挑剔的人

许多患有孤独症谱系障碍的孩子对食物都很挑剔。因为如此挑剔，他们通常被称为"挑食者"。

贝拉知道她们家有时以烤肉作为晚饭，令人反感的味道！肉很难咀嚼，也会有不同的蔬菜放在果汁内，她讨厌这样的味道和口感。但她知道规则，她需要每种食物至少都吃一口。她的父母坚持这个规则，因为他们相信总有一天贝拉会喜欢新的味道与口感。所以她每种食物就只咬一口。然后她去开冰箱，在那里她找到了她最喜欢的食物：土豆泥。她把它们放进微波炉里，哔哔一下就好了！她又坐在桌子旁，她很高兴能对自己吃的东西做出一些选择，即使这要求必须遵循"至少吃一口"的规则。

丹尼喜欢所有咸的东西。他最喜欢的食物是薯条和薯片。只要允许，他可以整天吃咸的食物。对他来说，与家人分享一大碗爆米花最好的部分之一就是他可以舔完所有手指上的盐。他的父母必须用心观察以确保丹尼没有在他们注意不到的情况下偷吃含盐的食物。

塔米卡存在午餐问题。学校食堂总是嘈杂和忙碌的，塔米卡讨厌食堂供应的大部分食物。她不喜欢松脆的食物或味道太浓的食物，这限制了她对食物的选择。但现在事情有了转变：学校已经同意让塔米卡和她的老师一起在特殊教室里吃午饭了。塔米卡带来了她的午餐：祖母特意为她做的全麦通心粉和奶酪、豌豆。老师用微波炉帮她加热午餐。现在她可以期待在安静的环境里享受自己喜欢的食物了。

早餐对**利瓦尹**来说是件麻烦事——他应该每天7点30分来到校车车站，但他几乎从来没有按时到过。因为他早上很难做好准备并吃完早餐。利瓦尹吃不完麦片，在校车上偷偷吃点水果也是很难的。利瓦尹的妈妈担心如果他不吃早餐，他就没有足够的精力。所以她给他准备了蛋白质饮料，装在一个带有盖子的杯子里。他获准在校车上喝这个饮料。现在他精力充沛，准备好去学习了。

像贝拉、丹尼、塔米卡、利瓦尹一样，也许你对吃的、喝的特别讲究。感官问题是许多饮食问题的根源。通常会发生这样的事情：你讨厌你嘴里某些食物的质地（某种感觉），你记得那个反应吗？你开始呕吐，即使吐了一点。然后，下一次你看到或闻到同样的食物时，你就不希望碰它！所以，你拒绝吃它是可以理解的。很快，你就会抵制其他让你想起来就讨厌的、有这种感觉的食物。也就是说，整整这一类的食物有时都会被你拒绝，如不能是“糊状”的、不能是“不辣”的、不能含有“柑橘”的、颜色不能是“绿色”的，等等。

如果你是一个挑食的人，你会认为很难学会喜欢吃那些你认为看起来可怕的东西。但是信不信由你，这些饮食问题是可以克服的。你可以慢慢学习吃不同的东西。有了大量的实践和耐心后，慢慢地你就可以接受吃各种各样的食物，并真正地享受它！

怎么才能做到这一点呢？即使你害怕、厌恶，或者认定你做不到，也继续尝试新的食物吧。你完全能做好的！先给自己定一个目标：每个星期尝试一种新的食物。你可以讨厌它，但是永远不要将它从你的食物清单中删除。几个月后，再尝试一下那种食物，你可能就会喜欢上它了。

随着年龄的增长，你的口味也会改变，这也就意味着随着时间的推移，你会学会喜欢更多的食物。对食物质地的敏感性也是如此。随着时间的推移，敏感性往往会降低，这意味着你可以尝试更多样的食物。在这一领域的职业治疗师可以帮助到你。

然而，当你改变饮食方式时，你的家人是你最强的后盾。在他们的支持和鼓励下，你可以更坚定地对你的饮食做出或大或小的调整。继续努力，不要放弃！

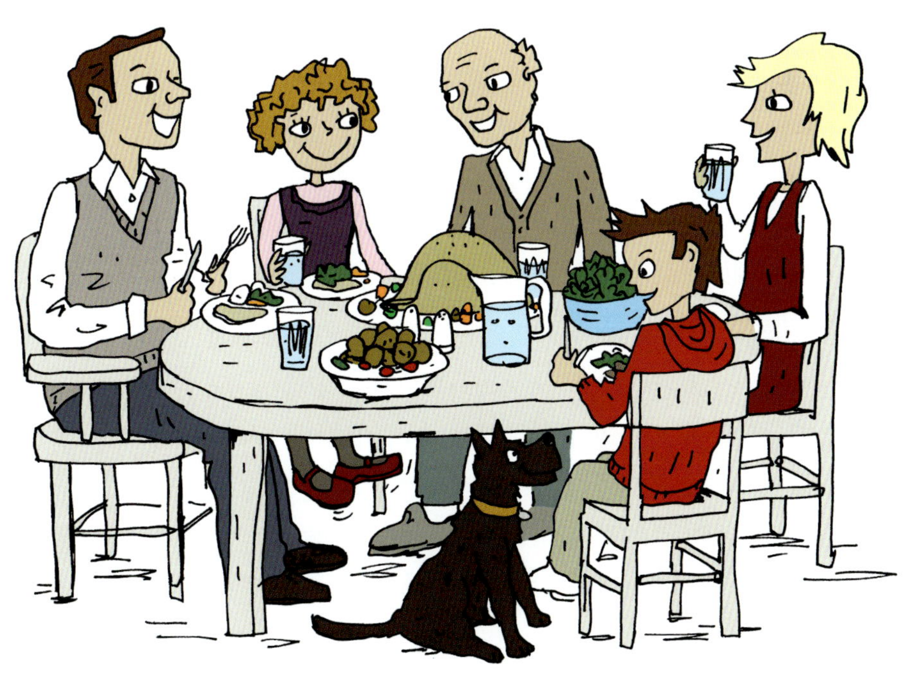

第22章

搞好卫生

本章节讨论的是大家不太愿意讨论的事情、尴尬的事情，比如如何保持干净整洁。例如，你会学到关于淋浴、盆浴、头发护理和洗手的基本知识（所有这些只是关于搞好卫生的一部分）。但是仍有一些东西不太好谈论：怎么让你自己看起来更顺眼。

我们希望你能知道一个人内在的东西要比外在的更起决定性作用。有个性非常好！在一个完美的世界里，不论一个人长得如何、穿着如何，都会以他原本的样子被人们接受。

但是现实是人们会根据你的外观来评价你（这并不公平，但这是事实），看上去干净整洁可以帮助你和其他人相处得更加融洽。所以你可以穿和其他同龄孩子类似的衣裤和鞋子。你不需要花很多钱去追求时尚，只要舒服、合适就好。

简单有效的方法

通常，孤独症谱系障碍儿童相比于其他同龄的孩子，他们不太注重保持个人卫生。可能你就是这样的（也可能不是）。如果你从小开始遵循基本的卫生规则，当你长大时，这些就变得容易和自然而然了。随着时间的推移，你可能会增加一些新的卫生规则，例如刮胡子、化妆，甚至是使用隐形眼镜。对于现在的你而言，你需要遵循的只是基本的卫生规则。

每天盆浴或者淋浴。这个取决于你的年龄和能力，你可能仍需要些别人的帮助来洗澡，或者你可能刚刚学会自己洗澡。如果可以的话，每天或者隔天洗澡。如果你会忘记或者完成这个有困难，请求父母做一个防水的列表放在卫生间的洗漱台上，这样你洗漱时就可以看到了。列表可以包括要清洗的部位，要按照什么顺序洗。盆

玛雅的故事

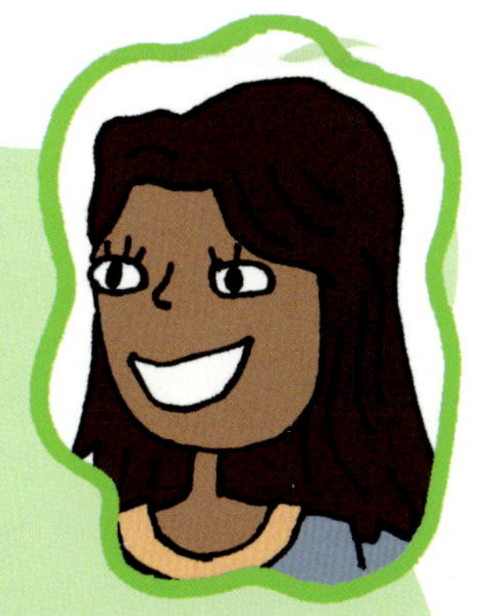

玛雅现在12岁，她很不愿意听到“青春期”这个词。

玛雅的母亲因为玛雅患有阿斯伯格综合征，所以认为她需要每天听到关于青春期的事情。她的母亲解释道：青春期意味着她长大了，她的身体会有变化。她越来越高，为了身体没有异味，需要使用体香剂。玛雅也理解这些，但是她母亲认为玛雅总会忘记或者忽视自己的建议。

玛雅最讨厌她的母亲评论她的头发。玛雅有厚厚的头发，很难清洗。她之前是每3~4天洗一次头发，但是她母亲说她应该洗得更频繁，否则头发看上去会很油腻。

“油腻吗？”玛雅心想，“母亲怎么想的?——我头发上抹黄油了吗?”

当玛雅试图自己洗头发时，她发现了一个大问题，就是她很难估计出需要用多少洗发露。太少的洗发露泡沫太少，太多的洗发露会产生很多的泡沫，似乎需要冲洗无数遍。

玛雅尝试着调整洗发露的量，以使得洗头发不那么让她烦躁。她的妈妈总说要“使用少点的洗发露洗头发”。这个困惑着玛雅，多少才算是“少”呢？事情不能更简单或者更清楚吗？这些天，她去学校时总觉得头发里有多余的洗发露，她感觉头皮很痒。有一天，她的妈妈又说：“玛雅，你真的洗头发了吗？看上去不干净啊！”

这个早上，玛雅起床晚了。她跑去淋浴，想速战速决，但是似乎所有的事情都不对劲。她的妈妈买了新的洗发露，很大、很重的一瓶而且味道强烈。当玛雅打开瓶子，洗发露从瓶子里喷到玛雅手上，弄得她全身都是。

这时，她的妈妈喊道：“玛雅，再不快点就要迟到了！”

然后玛雅的眼泪就流下来了。她恨所有的事情：头发、洗发露、青春期。她希望自己能躺到床上。她的妈妈看到了玛雅的不安，并帮助她洗了头，使她按时到达了学校。

当天下午，当玛雅回家时，她的妈妈说卫生间里面有惊喜。玛雅跟着妈妈走进卫生间，当她打开浴帘，玛雅看到墙上有个给皂器，类似于学校水槽边上的那种。“我不明白这个是干什么的，妈妈。”她说道。

“看看这个。”她妈妈回答道，然后她拿出了一瓶玛雅最喜欢的没有很重味道的洗发露，全都倒入给皂器中，“你仅仅需要压两下就可以了，多少正合适，试试吧。”

玛雅压了两下给皂器，合适的洗发露的量——不多也不少——出现在她的手掌中。“太谢谢妈妈了！”

现在玛雅知道，当她洗头发时，她仅仅需要压两下（这个很好记）问题就解决了。

浴或者淋浴时，应该彻底地冲洗以避免皮肤瘙痒。如果你愿意，再抹上保湿乳。

需要时洗发。告诉父母或者信任的大人关于你的头发护理的需求。这个取决于你的头发多长时间需要洗一次，发质是油性的还是干性的。再简单些说就是你可能想要内含护发素的洗发露。留心你的头发什么时候出油或者起头皮屑，这些提示你需要洗得更勤或者更换洗发露。可能你疑惑自己是否需要发胶或者其他的护发产品，这个问题你可以从发型设计师或者哥哥姐姐那里获取建议。

洗脸。可能你需要做的就是用洗面奶洗脸。或者你有痤疮，由于经常起皮疹而需要保护好面部皮肤。可能你的面部皮肤干燥，需要保湿乳。让父母给你建议一种护理好皮肤的最好的办法，然后每天坚持。

勤洗手。保持手部的卫生可以阻止细菌传播。每次洗手时，要用温水和适量的香皂。至少擦洗30秒，这个足够在脑海里唱一首“ABC歌”（还记得吗？）。然后好好冲洗，用干净的毛巾擦干双手。

洗手的提示

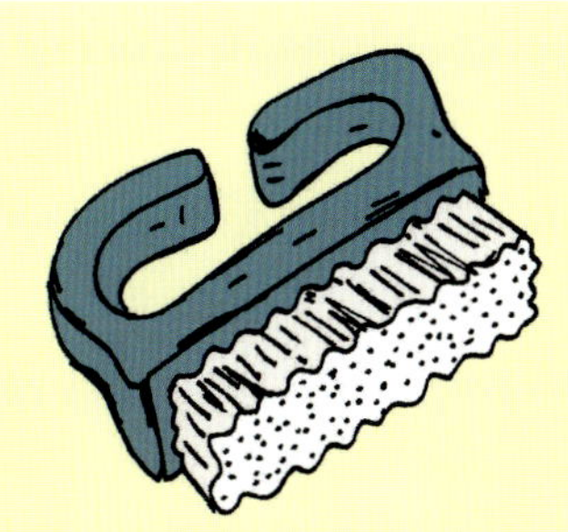

什么情况下必须洗手：

1. 吃饭之前。
2. 上厕所之后。
3. 打喷嚏、咳嗽或擤鼻子之后。
4. 游戏（掌上游戏、电视游戏、电脑游戏）之后等。
5. 任何手脏的时候！

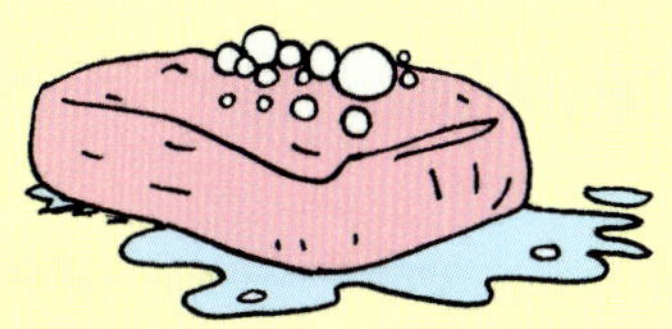

刷牙并用牙线清洁牙齿。保持口腔健康和清洁要从每天刷2次牙开始。一天中合适的2次刷牙时间为早饭前和晚上睡觉前。每次刷2分钟，确保刷到每一颗牙齿。可以买一个特殊染色的牙膏，它能帮助检查你刷得仔细不仔细，如果刷牙后牙齿上留有彩色的斑点，说明你忘记刷那一部分牙齿了。记得需要的时候更换新牙刷。有些患有孤独症谱系障碍的孩子喜欢电动牙刷，但有些又说不能忍受电动牙刷——因为他们觉得电动牙刷对牙齿的刺激太猛烈了。

每晚用牙线清洁牙缝。使用牙线需要动作协调，如果这个有些难，可以请大人帮忙。或者你可以试着使用带牙线的牙签——一种清洁牙缝的工具，这种牙签有可以用手抓的柄。

必要时除臭。可能你需要腋下体香剂，或者你已经使用了一段时间了。如果你的脚爱出汗、有味，你可以使用鞋袜除臭剂。如果你讨厌有很重味道的除臭剂，可以选择无味的卫生产品。

注意你的指甲。手和脚的指甲需要保持干净，但是你可能很容易忘记或忽视这个方面的问题。用指甲剪剪指甲，用指甲锉修整指甲，或者请家长帮助。这有助于减少手指上的倒刺和保持手指甲和脚指甲的整洁。如果你的指甲变黄、变黑了，这可能是受到了真菌的感染，需要治疗。如果你爱咬指甲，你需要向医生或家长请教，以获得一些改掉这种坏习惯的建议。

给每一项上述的卫生任务制作一个清单是很有必要的。将这个清单贴在随手可拿到和看到的地方，例如贴在浴室里的镜子上或者门背后。

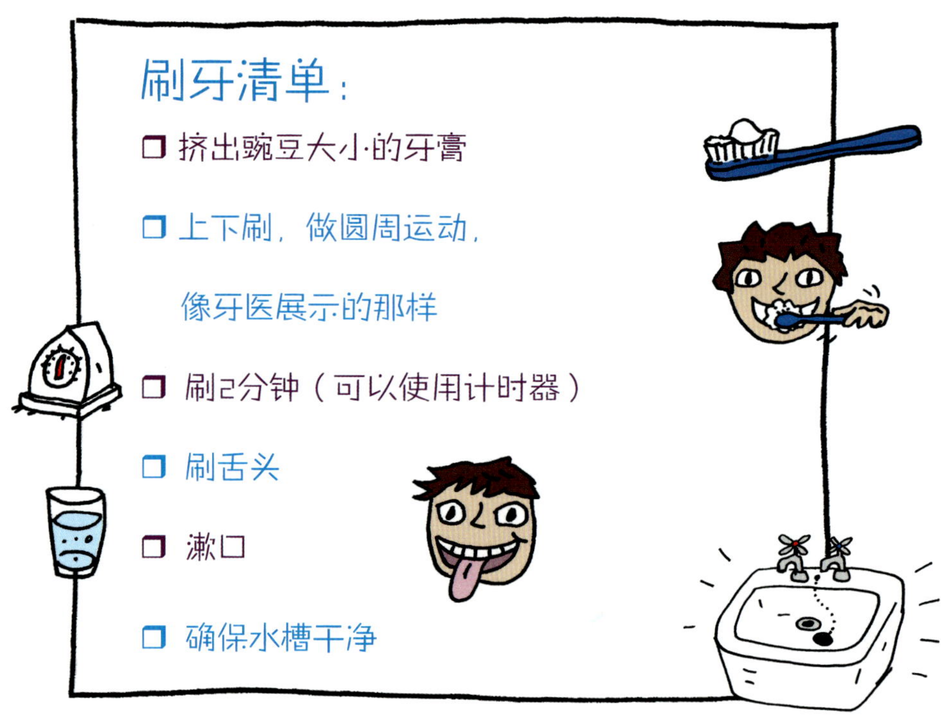

总之，好的卫生习惯可以使你获得健康。因此，你需要更加努力。

从头到脚看上去都很好

不必追求时尚。在现今的社会，时尚杂志人物和名人时常让人们觉得他们那样的外貌、发型、衣着是时尚的全部，然而并非如此。许多事情比追求时尚更重要，如善良、勇气、信心、对他人的爱、忠诚以及奉献精神，很多很多。你可能还有许多自己的见解。就按照所说的这样去做！

但是还有一个问题：许多患有孤独症谱系障碍的孩子、青少年，包括成年人，试图用他们的衣着显得自己很突出。这样做完全没有必要。如果你不太懂得穿着打扮，我们更希望你脱颖而出是因为你的个性、智力、幽默或者坚强。你的这些优点会相比你的穿着更加闪亮。

那懂得穿着打扮是否就是要像流行明星或者模特一样？答案同样是否定的！这一章节的要点不是打算将你变成芭比娃娃或者时尚先生。你需要做自己，这会让你更舒服。同时，这可以帮助你细心观察周围人的反应，看你的某些衣着选择是否给别人造成了误解。

迪伦不知道如何系鞋带。所以他穿尼龙搭扣的运动鞋，他班里的其他同学都穿系鞋带的鞋。很长一段时间，这种情况并没有困扰到迪伦。但是后来他发现自己开始越来越喜欢系带款式的运动鞋，他想自己拥有一双。但是首先，他需要学会系鞋带。否则，如果在学校鞋带开了怎么办呢？

塞琳娜喜欢健美裤。健美裤很容易就能穿上，而且不像牛仔裤那么紧。她有满满一抽屉冬天和夏天穿的蓝色健美裤。有一天她班里的一个男孩说：“你每天穿着完全相同的裤子，太难看了。”塞琳娜知道他很无礼，而且说得也不对。她没有穿同样的裤子——她有很多不同的样式。她并不是每天早上都穿从脏衣篮里拽出来的同一条裤子！但是他的话仍然让塞琳娜感到很不开心。

莱昂内尔讨厌纽扣、子母扣和拉链。他喜欢穿腰带是松紧带的裤子，如宽松的长运动裤。但是当莱昂内尔穿好裤子跑出去时，他经常会忘记照镜子。他的裤子经常扭转到一边，或者提得特别高。还有些天他会前后穿反或者里外穿反。

埃莉现在12岁了，但是在同龄人中她的个子较小。她仍穿着小码尺寸的衣服。她喜欢公主形象，所以她经常穿着画有灰姑娘或者来自“美女与野兽”的贝儿的T恤衫和长袖运动衫。班里的其他女孩经常因此嘲笑她。

有时，选择平时不穿的衣服和让自己做出新的选择是个好主意。“新的”意味着系带的网球鞋或者健美裤、运动裤，或者意味着穿画有图案的T恤衫，或者确保你没有穿着太紧或太小的衣服，因为你已经长大了。

如果你不关心时尚或者时髦服装，这也很好。可能你在意的是衣服穿上是否舒适。但是你也可以做到既穿着舒适又看上去很“酷”，去咨询懂得衣着打扮的人，让他给你提些建议（建议咨询和你同龄或者稍大一点的小伙伴）。

- **看看时尚杂志或者时装节目**。你可能是个比较有眼光的人，所以有些衣服、款式会吸引你的眼球。问自己的“时尚朋友”什么好和什么不合适，讨论什么衣服你穿上好看。
- **上网**。如果你不喜欢逛商场，你可以在网上购物（应在家长的允许和监督下），看看童装网店或者青少年购衣网站。如果家长在网上购买你的衣服，你就可以在家里试衣服了，而不是在公共试衣间。意外惊喜哦！
- **注意同龄人的穿着**。同样的牌子和款式在同班同学或者邻居之间流行吗？到商场找找同样的衣服看看是否适合你。可能你有大一点的哥哥姐姐或者堂哥堂姐也可以把旧衣服给你。

- **看看自己的衣橱**。你的衣橱里可能有超出你想象的东西。有时，你可能会直接从衣橱或者抽屉里面拿出你看到的第一件衣物，或者在折叠整齐的衣物上面直接取出一件。如果是这样，你可能每天都会穿同样的衣服。你应该试着穿不同颜色、款式的衣服，你也可以让自己的“时尚朋友”帮助你在你拥有的衣服中做出新的搭配。

出门前检查一下

每天出门前，先检查一遍自己：

头发梳了吗？
牙齿怎么样？笑一下，说“茄子”！(开玩笑)
衬衫穿得对吗？(有没有前后或者里外穿反)
衬衫袖是否需要卷起？
衣着是否搭配？是否适合这个季节？
衬衫干净吗？
皮带扣紧了吗？
拉链拉上了吗？
纽扣扣上了吗？
裤子、鞋子或者裙子整齐吗？
袜子是一双吗？
鞋带系好了吗？

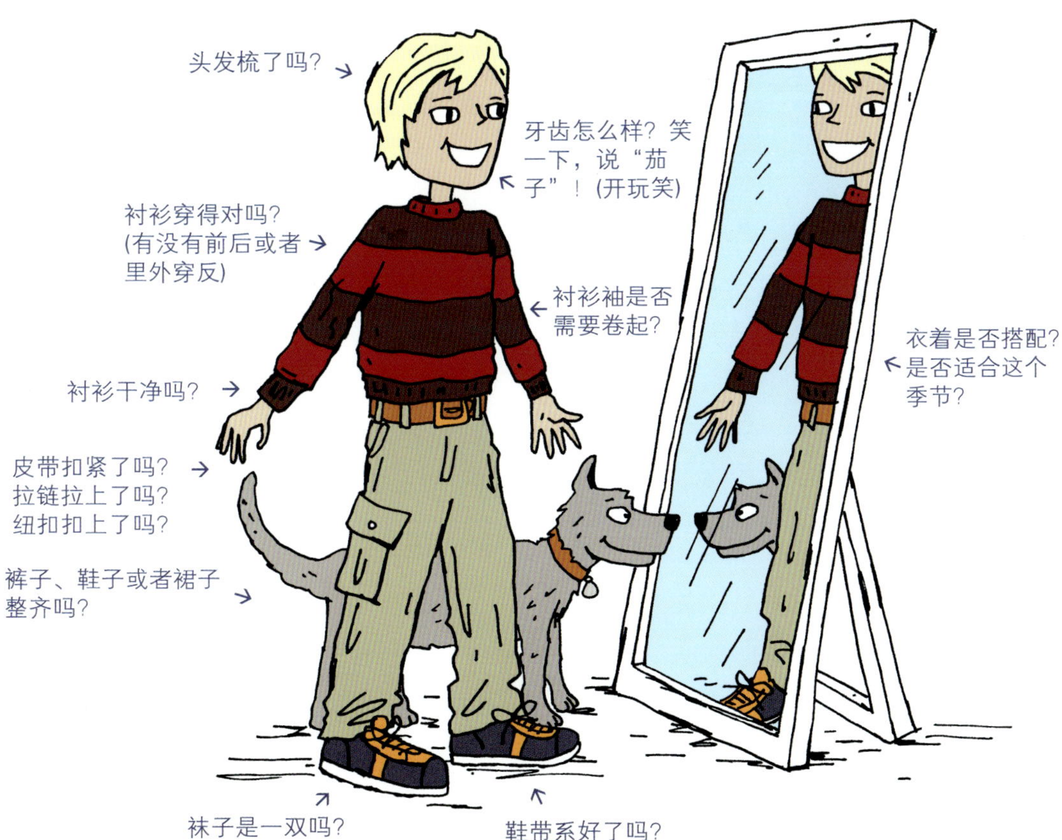

衣着似乎是一个不重要的话题。毕竟，爱因斯坦不是以衣着时尚出的名，但看看他生活得多么精彩。许多著名人物（例如艺术家、作家、音乐家）要么穿得超休闲，要么穿得稀奇古怪——对他们而言这样就可以啦。另外，你可能会想："我仅仅是一个学生，谁会在意我明天上数学课和体育课时穿什么呢？"这些想法都很好。

但是这本书的目的是帮助你找到朋友，并且自我感觉良好。如果在穿着上做出一些改变能够帮助你成功，那你还是值得去尝试一下的。

本章节中的忠告是帮助你每天做出小的改变。一步一步来，你可以从中获得很大的信心。

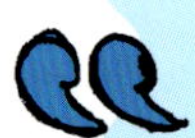

我的建议：整理你的床，刷牙、梳头和微笑。

—— 一个患有孤独症的18岁的男孩

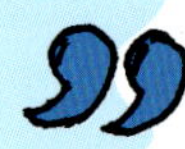

第23章

睡个好觉

睡觉时间是儿童和青少年长个子的时间。每晚你需要用良好的睡眠来保证健康成长和让自己感觉良好。但是许多患有孤独症谱系障碍的孩子因为各种原因会有睡眠障碍。

为什么人们需要睡眠呢？因为人体的许多重要的功能在身体睡眠后才会发挥更大的作用。例如：

- 你在成长和自我修复。在每晚的睡眠过程中，你的身体都在修复和为成长做储备。作为年轻人你在不断生长，许多生长多发生在晚上，某些有助于生长的特殊的激素都会在此时释放。
- 你的大脑在工作。白天你经历的许多东西被加工、储存在你的记忆里面。在睡眠过程中，你的大脑会组织这些信息和大脑的其他部分产生重要的联系。这将有助于你学习和记忆。
- 储备能量。白天你的各种感官处于警觉状态。比如看、听、尝、触和闻。在晚上睡觉和做梦的过程中，你的各种感官才会获得休息。

多长时间的睡眠是足够的呢？美国国家睡眠基金会认为5~12岁的儿童每晚需要10~11个小时的睡眠。青少年需要8.5~9.5个小时的睡眠。长期睡眠不足会导致以下问题：

- 感到紧张不安和亢奋。
- 注意力和短期记忆力下降。
- 在学校和课后活动的表现欠佳。

另外，当你没有获得足够的睡眠时，你会感到不舒服。这意味着你的身体也不能很好地工作，你会更容易生病，而且无法获得足够的能量。当你的身体失衡时，你的精神状态也会变差。你无法努力学习或者好好思考。毫无疑问，坏情绪也会随之而来！试想一下，当感到昏昏沉沉或者感觉糟糕时，谁能有好心情呢？

睡前须知

如果你入睡困难或是易醒，可根据你的具体情况尝试以下这些办法：

白天保持清醒。这个要求对于你而言可能有些困难，尤其是如果你是一个爱打盹的人的话。但是即使是白天小睡也会导致你夜晚入睡困难。如果实在想打盹，那时间不能太长——要让别人20分钟后叫醒你，这样晚上你才仍然可以入睡。

运动。运动从各个方面对你都很有好处。其中之一就是如果白天你的身体很活跃，晚上你的睡眠就会好一些。第20章中提到了许多运动的方法。保持白天忙碌和活跃，但是不要在睡觉前运动（因为这会使你兴奋起来）。

规律就寝。如果你喜欢规律，那么设定一个就寝规则并不难。一个有用的规则包括规定放松时间、准备时间（穿上睡衣、洗漱、刷牙），安静地与喜欢的人说话。为什么睡前需要说话？因为这可以使得你的焦虑消失，帮助你放松。这也能增强你和关爱你的人之间的联系。如果不太想说话，你可以握手或者拥抱他。

制订就寝时间并且坚持执行。告诉你的父亲或母亲你什么时候应该睡觉（这个时间根据你的年龄、什么时候上学、你需要多长时间入睡和早上需要多长时间能准备好，以及父母的想法而定）。一旦你有了就寝时间，就应该确保每晚能按时睡觉。这样做能帮助你建立身体生物钟，之后你就能很容易地在这个时间入睡了。

不要使用电子产品。至少在睡前1个小时，除了听放松音乐外，关闭所有的电子产品。这意味着没有电视、电子游戏、电脑时间，或者是声音大、节奏激烈的音乐（所有这些都可以引起兴奋——它们给了你的身体“觉醒”的信号）。相反地，做一些安静的活动，例如涂鸦、写作或者以下的一些建议。

洗个热水澡。温热的水可以帮助你放松和感到困倦。你也可以适量地用些含有薰衣草成分的沐浴油来帮助你放松，或者使用有放松成分的沐浴露。

阅读。阅读是安静的、使人放松的活动——除非你阅读恐怖小说（这个也不推荐睡前阅读）。放几本自己喜欢的书在床边，以方便阅读。如果阅读对于你而言有些困难，可以让父母为你朗读。或者尝试用小音量电子听书的方式，还可以选择大部分是图画的书籍。

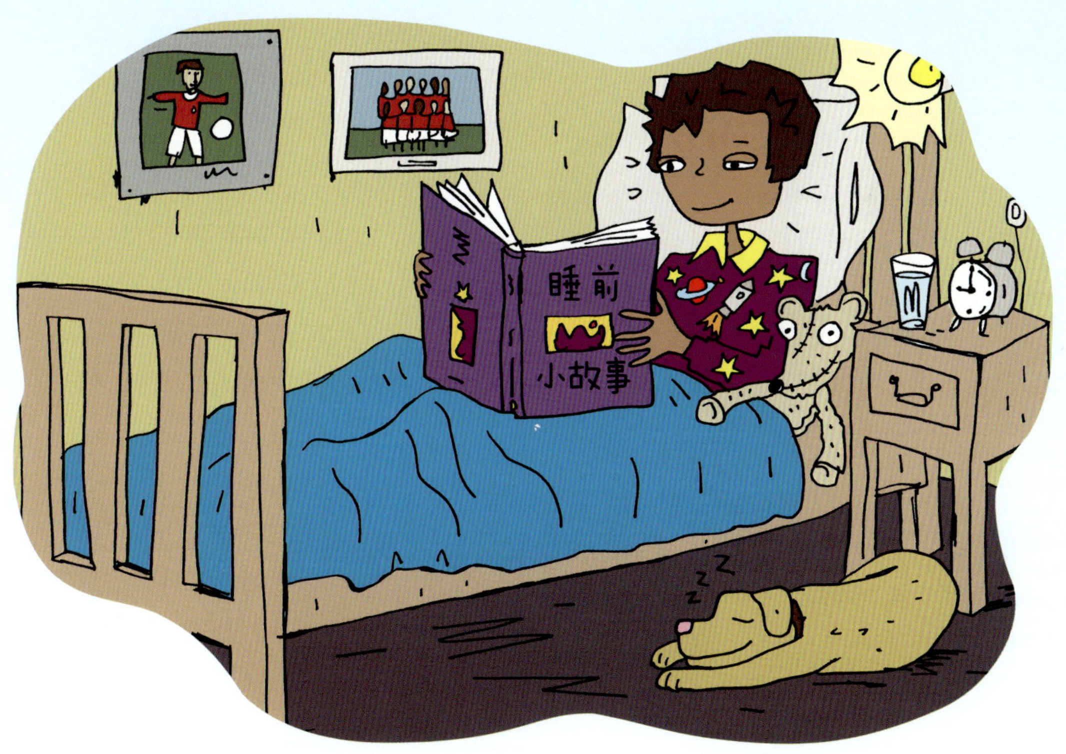

放松呼吸。在第180页有进行腹式呼吸的方法。你也可以尝试做放松练习（第180~181页）。

按摩身体。如果你不介意按摩，并且父母愿意为你按摩的话，这将是一个很好的选择。可能你不喜欢力量太大——告诉你的父亲或母亲轻轻地按摩你的后背或者胳膊。你可以给自己做个足部按摩。足部或者身体按摩可以让你放松，使自己困倦（但是另一方面，按摩也可能使得你更加清醒！你可在白天尝试按摩一两次先来看看效果）。

注意饮食。如果你下午或晚上喝了含有咖啡因的饮料（例如苏打水、咖啡或者茶），你会入睡困难。同样，吃了含有咖啡因的巧克力也会。一些人对辣的食物敏感，他们吃了辛辣的食物后可能会入睡困难或者做噩梦。许多人对含糖的食物敏感，他们获得了“高血糖”，这个像是假能量，随后他们在能量耗尽时会感到筋疲力尽。

如果你有睡眠困难方面的问题，可以记录下来自己的饮食。这样就能帮助你发现自己的饮食规律，这也可以帮助你限制晚餐后喝饮料。然后就可以减少你晚上起来上厕所的次数了。

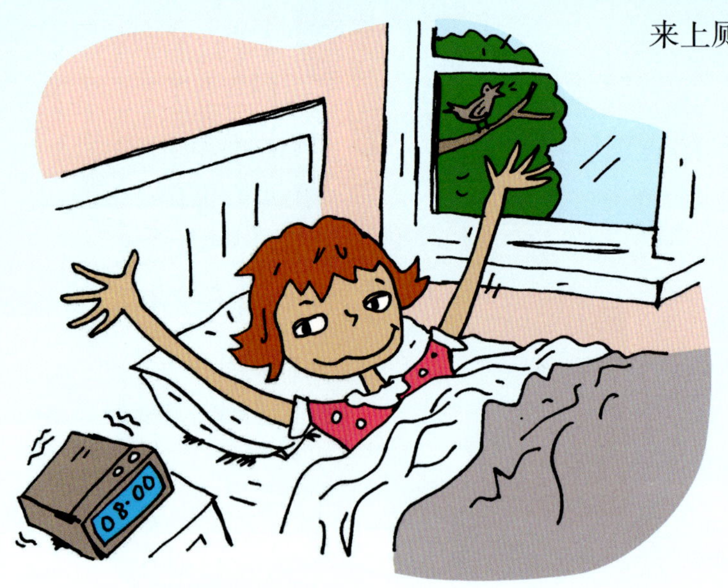

使用闹钟。设置一个闹钟时间，每天早上同一个时间醒来。闹钟响后，尝试尽快起床，而不是按停闹钟再睡一会儿。坚持同一时间起床一段时间后，你就会在你设置的闹钟时间自动地醒来。

调暗卧室灯光。可能你对光线比较敏感，可能你需要一个光线很暗的房间，你可以在卧室安装窗帘或百叶窗。如果你确定不喜欢光线，应将所有的灯关闭。如果可以，不要使用夜灯。你可能还需要拔掉有指示灯显示的所有电子设备（找一个不是电子显示的闹钟，这样发光的数字就不会打扰你睡眠）。

保持安静。请求你的家人在你睡觉后调低正在使用的电子设备的音量，请他们说话声音轻一点，避免突然的噪声，例如关门或者走来走去发出响声。如果噪声对你的干扰很大，可以尝试用一些工具来阻断外界的声音，或者从药店买一副耳塞。你可能想要尝试一个白噪声睡眠仪，它可以产生一个重复的、轻柔的声音（例如冲上海岸的海浪声或者沿着轨道行驶的火车的“突突”声）。或者，你可以使用一个风扇。

让自己舒适一些。什么能帮助你睡眠？暖和的睡衣？只穿内衣睡觉？用毛毯紧紧裹住身体？使用棉质床单而不是法兰绒的床单？人们睡觉时所喜欢的温度不同，要确定你是否太热或者太冷。尝试不同类型的睡衣，可能睡袍过于复杂，或者长内衣裤太热或者太紧，选择确定自己穿上感觉舒适的睡衣，让家长帮助你剪掉睡衣的标签，这样标签就不会摩擦到你的皮肤了。

隔离宠物。如果你的猫正好在你附近或者你的狗在你床边的地上，它们会不会帮助你入睡？另一方面，可能你的宠物会夜间唤醒你。那你可能就需要移走你的仓鼠或者鸟笼，例如关上门，这样你的宠物就不会来打扰你了。

制订一个计划。如果晚上醒来后再次入睡有困难你会怎么办？有时，仅仅是担心醒来后入睡困难。适当地制订计划是有帮助的。例如，如果醒来，你可以喝些水，调整毛毯或者翻个身尝试其他睡姿。尝试在头脑里绘画和数绵羊，或者让自己胡思乱想。如果你开始有一些压力了，停止思考并且深呼吸，抱着你的毛绒玩具，想一些轻松的事情，例如，生活中需要感激的事情或者你所爱的人。然后深呼吸。

待在自己的卧室里。有些患有孤独症谱系障碍的儿童的睡眠很轻，他们有时在晚上其他家人睡着时还会很清醒。如果对于你来说也是这样的话，你最好待在自己的卧室里，即使其他人都睡着了，你还很清醒时，可以读读书或者戴上耳机听听舒缓的音乐。尝试保持冷静、放松，这样你会更容易入睡。

帮助自己获得最好的睡眠的办法之一是让其他人知道你的问题。让别人知道你是不是因为经常太紧张而不能静下来睡觉？因为焦虑难以入睡？是不是害怕黑暗？在学校有没有感到很累？是否经常在校车上睡着？有没有白天进行很多的运动？

最重要的问题是你需要明确是什么原因造成了你入睡困难。然后你可以和你信任的成年人交流——父母、医生、咨询师或者治疗师。想要获得更多的调整感觉和情绪的方法，请看第15章。

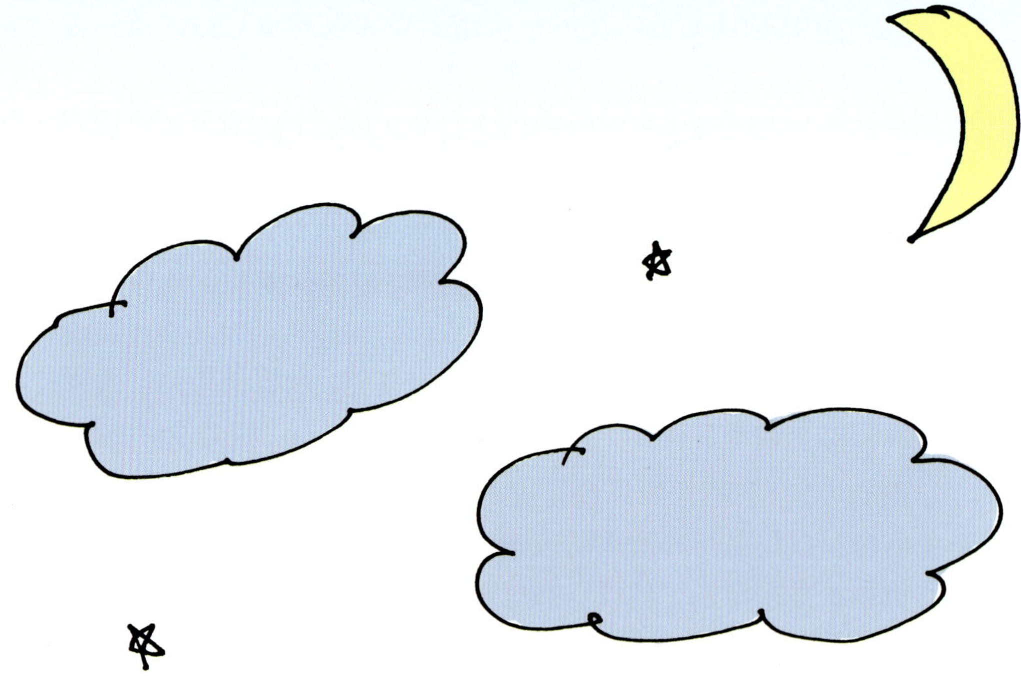

结束之前

你已经看完这本书了。我们希望它能给你一些想要得到的答案，也许还包括一些你从未想过的问题的答案。当你需要帮助的时候，你和你的父母可以一遍又一遍地翻阅这本书，和你的兄弟姐妹一起分享，这样他们就能更好地理解你。也可以与你认为可能需要帮助的朋友一起分享。

随着你年龄的增长，每一天都会有新的经历和遇到更多的问题。找到答案并不总是那么容易。记得去求助你的“帮手”团队（见第7章），无论你处于顺境还是逆境，他们都会在你身边。随着时间的推移，团队成员的数目可能会不断增加。

知道右图中这是什么吗？一个标签。一成不变的那种“通码”。因为有孤独症谱系障碍，有时，你可能觉得自己像贴了这个“标签”。你可能认为，孤独症谱系障碍的症状或面临的挑战就是自己的全部。其实，你拥有的远比这两者多得多！

没有什么是一成不变的。我们每个人都是独立的个体。你是一个独立的人——在生活中和该疾病中都是如此。没有人能预测你长大后会成为什么样的人。

你可能是一个“大器晚成者”。这意味着你的才能和能力发展得较慢。很多人，不管有没有孤独症谱系障碍，都是大器晚成者。但是他们的生命之花仍然精彩绽放！所以请继续学习、继续努力。

是的，你会面临挫折。生活（对每个人而言）充满了无奈和艰辛。你会熬过去的。你知道吗？你会因此变得更坚强。艰难的岁月教会我们适应，还教会我们努力帮助他人渡过难关。

随着生活的继续，你将会经历更多：有趣的新朋友、尽情的欢笑、美好的日子，以及“活着真好”的感觉。

充实地生活。和我们分享。

和孩子交流诊断结果

（写给父母）

把诊断结果告诉你的孩子并不容易。突然冒出这么多问题……我该怎么告诉他？该用什么词语告诉他？他会理解吗？应该告诉这个年龄段的孩子吗？告诉我的孩子会影响他的自信和自尊吗？对话应该在哪里进行？——在家里吗？在治疗期间？在医生办公室？如果谈话不顺利怎么办？

我们写这本书的原因之一是，你可以把它作为开始对话的一部分。

没有什么好方法告诉你的孩子诊断结果，但是你可以做几件事来使谈话更顺利。首先，也是最重要的是，你要知道，你的孩子很可能已经知道他在某些方面是和其他人“不同的”。这个情况可能没有你想象的那么令人震惊。患有孤独症谱系障碍的孩子大部分应该已经意识到他们在某些领域遇到了困难，但他们不知道为什么。他们可能会想，“我做的每件事都是错的”或“都是我的错”。他们可能会想，“为什么要参加特殊教育项目？”，或者“为什么我需要经常去看医生和治疗师？”。当你和你的儿子或女儿谈论孤独症或阿斯伯格综合征时，这是一个机会，让你不仅可以告诉孩子为什么，还可以让他们放宽心。孩子们需要知道，得了这种病不是他们的错。

你能做的最重要的事情就是保持积极的谈话态度，等你自己可以接受这个的时候再去和孩子谈。如果你不确定诊断是否正确，或者你感到沮丧、难过或焦虑，那么这时谈话时机还不合适。你的孩子很可能会受你的困惑和悲伤影响而认为“我做的每件事都是错的”或“都是我的错”。

如何让对话积极？通过明确你是来回答问题的、提供支持的，你永远是无条件的爱的源泉。指出孩子的许多优点，而不是集中在他的缺点上，对孩子表示同情。记得告诉你的孩子：“我为你感到骄傲。”

下面是开启对话并让对话继续下去的一些技巧：

寻找一个合适的时机。你的孩子会问这样的问题吗？例如“为什么我不得不去医院？”，或者“为什么其他孩子不喜欢我？”。你有没有听过你的孩子说“我真笨!”，或者“我不能把事情做好！”之类的话，这些信号表明你的孩子已经感觉到自己有问题了。

选择一个好的时间。你可以等到家里安静下来，孩子平静下来时再谈。

你可以在周末聊天时和孩子谈论病情，那时没有着急要进行的或完成的课外活动和家庭作业。不要在“糟糕的一天”时进行对话——例如，在你的孩子爆发或崩溃、考试成绩不佳，或与朋友争吵之后。选择一个相对来说一切都很好的时间。

制订一个适当的计划。提前决定由谁来告诉孩子。是你还是你的配偶？你希望有其他值得信任的人在场吗？比如你孩子的医生或治疗师，或者像他的祖父母和哥哥姐姐这样的其他家庭成员？想想你的孩子喜欢和谁在一起，其他人在讨论中可能扮演什么角色。

谈话内容与年龄相符。对年幼的孩子尽量说得简单些，而与年长的孩子谈话可以更深入。根据需要使用本书的建议，大声朗读一两章，或者告诉你的孩子，当他准备学习更多的时候，这本书是一个很有用的工具。

注意孩子的反应。如果孩子表现出痛苦的迹象时，就要及时结束谈话。让孩子知道你可以稍后再谈，然后给他一些私人空间和时间。当孩子什么时候觉得准备好了，你就可以继续谈谈问题了。

了解事实。孤独症谱系障碍被认为是一种疾病。患有孤独症谱系障碍的孩子需要帮助、指导和支持。一些家长错误地认为，因为诊断会导致孩子被贴上一个标签，这个标签会让他们在学校、社交场合和整个生活中停滞不前。但不承认这种情况并不会改变现实。其他父母试图通过告诉孩子他有学习障碍或发育迟缓来隐瞒部分事实。这些做法可能会给孩子们有这样的印象：他们“长大了就好了”或者“只要做对了事情就会变得更好”。逃避现实或隐瞒部分诊断结果，只会阻止孩子得到他们需要和应得的帮助。

如果你以一种坦然的心态、一颗宽容的心，在前方的道路上更加坚定地站在正确的立场上面对诊断结果，那么孩子在生活中获得成功的机会就会更大。

关于作者

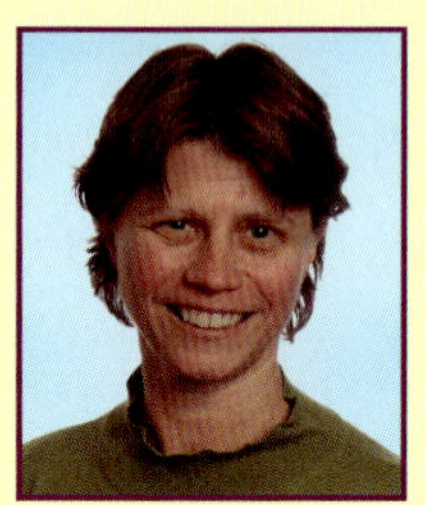

作为一名儿童和青少年精神科医师，伊丽莎白·里夫(Elizabeth Reeve)博士与许多儿童、青少年和成人在孤独症谱系障碍领域合作了20多年。她也是一个患有孤独症的年轻人的母亲。作为一名家长和医生，她每天在生活和工作中都面临着孤独症谱系障碍的挑战。里夫博士回忆说，不止一次，她被告知自己的孩子“有听力障碍”和“智力发育迟缓”（其实他并没有），以及他“可能永远不会走路”或者“他可能会失明”（又是错误的）。现在他上大学了。面临的挑战还有很多，但努力战胜挑战是值得的。

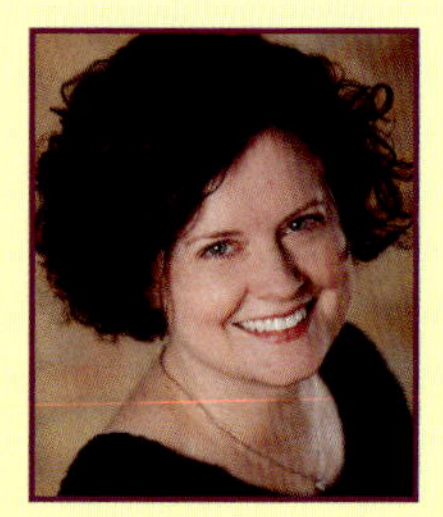

伊丽莎白·威尔迪克(Elizabeth Verdick)也是从一个孤独症谱系障碍儿童母亲的角度来写这本书的。从儿子2岁起她就一直在支持他，这是威尔迪克一生中主要的经历之一。她与医生、行为治疗师、教师、学校辅导员以及言语治疗师、理疗师一起帮助儿子成长。作为许多儿童和青少年读物的作者，她知道有朝一日自己会为儿子和其他有同样经历的孩子写一本书，希望这本书不仅能帮助他们勇敢面对生活，还能帮助他们茁壮成长。